こだわる！

神経ブロック

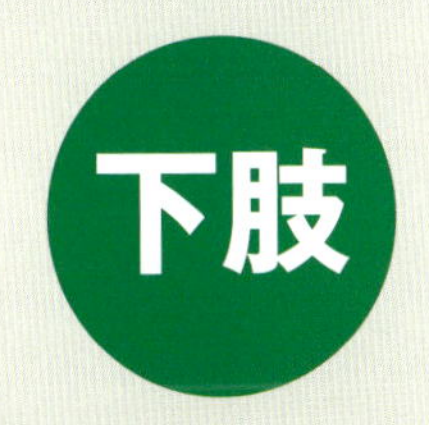

札幌医科大学医学部
麻酔科学講座教授 **山蔭道明**【監修】

五輪橋整形外科病院麻酔科
診療部長 **汲田　翔**
札幌医科大学医学部
麻酔科学講座講師 **澤田敦史**
【編集】

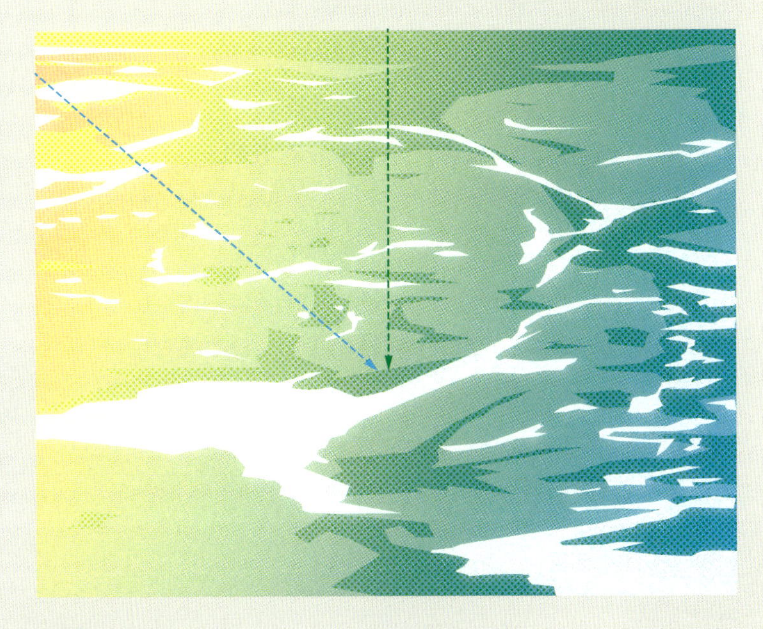

Committed to
Nerve Blocking
Lower Extremity

中外医学社

● 執筆者一覧（執筆順）

汲田　翔　五輪橋整形外科病院麻酔科　診療部長
中澤圭介　日本大学医学部附属板橋病院麻酔科　診療准教授
相川勝洋　北海道大学病院麻酔科　講師
藤野隆史　順天堂大学医学部附属順天堂医院麻酔科・ペインクリニック
吉田敬之　関西医科大学総合医療センター麻酔科　講師
佐古澄子　旭川医科大学麻酔・蘇生学講座
小野寺美子　旭川医科大学病院緩和ケア診療部　講師
菊池　賢　横浜市立大学附属病院麻酔科
津久井亮太　静岡市立静岡病院麻酔科　医長
酒井規広　総合大雄会病院麻酔科　医長
村木真美　札幌医科大学医学部麻酔科学講座
加賀屋菜々　東京女子医科大学麻酔科
笹川智貴　東京女子医科大学麻酔科　准教授
小助川維摩　札幌医科大学医学部整形外科学講座　講師
石岡慶己　滝川市立病院麻酔科　主任医長
岡田葉平　札幌医科大学医学部整形外科学講座
村橋靖崇　札幌医科大学医学部整形外科学講座
羽二生　顕　東京女子医科大学麻酔科
新田麻子　札幌医科大学医学部麻酔科学講座

巻頭言

近年，超音波装置の技術革新に伴い，周術期医療における神経ブロックの役割はますます重要性を増しています．この進歩により，患者の術後疼痛管理は格段に向上し，さらには全身麻酔の負担を軽減する手法としても広く認識されるようになりました．これに伴い，医療従事者の関心も高まり，国内外において神経ブロックに関するセミナーやワークショップが頻繁に開催され，その参加者数は増加の一途を辿っています．また，専門的なガイドラインや教科書も数多く出版され，医療の現場における技術と知識の向上に大いに貢献しています．

前作では，「上肢」の神経ブロックに特化し，その歴史的背景から最新の技術までを網羅した内容をお届けしました．本書はその続編として，「下肢」に焦点を当て，さらなる知識の深化を目指すものです．下肢の神経ブロックは，骨盤や下肢の手術において不可欠な技術であり，その効果的な実施は術後の患者の快適性や回復速度に直結します．したがって，本書では解剖学的構造や超音波画像の詳細な解説に加え，症例に基づく実践的なアプローチも取り入れ，臨床現場で即座に活用できる内容を心がけました．

執筆過程において，私は改めてこの分野の奥深さを再認識し，自身の知識をさらに磨くことができました．本書を手に取る皆様も，同じように新たな発見や洞察を得られることを願っております．本書が日々の臨床に役立つだけでなく，研究や教育の分野においても貢献できることを心から望んでいます．また，このシリーズの今後の展開として，「体幹部」や「頭頸部」といった領域に関する著書の発刊も視野に入れております．それらが皆様の実践と学問の深化に資するものとなれば，監修者としてこれ以上の喜びはありません．

さらに，本書の執筆を通じて得た知見や技術が，読者の皆様の研究活動を促進し，ひいては患者の安全性向上やQOLの改善に繋がることを強く期待しています．当講座ではこれまでも多くの著書を通じて医療の発展に貢献してまいりましたが，本書がその一助となることを信じています．そして，私たちが共有するこの知識と技術が，次世代の医療従事者にも受け継がれ，さらなる革新を生み出す原動力となることを願ってやみません．

2024年9月吉日

札幌医科大学医学部麻酔科学講座 教授

山蔭道明

序　文

昨年の上肢編に続き,「こだわる！　神経ブロック」の下肢編を形にすることができました．本書も，神経ブロックの初心者からベテランまで，下肢の神経ブロックについて「アップデートしたい！」と思ったときに活用できることを目指しています．

今回の「下肢編」では，前作以上に多くの専門家にご協力いただきました．札幌医科大学整形外科学講座の先生方には，下肢手術の主要な術式について執刀医の視点からわかりやすく解説していただいています．また，麻酔科の執筆陣は，EDRA（欧州区域麻酔学会の専門医）を取得した，もしくは取得を目指しているような，情熱と国際的な視点を併せ持つ方々であり，最新の知見を基に基礎から応用まで幅広く解説していただきました．本書の解説を通して，読者の皆さまが自信を持って神経ブロックの技術を活用できるようサポートします．

本書のもうひとつの特徴は，単なる下肢神経ブロックの手技解説にとどまらない多岐にわたる内容です．指導医は，患者の状態・合併症リスク・術式の特徴・施行者の技術などを総合的に考慮して最適なブロックの適応を判断しています．また,「神経ブロック vs. 脊髄幹麻酔」や「神経ブロック vs. 膝関節周囲注射」といった手技の比較にも触れました．歴史を理解し，多面的に適応を判断し，また自分の得意な手技だけに固執することなく，常に広い視野を持ってより良い方法を探求する．本書はそんな指導医の目線をイメージして，実践的な内容になるように構成しています．

「術後鎮痛の質」が，手術を受けた患者の満足度だけでなく，術後回復やリハビリテーションなどさまざまな影響を及ぼすと感じている読者がいらっしゃるのではないでしょうか．間違いなく，下肢の神経ブロックは術後マルチモーダル（多面的な）鎮痛を支える重要な柱となります．本書にある，神経ブロックの質を向上させるためのさまざまな「こだわり」を，ぜひ自分のものにしてください．

最後に，上肢編に続いて監修いただいた山蔭道明教授，編集意向を汲んで丁寧に対応してくださった中外医学社の上岡里織様・笹形佑子様，下肢手術や神経ブロックに情熱を注ぐ執筆者の皆さま，そして支えてくれた家族に深く感謝いたします．この本が読者の皆さまの診療や活動に少しでも役立つことを願っています．

2024 年 9 月

五輪橋整形外科病院麻酔科
汲田　翔
札幌医科大学医学部麻酔科学講座
澤田敦史

CONTENTS

SECTION 5 外側大腿皮神経ブロック 〈汲田 翔〉 36

SECTION 6 閉鎖神経ブロック 〈吉田敬之〉 42

SECTION 7 腰神経叢ブロック 〈佐古澄子 小野寺美子〉 51

SECTION 8 腸骨筋膜下ブロック 〈菊池 賢〉 59

SECTION 9 ● PENG ブロック 〈菊池 賢〉 65

SECTION 10 ● iPACK ブロック（膝窩動脈関節包間ブロック） 〈津久井亮太　酒井規広〉 68

SECTION 11 ● 坐骨神経ブロック（傍仙骨） 〈津久井亮太〉 74

SECTION 12 坐骨神経ブロック（臀下部・前方・膝窩部） 〈村木真美〉 80

SECTION 13 足関節ブロック 〈加賀屋菜々　笹川智貴〉 94

CHAPTER 2 下肢手術 術式の解説 104

SECTION 1 大腿骨近位部骨折 整形外科 〈小助川維摩〉 104

SECTION 2 大腿骨近位部骨折 麻酔科 〈石岡慶己〉 108

SECTION 3 人工股関節全置換術（THA）整形外科 〈小助川維摩〉 112

SECTION 4 人工股関節全置換術（THA）麻酔科 〈菊池 賢〉 115

SECTION 5 人工膝関節全置換術（TKA）整形外科 〈岡田葉平〉 118

SECTION 6 人工膝関節全置換術（TKA）麻酔科 〈酒井規広〉 121

SECTION 7 外反母趾手術 整形外科 〈村橋靖崇〉 127

SECTION 8 外反母趾手術 麻酔科 〈羽二生 顕 笹川智貴〉 131

SECTION 9 大腿切断術 整形外科 〈岡田葉平〉 134

CHAPTER 1

解剖，歴史，ブロック解説

Chapter 1 のねらい

下肢神経ブロックの「基礎」を習得することが Chapter 1 のねらいです．

下肢の神経支配は腰神経叢と仙骨神経叢からなります．腕神経叢の単独支配である上肢に比べると少し複雑です．まずはこの解剖的特徴を理解することからはじまります．

歴史的には，下肢手術は脊髄幹麻酔（硬膜外麻酔・脊髄くも膜下麻酔）で行われていた時期が長くあったようです．現代では末梢神経ブロックが推奨されていますが，それまでの変遷を歴史から学ぶことは，適応を考えるときなどさまざまな場面で役立ちます．

また下肢手術では 1 件の手術で複数回の神経ブロックを行うことがあり，手技の確実さが必要となります．熟練したエキスパートたちがどのようなポイントにこだわって手技を行っているのか，またその背景となる最新文献の考察まで注目してみてください．

熟練までの第一歩として，まずは基礎を押さえてください．下肢神経ブロックの組み合わせなど，Chapter 2 以降の「応用」に必ずつながってきます．

1 下肢の臨床解剖

❶ 下肢の支配神経

下肢は腰神経叢と仙骨神経叢の二重支配からなるため，腰神経叢領域の神経ブロックと仙骨神経叢領域の神経ブロックを症例ごとにどう組み合わせるかが「下肢神経ブロックの醍醐味」である．組み合わせ方は多様で，例えば中枢側で腰神経叢ブロックと傍仙骨坐骨神経ブロックを併用すると下肢全体の麻酔も可能になる．下肢神経ブロックを行う前に，まずは腰・仙骨神経叢 図1 の神経解剖構造を十分に理解する必要がある．

腰神経叢は T12 から L4 の脊髄神経前枝から形成され，大腰筋内を下降する．大腰筋内で分岐と合流を繰り返して各末梢枝を生じる 表1 ．L4〜5 レベルでは横突起と腰神経叢の前後距離は通常 2 cm 以内である[1]．腰神経叢から下肢へは，閉鎖神経・大腿神経・外側大腿皮神経が走行する．

仙骨神経叢は骨盤内で L4 から S4 までで構成される．合流しながら坐骨神経や陰部神経などの神経を形成する 表2 ．仙骨神経叢は梨状筋の前方に位置し，後大腿皮神経が分岐したのちに坐骨神経を分岐する．後大腿皮神経と坐骨神経はともに大坐骨孔・梨状筋下孔を通って骨盤外に出る．下肢手術の鎮痛に重要なのは，この後大腿皮神経と坐骨神経である．

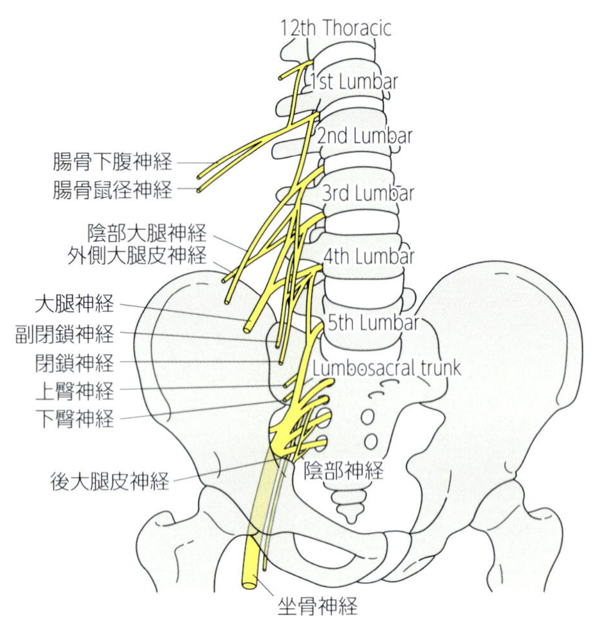

図 1 腰仙神経叢の合流と分岐

（Tran DQ, et al. Reg Anesth Pain Med. 2019: rapm-2018-000019[1)]より作成）

表 1 腰神経叢の分枝

神経	由来する脊髄神経	皮膚支配	筋支配	骨・関節支配
腸骨下腹神経	T12～L1	下腹部・臀部	外腹斜筋・内腹斜筋・腹横筋	
腸骨鼠径神経	L1	大腿の上部・内側 外性器の一部	外腹斜筋・内腹斜筋・腹横筋	
陰部大腿神経	L1～2	大腿の前部・内側 外性器の一部		
外側大腿皮神経	L2～3	大腿の外側		
大腿神経	L2～4	大腿の前面・内側 下腿・足の内側	股関節屈筋群・大腿四頭筋・縫工筋への運動・感覚枝	股関節・膝関節・足関節群 恥骨・大腿骨・脛骨
閉鎖神経	L2～4	大腿の内側 (皮膚支配がない場合もある)	大腿内転筋群への運動・感覚枝	股関節・膝関節 恥骨・大腿骨

（Tran DQ, et al. Reg Anesth Pain Med. 2019: rapm-2018-000019[1)], Anna C, et al. Functional regional anesthesia anatomy. NYSORA HP[2)]より作成）

❷ 末梢枝の支配領域

各末梢枝の皮膚・筋肉・骨・関節支配領域を示した **図 2～7**．いずれも神経ブロックの適応を考える際には必須の情報である．繰り返し確認し，必ず理解してほしい．

表 2 仙骨神経叢の分枝

神経	由来する脊髄神経	皮膚支配	筋支配	骨・関節支配
梨状筋神経	S1～2		梨状筋	
大腿方形筋神経	L4～5		大腿方形筋	股関節後面
上臀神経	L4～S1		大腿外転筋群 （中臀筋，小臀筋，大腿筋膜張筋）	股関節後面
下臀神経	L5～S2		大臀筋	股関節後面
後大腿皮神経	S1～3	大腿・下腿上部の後面 会陰・臀部		
坐骨神経	L4～S3		大内転筋，大腿二頭筋 半腱様筋，半膜様筋	股関節後面
脛骨神経 （内側/外側足底神経）		下腿後面 足底	足関節屈筋群	膝関節・足関節群 踵骨
総腓骨神経 （浅/深腓骨神経）		下腿前面・外側 足底・足背	大腿二頭筋，長/短腓骨筋 前脛骨筋，足関節伸筋群	膝関節・足関節群
腓腹神経 （大部分は脛骨・総腓骨神経の両者由来）		足背外側		
陰部神経	S2～4	会陰	会陰部の筋肉	

（Tran DQ, et al. Reg Anesth Pain Med. 2019: rapm-2018-000019[1], Anna C, et al. Functional regional anesthesia anatomy. NYSORA HP[2]より作成）

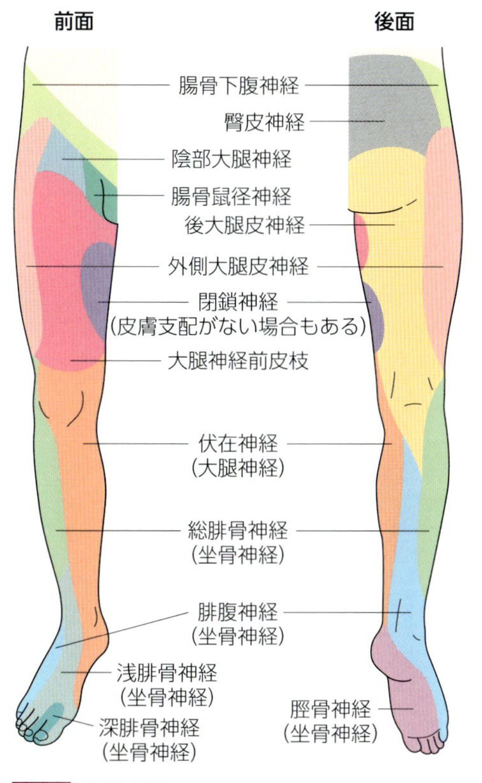

図 2 皮膚支配

（Tran DQ, et al. Reg Anesth Pain Med. 2019: rapm-2018-000019[1]より作成）

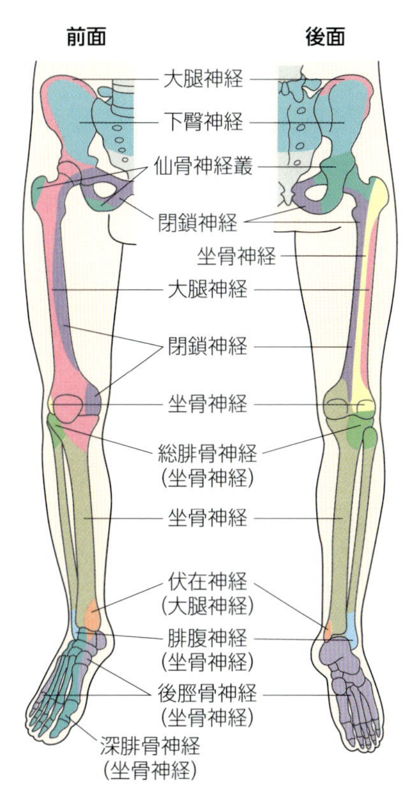

図 3 骨支配

（Tran DQ, et al. Reg Anesth Pain Med. 2019: rapm-2018-000019[1]より作成）

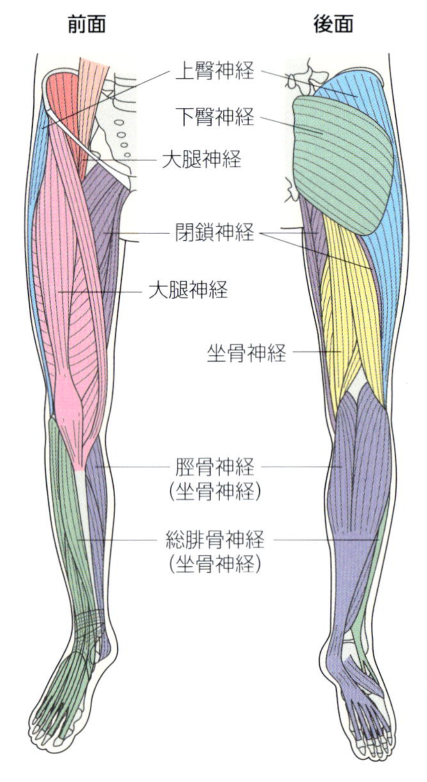

図 4 筋の感覚支配

(Tran DQ, et al. Reg Anesth Pain Med. 2019: rapm-2018-000019[1] より作成)

▶ 股関節[3]

- 前面: 大腿神経，閉鎖神経（，副閉鎖神経）
- 後面: 大腿方形筋枝（，坐骨神経，上臀神経，下臀神経）

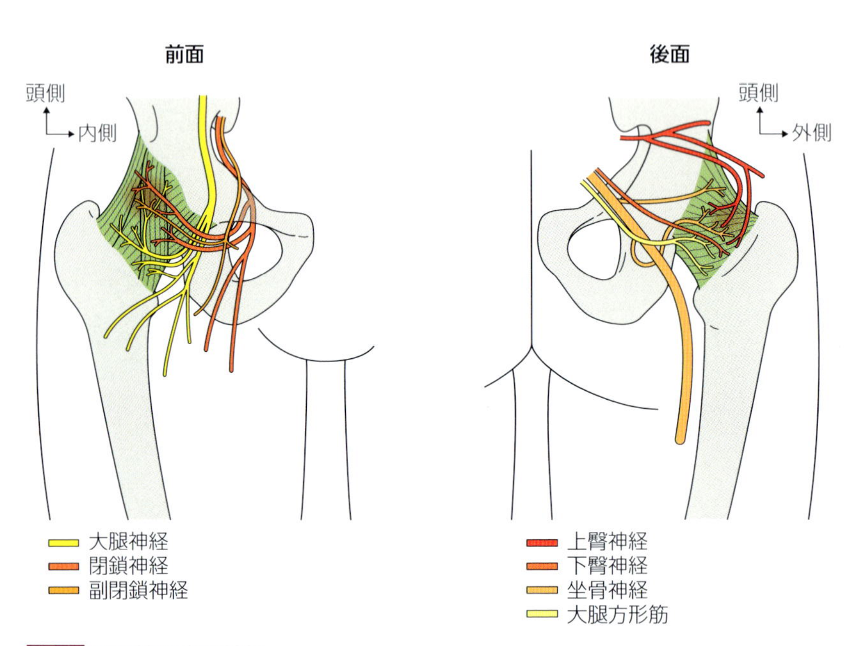

図 5 股関節の支配神経

(Laumonerie P, et al. Pain Med. 2021; 22: 1149-57[3] より作成)

▶ 膝関節[4)]

■ 前面:

・大腿神経に由来する伏在神経（SaN），内側広筋枝（NVM），中間広筋枝（NVI），外側広筋枝（NVL）

・坐骨神経に由来する上内側膝関節神経（SMGN），上外側膝関節神経（SLGN），下内側膝関節神経（IMGN），下外側膝関節神経（ILGN），腓骨神経反回枝（RPN）

■ 後面: 脛骨神経（TN）と閉鎖神経（ON）に由来する膝窩神経叢（PP）

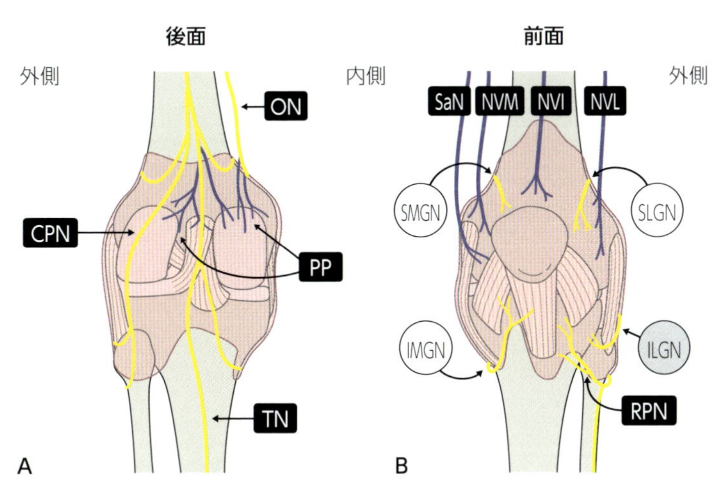

図6 膝関節の支配神経

(Dunworth S, et al. How I do it: genicular nerve blocks for acute pain. ASRA Pain Medicine News. 2022; 47[4)]より作成)

▶ 足関節[1,5)]

・距腿関節: 脛骨神経，浅腓骨神経，深腓骨神経，伏在神経
・足根間関節（距骨下関節，距踵舟関節，踵立方関節）: 浅腓骨神経，深腓骨神経
・足根中足関節: 脛骨神経，深腓骨神経
・中足趾節関節: 脛骨神経，深腓骨神経（，伏在神経）
・趾節間関節: 脛骨神経，深腓骨神経

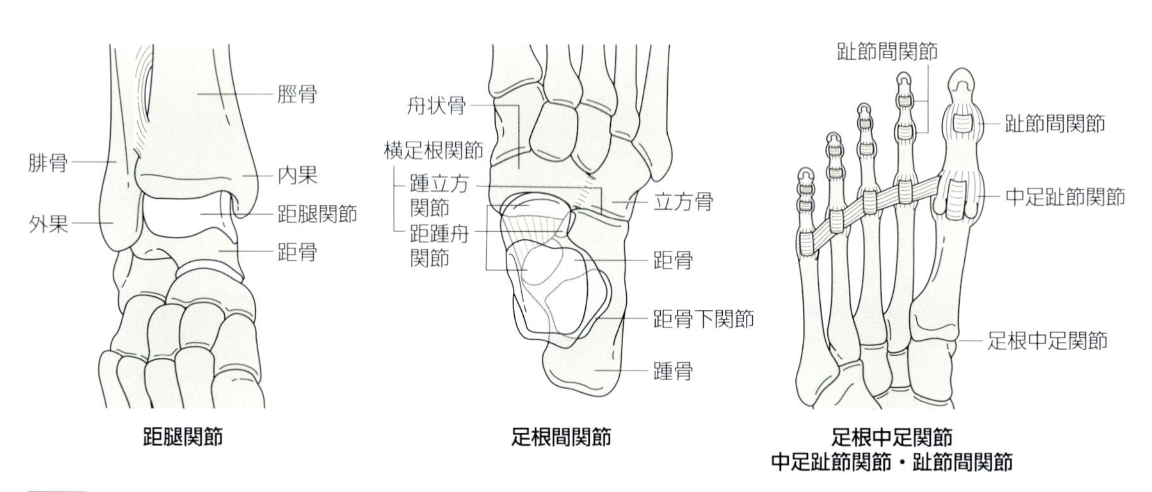

図 7 足関節の骨解剖
（Drake RL, et al. Lower limb. In: Drake RL, Vogl AW, Mitchell AWM. Gray's anatomy for students. 2nd ed. Elsevier; 2010. p.600-24[5)]より作成）

【文献】

1）Tran DQ, Salinas FV, Benzon HT, et al. Lower extremity regional anesthesia: essentials of our current understanding. Reg Anesth Pain Med. 2019: rapm-2018-000019.
2）Anna C, Ana ML, Xavier SB, et al. Functional regional anesthesia anatomy. NYSORA HP. https://www.nysora.com/functional-regional-anesthesia-anatomy/
3）Laumonerie P, Dalmas Y, Tibbo ME, et al. Sensory innervation of the hip joint and referred pain: a systematic review of the literature. Pain Med. 2021; 22: 1149-57.
4）Dunworth S, Gadsden J. How I do it: genicular nerve blocks for acute pain. ASRA Pain Medicine News. 2022; 47. https://www.asra.com/news-publications/asra-newsletter/newsletter-item/asra-news/2022/05/01/how-i-do-it-genicular-nerve-blocks-for-acute-pain
5）Drake RL, et al. Lower limb. In: Drake RL, Vogl AW, Mitchell AWM. Gray's anatomy for students. 2nd ed. Elsevier; 2020. p.600-24.

〈汲田 翔〉

2 | 歴史

❶ 全身麻酔と局所麻酔の始まり

19 世紀は麻酔科学が劇的な発展を遂げた時代である．1804 年に華岡青洲が世界で初めて麻沸散（チョウセンアサガオの生薬）を用いて乳房切除術を成功させた[1]．それから半世紀後の 1846 年に歯科医師 William Morton はマサチューセッツ総合病院でエーテル（ジエチルエーテル）麻酔による公開実験を成功させた[2]．実際には Morton 医師よりも先にエーテル麻酔を医療用に用いたのはジョージア州の医師 Crawford Long であったが，1849 年に論文で報告した際には，すでに Morton の名声は不動のものとなっていた．

局所麻酔薬が臨床に応用されたのは，全身麻酔の発見から 80 年以上も後の出来事である．局所麻酔薬の原料となる南米原産のコカの葉には不思議な滋養強壮作用と鎮痛作用があることは知られていたものの，ドイツ人医師 Albert Niemann が 1860 年に乾燥したコカの葉からアルカロイド（コカインと命名）の抽出に成功した後も，コカインの運動神経遮断作用に気づくまでには 30 年の時間を要している[3]．

オーストリア大学の眼科医 Carl Koller は，1884 年にコカインを用いた覚醒下の白内障手術に成功した．彼の功績は Lancet に予報的短報として発表され[4]，ドイツのハイデルベルグで開催された眼科医学会で報告されると，世界中でコカインを用いた区域麻酔による手術が試みられた．

ニューヨークのルーズベルト病院の外科医師 William Stewart Halsted と同僚の Richard John Hall **図1** は世界で初めてコカインを用いた上肢・下肢手術の伝達麻酔の臨床研究を行ったパイオニアとして知られている．Koller の成功が報じられた同年 1884 年，Hall はコカインを用いて前上歯槽神経ブロックおよび下歯槽神経ブロックにより抜歯手術を行ったことを報告した．翌年の 1885 年，Halsted は鎖骨上の皮膚を切開して露出した神経幹にコカインを作用させて伝達麻酔を行った[5,6]．

世界中でコカインを用いたさまざまな神経ブロックが試みられるのだが，20 世紀における区域麻酔の発展は末梢神経ブロックよりも脊髄くも膜下麻酔・硬膜外麻酔など脊髄幹麻酔に向けられた．現代にみるような神経ブロックの普及に至るには超音波装置の発展と臨床応用が必要であり，以後 100 年間の「末梢神経ブロック沈黙の時代」が続くことになる．

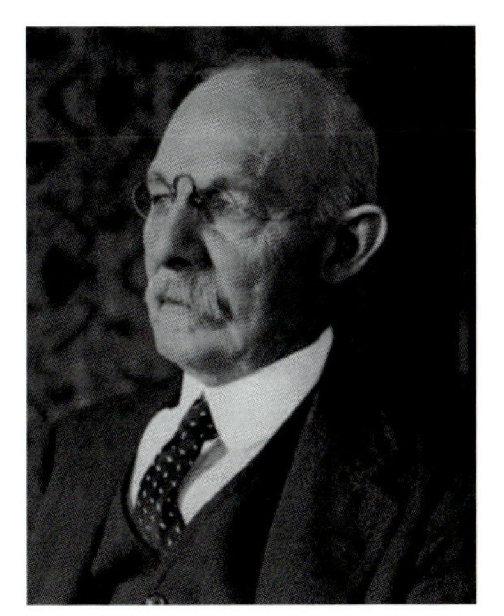
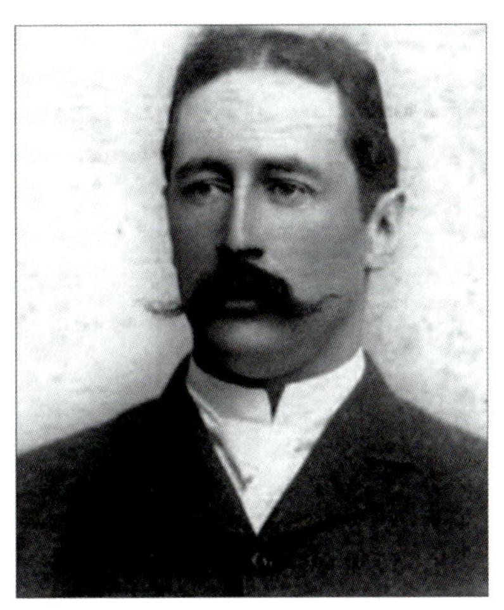

図1 William Stewart Halsted（左）と同僚の Richard John Hall（右）
（López-Valverde A, et al. Br Dent J. 2011; 211: 485-7[6]）

この項目の前半は「脊髄くも膜下麻酔の発見」とその周辺の脊髄幹ブロックの歴史について紹介する．後半は盲目的な下肢の区域麻酔法である「鼠径部 3 in 1 Block」が超音波装置の登場によりどのように変わっていったのか解説する．

❷ 脊髄くも膜下麻酔の始まり

脊髄くも膜下麻酔は少量の局所麻酔薬で下半身の強力な麻酔効果が得られ，麻酔科医が必ず習得する手技の 1 つである．全身麻酔よりも古い歴史を持つと思われがちであるが，脊髄くも膜下麻酔が実際に臨床に応用されたのは全身麻酔の発見より 50 年以上も後の出来事である．

脊髄くも膜下麻酔の歴史は脊髄液の存在の発見に始まる．イタリアの医師 Domenico Cotugno が 1764 年に，ヒトで初めて脳脊髄液（CSF）の存在を確認した[7]．しかし，1884 年に Carl Koller がコカインを用いた眼科手術に臨床応用する頃までの約 100 年間，CSF の存在や脊髄神経の解剖学的な重要性が臨床的に重要視されることはなかった．

脊髄幹麻酔の歴史で，James Leonard Corning 医師と August Bier 医師の 2 人が残した功績は大きい．米国の神経内科医 James Leonard Corning は 1885 年にコカインを用いた脊髄幹麻酔の臨床実験モデルを提唱した人物である[8]．初めに犬に実験を行い，次にヒトを対象に脊髄くも膜下ブロックを施行した．残念なことに，彼の実験記録には CSF の流出はなかった．さらに麻酔効果のデルマトームが小さく，効果発現までの時間が遅いなど，コカインがくも膜下腔に投与されたとは考え難かった．後の検証により Corning の行った手技は脊髄くも膜下ブロックではなく，硬膜外ブロックであったとする説が現在では有力である．

Corning の臨床実験よりも遅れて，1898 年にドイツのキール大学の外科医，August Bier **図 2A** がコカインによる脊髄くも膜下麻酔（記録には Spinal Cocainization または Cocainization of the spinal cord と表現されている）を用いて外科手術を成功させた[9]．

Bier の手術記録の一例を以下に示す．症例は 34 歳の全身結核に罹患した労働者で全身合併症がある．以前から繰り返し全身麻酔の経験があり吸入麻酔の術後合併症に苦しんでいた．結核性下肢潰瘍に伴う敗血症により下肢切断が必要と判断された．Bier らは脊髄くも膜下麻酔による下肢切断術を計画した．8 月 16 日，8 時 35 分に 0.5%コカイン溶液 3 mL を脊髄くも膜下腔に投与した．20 分後にピンプリックテストや痛み

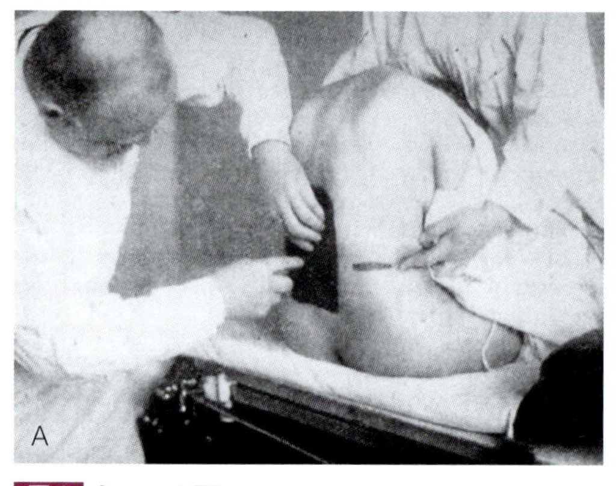

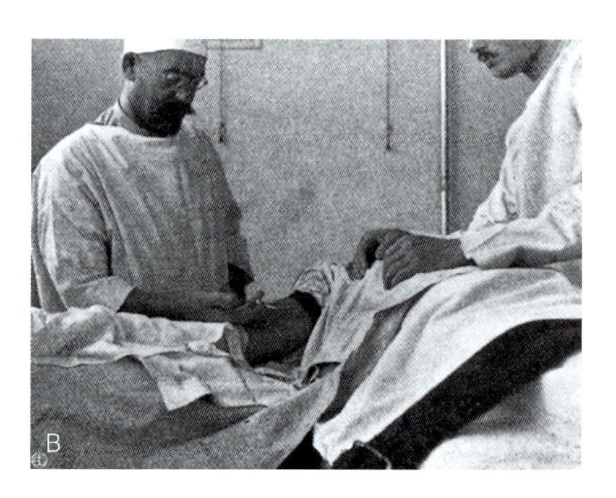

図 2 August Bier

1898 年に世界で初めて脊髄くも膜下麻酔を施行した August Bier は，10 年後の 1908 年に Bier block（静脈内区域麻酔 IVRA）を報告した．

（Goerig M, et al. J Clin Anesth. 2000; 12: 561-9[9]）

のある刺激に対して下半身半分の感覚と触圧覚の消失を認めた．結核に罹患した踵を切断した際，患者はうめき声をあげたが体動はなかった．心拍数は上昇したがその他のバイタルサインに変動はなかった．患者は「痛みはなかったが何かをされていることはわかった」と手術後の問診で述べている．手術2時間後，背部と創部に疼痛が出現した．激しい頭痛と嘔吐が翌日まで続いた．

Corningの注射がくも膜下ブロックであったのか，硬膜外ブロックであったのかについて長い間の論争があったが，Bierの実験記録には脊髄くも膜下麻酔に特徴的な所見が認められた．Bierが使用したコカインの量はCorningより遥かに少なく，脊髄穿刺に伴うCSFの流出が認められた．Bierは自らや自らの同僚にも麻酔を施行して臨床効果を確認しており，ブロック後に術後頭痛（PDPH）が生じることなどが記載されていた．これらの事実はBierが世界で初めて脊髄くも膜下ブロックを施行した根拠となっている．なお，Bierは脊髄くも膜下麻酔を報告した10年後の1908年にダブルタニケットを用いた静脈内区域麻酔法「Bier block」を報告しており，上肢および下肢の短時間手術の麻酔が可能である 図2B．

脊髄くも膜下ブロックの技術は日本にも伝わった．1900年，日本でも北川乙次郎らは，日本外科学会において脊髄くも膜下麻酔の臨床的有効性について報告している[10]．北川乙次郎は滋賀県出身の明治〜大正時代を生きた外科医である．彼は明治20年から23年（1887〜90年）まで，ドイツのビュルツブルク大学で外科学を学んだ人物であり，ヨーロッパで局所麻酔が外科手術の管理方法を変えた時代を目の当たりにした人物の一人である．

局所麻酔の時代の扉を開いたコカインであるが，局所麻酔として使用される時代は長くは続かなかった．コカインが普及した頃，もともとコカの葉は南米では滋養強壮作用を持つ嗜好品として認識されていた．米国ではモルヒネ中毒患者やアルコール依存症患者の治療薬として用いられていたが，コカインの精神依存性に関する危険性を指摘する医師はいなかった．世界各国にコカインを用いた神経ブロックが普及すると，コカインの耽溺性（中毒性）が社会的な問題となっていった．実際，腕神経叢ブロックを報告したHalstedや同僚のHallでさえも，コカイン依存症により療養所での入退院を繰り返す生涯であった．また，コカインを含有したマリアーニワイン（Vin Mariani）や世界的に知名度のある某清涼飲料水が危険な飲み物としてそのレシピの内容を変えたことは有名である[11]．

1905年，ドイツ人科学者Alfred Einhornにより安全なエステル型局所麻酔薬である塩酸プロカインが開発されるとコカインに代わる局所麻酔薬として用いられるようになった．しかし，エステル型局所麻酔薬の代謝産物PABA（p-aminobenzoic acid パラアミノ安息香酸）が高い抗原性を持ち抗体産生やTリンパ球の感作を起こすことがわかると1943年に開発されたアミド型局所麻酔薬のリドカインに置き換えられていった．現在ではよりアレルギー反応が少なく，作用時間の長いアミド型局所麻酔薬のブピバカイン，ロピバカイン，レボブピバカインが手術室の中心的役割を担っている．

❸ 20世紀半ばまでの脊髄幹ブロックの歴史

「脊髄くも膜下麻酔」と「硬膜外麻酔」はともに脊髄幹周囲のブロックとして密接な関わりがある．両者の歴史を理解すると周術期鎮痛法における「末梢神経ブロック」の立ち位置が見えてくる．ここでは1889年，August Bierがコカインを用いた脊髄くも膜下ブロックを報告してから，先人たちがどのように脊髄幹ブロック法を発展させてきたか時系列で紹介する．

1900年代に入るとコカインに代わる安全な局所麻酔薬とオピオイドを併用した脊髄幹ブロック法が報告された．August Bierによる脊髄くも膜下ブロックを皮切りに，仙骨硬膜外ブロック，腰部硬膜外ブロックなど脊髄幹周囲の局所麻酔投与法が紹介された．作用時間の短さを補うために，カテーテルを用いた持続的な鎮痛法が試みられ，手術領域は鼠径部手術・会陰部手術・上腹部手術，産科関連痛と幅広く適応されていった．

当時は気管挿管による全身麻酔管理が中心の時代であったため，硬膜外ブロック法は脊髄くも膜下ブロックより鎮痛効果が劣る手技として位置づけられており，硬膜外ブロック単独での施行はあまり重要視されなかった．安全なカテーテル挿入方法が開発されるまでに半世紀以上を要したこともあり，一般外科手術よりも産科麻酔領域を中心に活躍の場を広げていった．1950 年以降になると新しいデバイスの開発によって，安全な硬膜外カテーテル挿入法が報告された．吸入麻酔薬ハロセンによる肝機能障害が問題になると[12]全身麻酔に硬膜外ブロックを併用したマルチモーダル鎮痛法が普及し始め，1980 年代では日本でも一般的な麻酔管理方法として認識されるようになった．以下に「脊髄幹ブロック」の発展に関わる重要な出来事を時系列で示す[13]．

- 1901 年: ルーマニアの外科医 Nicolae Racoviceanu Pitesti は脊髄くも膜下腔にモルヒネを投与し鎮痛が得られることを報告した．これは現代における産科麻酔や癌性疼痛の鎮痛方法の基礎となった．
- 1901 年: フランスの外科医 Jean Scicard，Fernand Cathelin は仙骨裂孔経由で仙骨硬膜外ブロックを報告した．
- 1910 年: ドイツの外科医 Arthur Lawen とドイツの産婦人科医 Walter Stoeckel は，仙骨硬膜外ブロックを用いて会陰部の手術を行った．この方法は出産の鎮痛管理に有効であることを提唱した．
- 1921 年: スペインの外科医 Fidel Pages Mirave は，塩酸プロカインを用いて上腹部を含む一般外科手術 43 症例に対する腰部硬膜外ブロックの麻酔管理について報告した．針先が黄色靱帯を穿通した感覚で判断する「触知法」が紹介された．
- 1922 年: 米国の麻酔科医 Louis Gaston Labat が著書「Text Regional Anesthesia」を出版した．
- 1925 年: 慶應大学泌尿器科の中川良政医師は，日本で初めて塩酸プロカインを用いた仙骨硬膜外ブロックによる膀胱鏡検査の 26 例について報告した．
- 1931 年: イタリアの外科医 Achille Mario Dogliotti は抵抗消失法により硬膜外腔を特定する方法について報告した．手技が簡便であり硬膜外麻酔の成功率が向上した．
- 1931 年: ルーマニアの産婦人科医 Eugen B. Aburel は，カテーテル法による無痛分娩を報告した．尿管カテーテル用のチューブを腰部の神経叢に留置し陣痛初期の鎮痛管理を行った．分娩 2 期の疼痛管理は仙骨硬膜外ブロックを用いたと報告された．
- 1933 年: アルゼンチンの外科医 Alberto Gutiérrez は硬膜外腔が陰圧であることを用いて，硬膜外針の hub につけた水滴が針の中に吸い込まれることを目視する「Hanging drop 法」を提唱した．
- 1934 年: 京都府立医科大学の外科医，並川力医師は，日本で腰部硬膜外麻酔を用いた外科手術の 15 症例について報告した．
- 1938 年: 米国の産科医 Peter Graffagnino と Louis Seyler は，初めて腰部硬膜外ブロックの単回投与法による産科麻酔を行った．覚醒下の手技において患者の協力が重要であり，妊娠可能年齢の患者全てに適応できると報告した．
- 1940 年: 米国の外科医 William T. Lemmon は，可鍛性脊髄くも膜下針を用いて持続脊髄くも膜下麻酔を施行した．腰椎穿刺部位に穴の空いた手術用マットレスを考案し，200 症例の外科手術の成功体験について報告した[14] **図 3**．
- 1941 年: 米国の産婦人科医 Samuel Manalan は，カテーテル法を用いた無痛分娩に関する短報を報告した．仙骨裂孔経由に 14 G 針を用いて 4 Fr 尿管カテーテルを挿入し留置することで，持続的に鎮

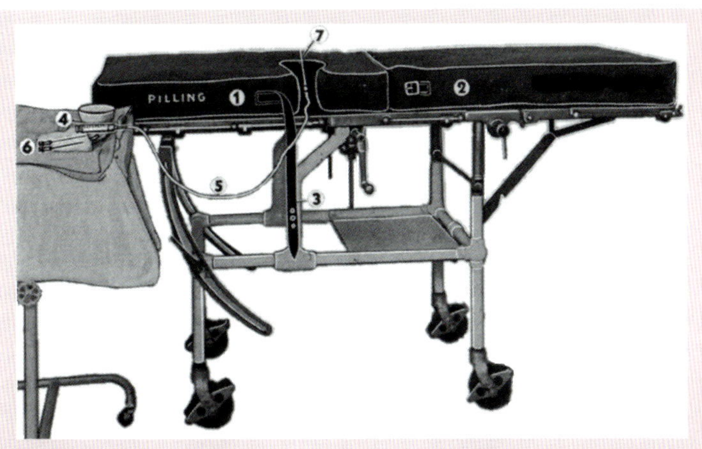

図3 **William T. Lemmon の考案した持続脊髄くも膜下麻酔用の手術台**
(Lemmon WT. Ann Surg. 1940; 111: 141-4[14])

痛が行えることを考案した. 1942年に研究成果として論文に報告されたが, 後にカテーテル留置に伴う髄膜炎のリスクが提起された.

- 1942年: 米国の医師 Robert A. Hingson, James L. Southworth, Waldo Edwars らは William T. Lemmon が報告した手技を応用し, 19 G の可鍛性脊髄くも膜下針に改良を加えて, 仙骨裂孔経由で持続的に仙骨硬膜外ブロックを行う手技を考案した. これは無痛分娩の鎮痛に有効であることを報告した.
- 1944年: 米国の麻酔科医 Edward B. Tuohy はナイロン製尿管カテーテルを用いた持続脊髄くも膜下麻酔法を報告した. Tuohy は, 当初から針先が鋭利な 15 G の Barker's spinal needle を下部腰椎の穿刺に用いていたため, 直線的な針の形状では任意の方向にカテーテル先端を進めることができない欠点があった. 当時, 仙骨硬膜外持続カテーテル留置用に使用されていた Huber pint needle 理論から着想を得て, 許可を得た後に新しい針 (Tuohy needle) の開発に至った. 針先を弯曲させた独特な形状の針 (Huber needle) を最初に考案したのは, 1940年, 米国シアトルの歯科医師 Ralph Huber である. その後, 1946年: Huber は Tuohy 針が脊髄くも膜下カテーテル留置だけでなく, 硬膜外カテーテル留置にも用いられている現状を認知し, Huber point epidural needle (Tuohy needle) として特許を取得している.
- 1944年: Robert A. Hingson, James L. Southworth の研究グループは, 1942年の仙骨硬膜外ブロック持続カテーテル留置法に続いて, 腰部硬膜外ブロック持続カテーテル法を報告した. 先端が鋭利で大口径の Barker needle を用いてシルク製の尿管カテーテルの挿入を試みた. しかし, 挿入に伴うパレステジア, 不十分な麻酔効果, 血管内カテーテル留置, 麻酔の片効きなどの問題が多かった.
- 1946年: キューバの麻酔科医 Manuel Martinez Curbelo は, 米国 Mayo Clinic の留学を終えて間もない頃, 新しい硬膜外カテーテル挿入方法を考案した. Tuohy の持続くも膜下カテーテル留置を硬膜外カテーテル留置に応用した. 16 G の Tuohy needle を使用し, 3.5 Fr 尿管カテーテルを挿入した. 紹介した方法を用いて持続硬膜外カテーテル法を用いれば, 頸部から四肢体幹の広い範囲におけるさまざまな手術の鎮痛ができることを報告した.

- 1954 年: アメリカの麻酔科医 Robert F. Hustead は，Tuohy 針の先端を鈍形に改良した 15 G 硬膜外針を考案した．これにより硬膜外カテーテル挿入の安全性と確実性は向上し，ほぼ現在の硬膜外針の原型となった．

❹ 脊髄幹ブロックから末梢神経ブロックへの変遷と現代の風景

1900 年から 1950 年代までの半世紀にわたる「脊髄幹ブロック」の歴史を紹介した．その間，区域麻酔の父とよばれた Louis Gaston Labat による神経ブロック法の指南書「Regional anesthesia, its technic and clinical application」が世に出たのは 1922 年の出来事である[15) 図 4]．書籍にはほぼ全ての神経ブロック法が網羅されていたにもかかわらず，末梢神経ブロックは盲目的な神技として爆発的に普及することはなかった．

2000 年代に入って超音波装置の開発が進んだ．超音波解剖の描写性能が向上したことで臨床使用に耐えられる機能が実装された．神経刺激装置を用いた盲目的神経ブロック法から血管，筋肉，神経の構造を識別しながらリアルタイムに神経ブロックを行う「超音波ガイド下神経区域麻酔: USGRA Ultrasound Guided Regional Anesthesia」が紹介された．USGRA は使用する局所麻酔薬の量を減らすことができて，ブロックの成功率が上がることやブロックに関連した合併症を減らすことができると報告された[16)]．

世界各国で USGRA が普及したことで，神経ブロックの指導者を育成することが喫緊の課題となった．2001 年に北米を中心に International Society of Ultrasound in Regional Anesthesia（ISURA）が発足した．日本では，2005 年に超音波ガイド下神経ブロック指導者養成のための Round Table Meeting for Ultrasound Guided Peripheral Nerve Block in Japan (RTM) が発足し，神経ブロックの適応の検討，教育活動，手技の習熟，ガイドライン策定などが議論され，麻酔学会の多くの先駆者の方々の努力により瞬く間に普及した[17)]．

臨床的な予後の観点では，特定の症例に対して超音波ガイド下末梢神経ブロックが脊髄幹ブロックに劣らない鎮痛効果が得られることが報告された．さらに末梢神経ブロックを用いた麻酔管理が全身麻酔単独によ

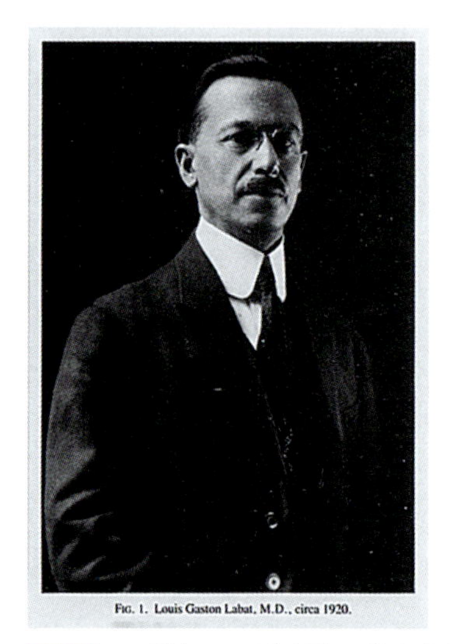

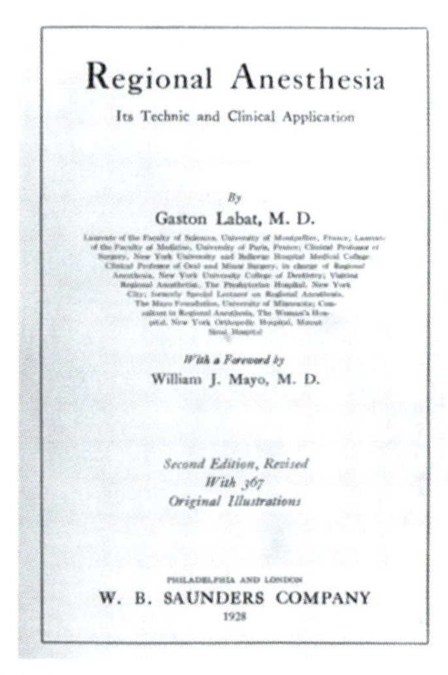

Regional Anesthesia

Its Technic and Clinical Application

By

Gaston Labat, M. D.

With a Foreword by

William J. Mayo, M. D.

Second Edition, Revised
With 367
Original Illustrations

PHILADELPHIA AND LONDON

W. B. SAUNDERS COMPANY

1928

図 4 20 世紀に区域麻酔の指南書を執筆した Louis Gaston Labat
(Brown DL, et al. Reg Anesth. 1992: 249-62[15)])

る管理に比べて周術期予後の点で優れるとする報告も見られるようになった．高齢者や心臓血管系の合併症を持つ患者が増えたことや循環器領域を中心に周術期に抗血栓療法を行うことが推奨されたこと，米国におけるオピオイド中毒が社会問題になったことも末梢神経ブロックの普及を後押しした[18]．Labatによる区域麻酔法が報告されてから100年が経過した現代において，末梢神経ブロックはマルチモーダル鎮痛の中心的な役割を担う重要な手技として認められるようになった．

❺ 下肢ブロックの歴史——3 in 1 Block

超音波ガイド下ブロック（ultrasound guided nerve block: USGNB）が普及する以前，下肢手術（人工股関節置換術，人工膝関節置換術）の鎮痛方法は，腰部硬膜外ブロック法や神経刺激装置を用いた腰神経叢ブロック（lumbar plexus block: LPB）であった．1900年代後半の具体的な下肢の神経ブロック手技を紹介する．

1973年に米国の麻酔科医Alon Palm Winnieは鼠径部における腰神経叢ブロックを報告した(the inguinal paravascular technic of lumbar plexus anesthesia: the "3 in 1 Block")．手技の実際は以下の通りである．患者は仰臥位で，はじめに鼠径靱帯周囲で大腿動脈の拍動を触知する．動脈の外側近傍に神経ブロック針を穿刺し，患者がパレステジアを訴えたところで，部位1カ所に局所麻酔薬を投与すると大腿神経，外側大腿皮神経，閉鎖神経の3つの神経が遮断されることが報告された 図5，6 [19,20]．

実際にはMRIを用いて局所麻酔薬の広がりを検証した研究では神経遮断領域は，大腿神経と外側大腿皮神経の2枝に留まることが報告されている．

3つの神経を確実に遮断するという意味において，1976年にChayenらが報告した後方アプローチによる腰神経叢ブロックは大腰筋溝で3つの神経遮断が可能であり真の"3 in 1 Block"といえる[21]．彼らの報告した手技は以下の通りである．ヤコビー線上の脊椎正中から3 cm尾側，5 cm外側を刺入点とし，15 cm

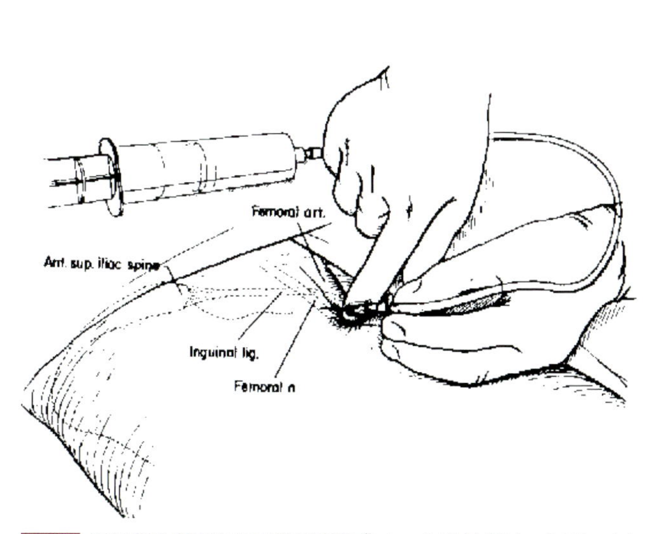

図5 鼠径部血管周囲の腰神経叢ブロック手技(3 in 1 Block)
右手で大腿動脈の拍動を触知しわずかに外側を穿刺してパレステジア後に局所麻酔薬を投与する．
(Winnie AP, et al. Anesth Analg. 1973; 52: 989-96[19])

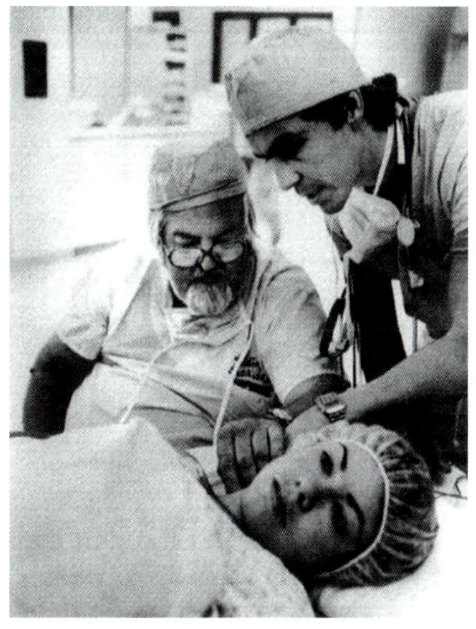

図6 Alon Palm Winnieによる腕神経叢ブロックの指導風景
Winnieは鎖骨下穿刺法などさまざまなランドマーク法を報告した．
(Candido KD. Pain Physician. 2015; 18: E477-83[20])

の 20 G 針を皮膚に垂直に運針する．第 5 腰椎横突起をランドマークとし，腰方形筋内に針先が入った状態で空気を満たしたシリンジに付け替える．針先が大腰筋溝内の腰神経叢に入ると抵抗消失が得られ目的通りの神経遮断効果が期待され，盲目的抵抗消失法による腰神経叢ブロックの失敗率は 70 症例中 7 症例（10%）であることが報告された．後に神経刺激装置を併用し，腰神経叢を同定する方法も報告されたが，皮膚から神経叢までの距離は一様ではなく，適切な筋収縮反応を得ることは経験の浅い麻酔科医には難しい手技と考えられていた[22]．

2000 年代に入ると超音波装置の画像描出技術が大幅に改善し，神経・血管・筋肉を識別できるようになった．超音波装置の普及とともに，超音波ガイド下神経ブロックと盲目的な神経ブロック法の効果を比較する臨床研究が行われるようになった．USGNB は短い時間で，少ない局所麻酔薬量で，確実な鎮痛効果が得られることから[23]，全身麻酔と併用される機会が増加した．超音波装置を用いた神経ブロックの手技について紹介する．

- 2002 年，Kirchmair らがコンベックスプローブを用いた腰神経叢ブロック法を報告した．対象はホルマリン固定 Cadaver でコンピュータ断層撮影を用いて局所麻酔薬の広がりについて調査した[24]．体幹部における超音波ガイド下神経ブロックの安全性と確実性を支持する報告である．
- 2008 年，Karmakar らは，コンベックスプローブを矢状断の頭尾側方向にあてて，腰椎横突起の音響陰影の窓 “Acoustic Window” から確認される腰神経叢を超音波ガイド下に交差法でブロックする方法が報告された[25]．
- 2013 年，Sauter らはコンベックスプローブを腰部側腹部に置き，ブロック針を脊椎後方から横突起経由に大腰筋内の腰神経叢内に進める方法を報告した[26]．この方法は横突起の音響陰影が大腰筋の描出を妨げることなく明瞭な腰神経叢を描出できる利点がある．大腰筋・腰方形筋・脊柱起立筋群が腰椎椎体を中心に配置する画像が豆科のクローバー（Shamrock シャムロック）に似ていることから “The Shamrock lumbar plexus block” と命名された．

超音波装置を用いることで脊柱管周囲の神経ブロックを安全に施行することが可能になった．しかし，周術期抗凝固療法による血栓塞栓症予防が普及すると下肢手術の周術期鎮痛法として腰神経叢ブロックの重要性はその座を奪われることになる．次項は下肢の神経ブロックにおける遠位末梢側のブロックの発展について紹介する．

❻ 周術期抗凝固療法による鎮痛戦略の変化

鼠径部における古典的 “3 in 1 Block” が超音波装置の登場により背部の後方アプローチへと発展を遂げた過程ついて述べた．解剖が可視化されたことで体幹の中枢側・深部で行われるようになった．しかし，歴史的に腰神経叢ブロック後方アプローチが股関節手術，膝関節手術のゴールドスタンダードにはならなかった．実際 1973 年の Winnie による鼠径部 “3 in 1 Block” は主に Proximal「背部の中枢側のブロック」と Distal「大腿の遠位末梢側のブロック」2 つの異なる方向へと発展した．具体的に Proximal の深部ブロックは「腰神経叢ブロック」である．Distal の末梢側浅部ブロックで，股関節手術に対応する「腸骨筋膜下ブロック」，膝関節手術に対応する「内転筋管ブロック」である．

2004 年に発表された「肺血栓塞栓症および深部静脈血栓症の診断・治療・予防に関するガイドライン（初版）」[27]は，下肢手術における従来の術後鎮痛プロトコール，リハビリプログラム，選択する神経ブロック手技に大きな影響を与えた．血栓予防の観点から止血が確認された段階で術後早期に凝固療法療法を開始し，離床可能となったら積極的な歩行が勧められた．鎮痛最優先だけの麻酔管理は終焉を迎え，① 離床のための筋力を温存すること，② 離床を促すために疼痛制御すること，の 2 つを同時に満たす麻酔管理が課題となった．① と ② を満たす神経ブロック手技を探るために臨床研究が積み重ねられ，現在は股関節手術に対する「腸骨筋膜下ブロック」と膝関節手術に対する「内転筋管ブロック」が中心的な役割を担っている．手技に関する各論は後述に譲り，最新の下肢手術における欧州区域麻酔学会の周術期疼痛戦略ガイドラインを紹介する．欧州区域麻酔学会（The European Society of Regional Anesthesia and Pain Therapy: ESRA）はさまざまな疾患・術式に対応した周術期疼痛戦略ガイドラインである PROSPECT: PROcedure SPECific Postoperative Pain ManagemenT を発表してきた．最新の THA2019 および TKA2022 のガイドラインを以下に示す．

❼ ESRA 股関節置換術の鎮痛ガイドライン 2019[28)]

PROSPECT グループは人工股関節置換術の鎮痛方法に対して 2005 年，2010 年，2019 年にガイドラインを報告しており，基本的な概念として神経ブロックを軸に，術前から術後までアセトアミノフェン，非ステロイド系抗炎症薬（NSAIDs）または COX-2 選択的阻害薬を投与するマルチモーダル鎮痛が推奨されている．術中 1 回のデキサメサゾン 8〜10 mg は鎮痛効果と制吐作用により推奨される．脊髄くも膜下麻酔は術後鎮痛効果の点で結論が出ていないものの推奨されており，脊髄くも膜下モルヒネ 0.1 mg は 24 時間の鎮痛効果が認められており考慮できる．神経ブロック法では「腸骨筋膜下ブロック」または「創部局所浸潤麻酔」は，転倒リスクを明らかに増加させることなく，優れた鎮痛効果を認めるため推奨されている．優れた鎮痛効果はあるが「硬膜外ブロック」と「腰神経叢ブロック」は離床を阻害するため推奨されない．

❽ ESRA 膝関節置換術の鎮痛ガイドライン 2022[29)]

PROSPECT における人工膝関節置換術の鎮痛方法では 2008 年に最初のガイドラインが報告され，2022 年に最新版が出された．周術期アセトアミノフェン，NSAIDs，COX-2 選択的阻害薬に神経ブロックを併用することが推奨されている．術中デキサメサゾン至適投与量は決定されていないものの 10 mg 以上の 1 回投与が推奨される．神経ブロック法は術前の内転筋管ブロックと外科医による創部局所麻酔療法を併用した創部鎮痛範囲の補完が推奨されている．脊髄くも膜下モルヒネ 0.1 mg は術中の内転筋管ブロックまたは創部局所麻酔療法のいずれかが不可能である場合にのみ考慮できるとしている．「硬膜外ブロック」「大腿神経ブロック」「坐骨神経ブロック」は術後の歩行障害のリスクから高い鎮痛効果を認めるが推奨されない．

さいごに

下肢の神経ブロックにおける歴史的な変遷をみてきた．1800 年代後半の Carl Koller と August Bier の功績により下肢神経ブロックの歴史が始まった．1900 年になるとコカインにかわる局所麻酔薬を用いた盲目的な神経ブロックが数多く報告されたが現代にみるような普及には至らなかった．吸入麻酔による全身麻酔管理が全盛期の時代において末梢神経ブロックが併用されることはなく，20 世紀後半は硬膜外ブロック法が鎮痛方法の中心にあった．2000 年代の超音波装置の登場により末梢神経ブロックは再び注目を集めている．2015 年から 2016 年頃にかけて米国におけるオピオイドクライシスが社会問題となると「神経ブロックによるマルチモーダル鎮痛」の重要性がより強調された．現在はさまざまな臨床研究によるエビデンスが積み重なり，欧州区域麻酔学会に属する PROSPECT など，世界の主要な区域麻酔学会を中心に安全のためのガイドラインが制定されており，早期離床を目指した周術期治療戦略において超音波ガイド下神経ブロックは中心的な役割を担っている．術後数日で退院する欧米のガイドラインをそのまま日本に当てはめることが妥当であるのかはわからないが，高齢化を迎える日本において，心臓合併症の多い高齢者の股関節手術，膝関節手術は増え続けるであろう．周術期の抗凝固療法が一般的となった現在，周術期鎮痛方法の中心は脊髄幹ブロックから末梢神経ブロックへと向かっており，その重要性は変わらないはずである．超音波ガイド下神経ブロックの習得は麻酔科医が避けて通ることはできず，必ず習得すべき手技であると考える．

【文献】

1) Dote K, Ikemune K, Desaki Y, et al. Two Japanese pioneers in anesthesiology: Seishū Hanaoka and Gendai Kamada. J Anesth Hist. 2017; 3: 19-23.
2) Ellis H. William Morton: pioneer of general anaesthesia. Br J Hosp Med（Lond）. 2018; 79: 417.
3) Grzybowski A. Historia kokainy w medycynie i jej znaczenie dla odkrycia róznych form znieczulenia [The history of cocaine in medicine and its importance to the discovery of the different forms of anaesthesia]. Klin Oczna. 2007; 109: 101-5.
4) Koller C. On the use of cocaine for producing anaesthesia on the eye. Lancet. 1884; 124: 990-2.
5) Osborne MP. William Stewart Halsted: his life and contributions to surgery. Lancet Oncol. 2007; 8: 256-65.
6) López-Valverde A, De Vicente J, Cutando A. The surgeons Halsted and Hall, cocaine and the discovery of dental anaesthesia by nerve blocking. Br Dent J. 2011; 211: 485-7.
7) Di Ieva A, Yaşargil MG. Liquor cotunnii: the history of cerebrospinal fluid in Domenico Cotugno's work. Neurosurgery. 2008; 63: 352-8; discussion 358.
8) Gorelick PB, Zych D. James Leonard Corning and the early history of spinal puncture. Neurology. 1987; 37: 672-4.
9) Goerig M, Agarwal K, Schulte am Esch J. The versatile August Bier (1861-1949), father of spinal anesthesia. J Clin Anesth. 2000; 12: 561-9.
10) 松木明知．脊椎麻酔事故予防に対する医史学的対策とその効果．日本医史学雑誌．2007; 53: 102-3.
11) Das G. Cocaine abuse in North America: a milestone in history. J Clin Pharmacol. 1993; 33: 296-310.
12) Mushin WW, Rosen M, Bowen DJ, et al. Halothane and liver dysfunction: a retrospective study. Br Med J. 1964; 2: 329-41.
13) Toledano RD, Tsen LC. Epidural catheter design: history, innovations, and clinical implications. Anesthesiology. 2014; 121: 9-17.
14) Lemmon WT. A method for continuous spinal anesthesia: a preliminary report. Ann Surg. 1940; 111: 141-4.
15) Brown DL, Winnie AP. Biography of Louis Gaston Labat, M. D. Reg Anesth. 1992; 17: 249-62.
16) Marhofer P, Greher M, Kapral S. Ultrasound guidance in regional anaesthesia. Br J Anaesth. 2005; 94: 7-17.
17) 小松　徹．日本の超音波ガイド下神経ブロックの進歩．日臨麻会誌．2018; 38: 96-104.
18) Soffin EM, Lee BH, Kumar KK, et al. The prescription opioid crisis: role of the anaesthesiologist in reducing opioid use and misuse. Br J Anaesth. 2019; 122: e198-208.
19) Winnie AP, Ramamurthy S, Durrani Z. The inguinal paravascular technic of lumbar plexus anesthesia: the "3-in-1 block". Anesth Analg. 1973; 52: 989-96.
20) Candido KD. Celebrating the life of Alon P. Winnie, MD, regional anesthesia and pain management icon. Pain Physician. 2015; 18: E477-83.
21) Chayen D, Nathan H, Chayen M. The psoas compartment block. Anesthesiology. 1976; 45: 95-9.
22) Biboulet P, Ryckwaert Y, D'Athis F. Continuous psoas compartment block for postoperative analgesia after total hip arthroplasty: new landmarks, technical guidelines, and clinical evaluation. Anesth Analg. 2002; 94: 1606-13, table of contents.
23) Williams SR, Chouinard P, Arcand G, et al. Ultrasound guidance speeds execution and improves the quality of supraclavicular block. Anesth Analg. 2003; 97: 1518-23.
24) Kirchmair L, Entner T, Kapral S, et al. Ultrasound guidance for the psoas compartment block: an imaging study. Anesth Analg. 2002; 94: 706-10; table of contents.
25) Karmakar MK, Ho AM, Li X, et al. Ultrasound-guided lumbar plexus block through the acoustic window of the lumbar ultrasound trident. Br J Anaesth. 2008; 100: 533-7.
26) Sauter AR, Ullensvang K, Niemi G, et al. The Shamrock lumbar plexus block: a dose-finding study. Eur J Anaesthesiol. 2015; 32: 764-70.

27) 肺血栓塞栓症および深部静脈血栓症の診断，治療，予防に関するガイドライン（2017 年改訂版）: Guidelines for Diagnosis, Treatment and Prevention of Pulmonary Thromboembolism and Deep Vein Thrombosis（JCS 2017）.
28) Lavand'homme PM, Kehlet H, Rawal N, et al; PROSPECT Working Group of the European Society of Regional Anaesthesia and Pain Therapy（ESRA）. Pain management after total knee arthroplasty: PROcedure SPEcific Postoperative Pain ManagemenT recommendations. Eur J Anaesthesiol. 2022; 39: 743-57.
29) Robin F, Newman N, Garneau S, et al. PROSPECT guidelines for total hip arthroplasty: a systematic review and procedure-specific postoperative pain management recommendations. Anaesthesia. 2021; 76: 1424.

〈中澤圭介〉

3 大腿神経ブロック

❶ 総説

大腿神経が支配する領域の手術は多く，麻酔科医にとって大腿神経ブロックは臨床での使用頻度が最も高いブロックの１つであると思われる．またガイドライン上体表面のブロックに分類されているため，抗血小板薬内服中の患者でも，多くの場合実施可能な点が大きな魅力である．しかし，下肢の神経支配は複雑であることから，大腿神経ブロック単体では完全な鎮痛は困難であることや，術後のリハビリを妨げる大腿四頭筋の筋力低下が必発であることを理解して，患者利益を最大化することを目指す必要がある．

❷ 効果範囲

股関節，大腿，膝，下腿内側

※いずれの部位も，大腿神経ブロック単独では完全な鎮痛は不可能

❸ 適応

股関節，大腿，膝領域の手術．足関節・外反母趾手術の補助的鎮痛（伏在神経）．

❹ 合併症

大腿四頭筋筋力低下

動脈誤穿刺（浅腸骨回旋動脈が穿刺コースに被ることがあるので注意．図3 参照）

❺ 体位

患側の上肢を外転させた仰臥位

❻ 体表のランドマーク

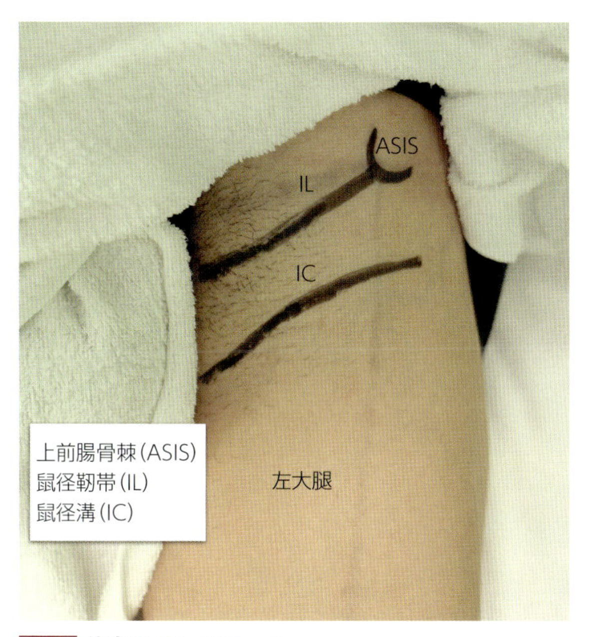

図1 体表のランドマーク

❼ 穿刺時の写真

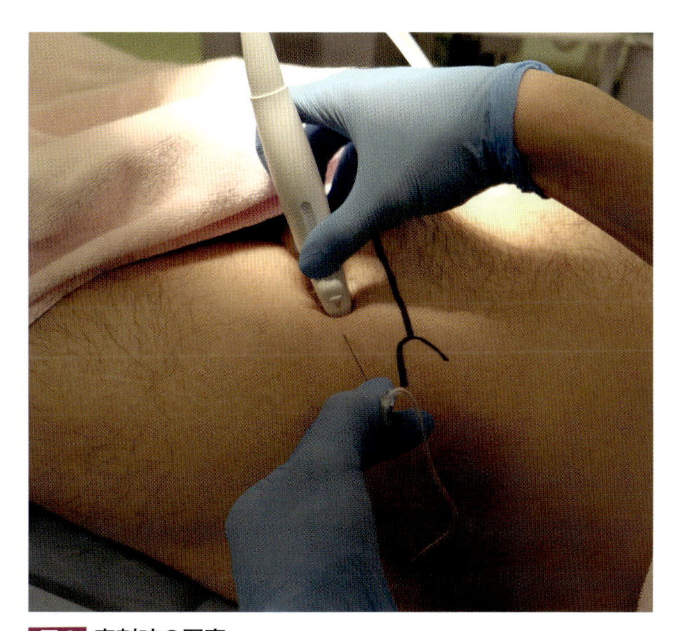

図2 穿刺時の写真

JCOPY 498-05620

❽ 超音波解剖

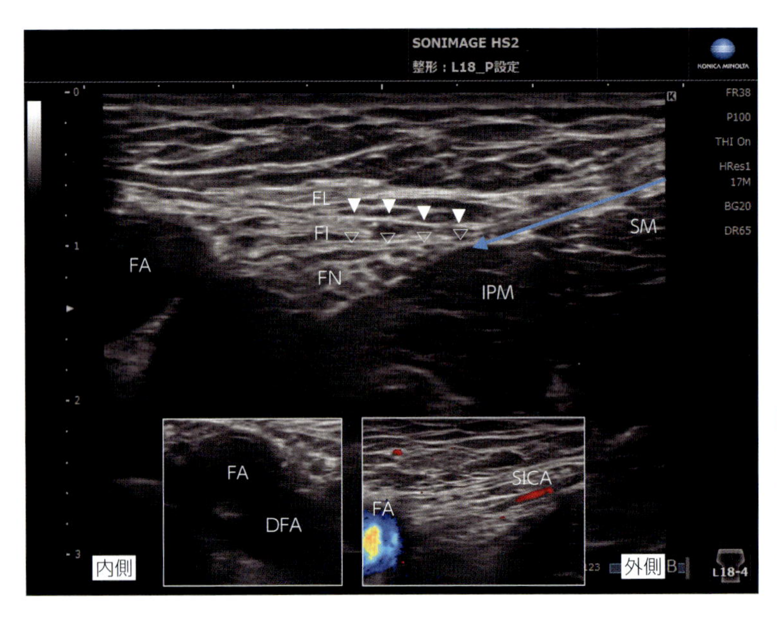

図 3 超音波解剖
FA（大腿動脈），FL（大腿筋膜），FI（腸骨筋膜），FN（大腿神経），IPM（腸腰筋），SM（縫工筋），DFA（深大腿動脈），SICA（浅腸骨回旋動脈）

❾ 描出のポイント

- 鼠径溝に沿って，大腿動脈の上にプローブを当てる
- 大腿動脈がすでに深大腿動脈と浅大腿動脈に分岐しているときは，プローブを少し頭側にスライドさせて分岐前の位置まで移動させるが，鼠径靱帯よりも遠位で穿刺する
- 大腿動脈の外側，腸腰筋の表面かつ腸骨筋膜の背側にある大腿神経を同定する
- 大腿筋膜と腸骨筋膜の間を走行する浅腸骨回旋動脈が刺入経路上にないか確認する
- プローブに適度な圧をかけつつ（compression），軽度超音波ビームを頭側に向けるようにプローブを傾ける（tilting）と，大腿神経を最も鮮明に描出できる

Tips 1　大腿神経が判別しにくい時は

超音波画像において，高齢者は筋肉も含め全体的に輝度が高く，大腿神経の形状も「平べったい」ので，周囲の構造に埋もれてしまい神経の輪郭を見極めるのが難しいことがある．このような場合，圧迫する力を変えて周囲の構造と変形の度合いの差をみたり（神経は周囲に比べあまり潰れない），神経線維の連続性を意識しながら頭尾側にスキャンしたりすることで，見極められることがある．また，このような場合は神経穿刺のリスクを減じるため，神経刺激装置を併用したい．

逆に，筋肉が発達した若年者では，ほぼ円形の大腿神経が大腿動脈の背側に潜り込んでいるような症例を経験することがある．教科書とは大きく異なる所見のため最初は戸惑うが，このような場合も冷静に上記と同じ対応で大腿神経であるという証拠を積み重ね，見極めた上で安全な穿刺をしていただきたい．

⑩ 穿刺のポイント

- 平行法で外側から穿刺する
- 患者を仰臥位にして，ブロックする脚の付け根付近に座る．安定性が良くなるので，初心者は座って穿刺するほうがよい
- 必ずベッドの高さを調節し，穿刺しやすい環境を整える．目安は，両脇が自然に締まる高さである．一連の動作を円滑にするため，清潔台は自分の利き手側に置いておく
- 「描出のポイント」であげた手順で神経を鮮明に描出したら，大腿神経の外側縁が画面の中央になるように，プローブを適度に移動させてから穿刺を行う．この時，自分とは反対側にプローブを傾ける（rocking）とビームと針の角度が小さくなり，針の視認性が増す．同様の理由で，プローブのすぐ近くから穿刺するのではなく，2 cm ほど離して穿刺するとよい．神経穿刺を避けるため，大腿神経から 0.5 cm ほど外側で腸骨筋膜を貫く

Tips 2　高度肥満患者の大腿神経ブロック

鼠径溝が分厚い皮下脂肪に埋もれて全く見えない高度肥満患者に，大腿神経ブロックをしなければならないことがある．この場合，まずは腹部と大腿部の脂肪をそれぞれ頭側・尾側にテープで思いきり牽引して，鼠径溝を露出させる．清潔手袋をした助手に脂肪を引っ張ってもらうのもよい．鼠径溝を最大限露出させることができたら，通常より強い圧迫は必要ではあるが，ほとんどの場合手技に困らない程度の画像を描出することが可能である．何事もそうであるが，穿刺の前に環境を整えることが大切である．

⑪ 薬剤投与のポイント

- 大腿神経のすぐ外側の腸骨筋膜下に薬液を注入してできたスペースに針を進め，そこを起点に神経周囲を囲むように液性剥離しながら薬液を投与していく
- 一度神経周囲に薬液が投与されたら，プローブの圧迫をやや弱めても神経がはっきりとみえるようになる．適度に圧迫を弱めると，薬液の広がりが良くなるかもしれない
- 神経周囲を囲むように薬液を投与していくと，1 つに見えた大腿神経が複数の枝に分離していく様子を観察することができる．理論上このほうが神経の中心部に対する浸潤，つまりブロック効果の完成が早いと考えられるため，筆者はこのように投与している．個人的に，高齢者の大腿骨骨折の患者に対して，脊髄くも膜下麻酔の前にこの方法で大腿神経ブロックを施行すると，ブロック終了直後に体位変換しても痛がられることが少ないと感じている．筆者は通常，0.375%ロピバカイン（アナペイン®）もしくは 0.25% レボブピバカイン（ポプスカイン®）15 mL 程度を用いている

⑫ カテーテル挿入のポイント

- 持続大腿神経ブロックを行う際は，大腿神経背側面を液性剥離してスペースを作成したのち，カテーテル先端を神経の大腿神経背面の内側端あたりに位置させる．ある程度抜けてもよいように深めに留置したいところだが，入れすぎるとどこかに迷入してしまい大腿神経に薬液が届かないので，このあたりがよい
- カテーテルの先端位置が適切かどうかは，固定直前に薬液を投与して組織の動きを見るか，空気を入れることで確認する
- 適切な位置にカテーテルを留置できたら固定する．針にカテーテルを通すキット（Catheter Through

the Needle）の場合は高率に脇漏れするので，刺入部を医療用アロンアルファでシールするとよい．カテーテルが針の外側にあるキット（Catheter Over the Needle）の場合，通常通りドレッシング材を貼るだけでも脇漏れのリスクは低い

⑬ 文献考察

▶ 鼠径上腸骨筋膜下ブロックか，大腿神経ブロック＋外側大腿皮神経ブロックか

腸骨筋膜下ブロックは大腿神経と外側大腿皮神経を同時にブロック可能な鼠径上アプローチ[1]が主流となった．鼠径下アプローチよりも改良されたことは確かだが，このブロックの問題点は，多量（通常 30 mL 程度）の局所麻酔薬を必要とすることである．

Vermeylen ら[2]は，10 人の健常ボランティアに対して 40 mL の 0.5％リドカインを用いて鼠径上腸骨筋膜下ブロックを実施した結果，大腿の前面，内側，外側に対してそれぞれ 9/10，9/10，8/10 人で完全冷覚遮断が得られたと報告した．部分遮断まで入れればそれぞれの領域でほぼ 100％を達成しているが，問題は局所麻酔薬の使用量である．臨床使用する濃度でこれだけの高用量を用いれば，高齢者はおろか，通常の体格の患者でさえ極量に達し得る．他の神経ブロックや創部浸潤麻酔の併用を制限してしまうことは，腸骨筋膜下ブロックの大きなデメリットである．大腿骨骨折手術の場合，執刀前に術者がルーティーンでエピネフリン入りリドカイン（キシロカイン®）を 20 mL ほど局所注射することもあるので，局所麻酔薬の積算量が想定外に多くなり，中毒を引き起こすリスクがあることに注意しなければならない．

閉鎖神経への効果に関しては意見が分かれているが，Bendtsen ら[3,4]は解剖学的に腸骨筋膜下コンパートメントと閉鎖神経とは連続していないため，薬液は届き得ないとして否定している．また，閉鎖神経ブロックの皮膚知覚支配領域には個人差が激しいため，ブロックの効果は内転筋筋力の低下で判定するが，前述の Vermeylen ら[2]の研究ではリドカインの濃度が薄く大腿四頭筋，内転筋ともに筋力低下を検出できなかった．少なくとも確実に効果があるというエビデンスがない状況では，閉鎖神経への効果に関しては期待すべきではない．結論として，筆者は大腿神経＋外側大腿皮神経（＋閉鎖神経）をブロックするために，30 mL もの局所麻酔薬を用いるのはコストパフォーマンスが悪いと考えている．

鼠径上腸骨筋膜下ブロックの主なターゲットである大腿神経と外側大腿皮神経を個別にブロックすれば，局所麻酔薬は大腿神経に 10〜15 mL，外側大腿皮神経に 3 mL 程度と約半量で済む．どのみち股関節を支配する神経全てをブロックせず全身麻酔を併用するのであれば，筆者は安全性を考慮して大腿神経ブロックと外側大腿皮神経ブロック，必要時に創部浸潤麻酔というプランがよいと考える．

▶ 人工股関節置換術に腸骨筋膜下ブロックか，大腿神経ブロックか

欧州区域麻酔学会が提唱している PROSPECT では，エビデンスに基づいた周術期の推奨・非推奨鎮痛法を，術式別に公開している（https://esraeurope.org/prospect/）．人工股関節置換術（THA）に対する末梢神経ブロックは，腸骨筋膜下ブロックが推奨項目にあげられているが，推奨度は Grade D である．大腿神経ブロックは side-effect（おそらく大腿四頭筋筋力低下）のため非推奨とされている．

2022 年，Li ら[5]のメタアナリシスでは，大腿神経ブロックは腸骨筋膜下ブロックに比べて 24 時間後の Visual Analog Scale スコアと，術後オピオイド関連副作用の発生率を低下させたと報告された．しかし麻酔方法（全身麻酔 or 脊髄くも膜下麻酔），使用した局所麻酔の種類と量，腸骨筋膜下ブロックのアプローチ法（鼠径上か下か）などが統一されておらず，認めた差も臨床的に決定的なものではないため，より質の高い研究が求められる．

JCOPY 498-05620

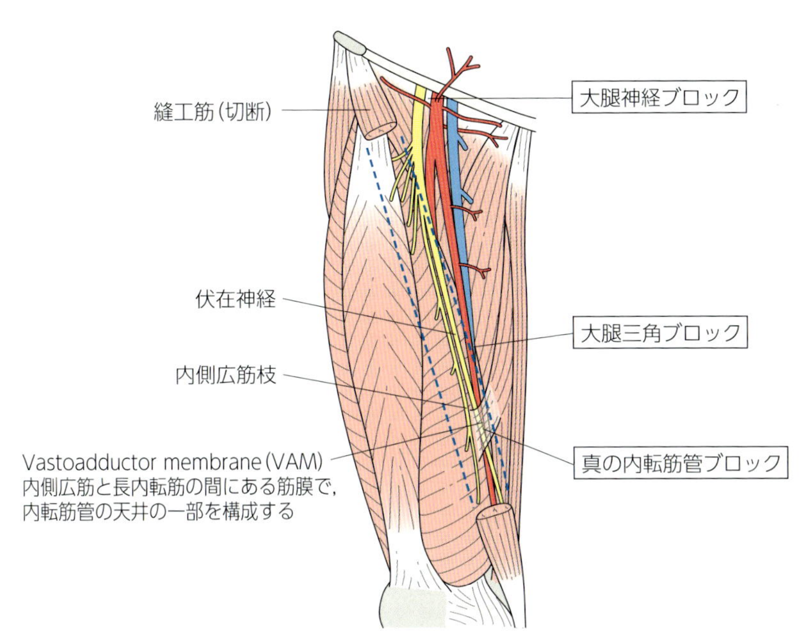

図 4　大腿神経ブロック，大腿三角ブロック，真の内転筋管ブロックの穿刺部位

筆者の施設では，THA（後側方アプローチ，手術時間 1 時間）に対して，術後鎮痛法を模索した経緯がある．最初は全身麻酔＋大腿神経ブロックもしくは鼠径上腸骨筋膜下ブロックであったが，どちらも術後早期から疼痛管理に難渋したため，全身麻酔＋脊髄くも膜下麻酔（0.5%ブピバカイン: マーカイン® のみ）に変更した．すると，術直後のみならず，脊髄くも膜下麻酔の効果が消失した後もスムーズに NSAIDs などにブリッジングでき，良好な鎮痛が得られたと好評であった．ちなみに，IV-PCA は使用していない．脊髄幹麻酔が不可能な患者に対しては従来通り大腿神経ブロックや鼠径上腸骨筋膜下ブロックを施行していたが，麻酔導入時間の延長に見合う効果が得られないとのことで，整形外科医との協議の結果，閉創時の局所浸潤麻酔となった．この経験から，個人的には THA の術後鎮痛に関しては大腿神経ブロックか鼠径上腸骨筋膜下ブロックかよりも，脊髄くも膜下麻酔（PROSPECT の推奨度は Grade A）を行うことのほうが，はるかに効果量が大きいと考えている．

▶ 大腿神経ブロックはより末梢へ――内転筋管ブロックにまつわる話

近年，人工膝関節置換術（TKA）の麻酔では，早期リハビリテーションのため大腿四頭筋筋力を温存することが重要視されている[6)]．PROSPECT では，内転筋管ブロックは大腿神経ブロックと差のない効果を示し，かつ有意に大腿四頭筋筋力が温存されることから，内転筋管ブロックが推奨されている．Jæger ら[7)]は脊髄くも膜下麻酔で TKA を受けた患者に対して，術後回復室で 0.5%ロピバカイン 30 mL を用いて大腿神経ブロックもしくは内転筋管ブロックを施行したのち，留置したカテーテルから 0.2%ロピバカインを 8 mL/h で 24 時間持続投与するというプロトコルで，24 時間後の大腿四頭筋筋力を測定した．その結果，ベースラインからの低下が大腿神経ブロック群で 52%だったのに対し，内転筋管ブロック群では 18%にとどまったと報告している．

ここで知っておきたいのは，内転筋管ブロックの定義についてである．内転筋管の範囲は超音波を用いることでしか判別できないが，過去の内転筋管ブロックの研究の多くは，その穿刺部位が「大腿の中央部」と記載されているのみである．のちの研究で，この部位は内転筋管の入口部より近位であることが判明した[8)]．

ネーミングの矛盾から，このブロックは大腿三角ブロック（femoral triangle block）とされ，「真の内転筋管ブロック」は内転筋管の中央部で行われ，理論的には伏在神経のみをブロックするものとして区別された[6]．TKA の術後疼痛に大きく関与する内側広筋枝は，縫工筋の背側を伏在神経と並走して末梢に向かうが，伏在神経が内転筋管に入る直前で分離する[6] 図4 ．つまり内側広筋枝の遮断は大腿三角ブロックでは得られるが，「真の内転筋管ブロック」では理論上得られず，TKA に対する鎮痛効果は劣るはずである．Jæger ら[7]の研究も含め，過去に内転筋管ブロックとして行われたものには大腿三角ブロックが数多く含まれていると考えられ，内転筋管ブロックのエビデンスを文字通り受け取ってよいかどうかは疑問が残る．

実際は，「真の内転筋管ブロック」を行ったとしても内転筋管から流出した薬液が内側広筋枝を麻酔することも十分考えられ，この詳細な区別は臨床にはそぐわないとする意見もある[9,10]が，一連の解剖学的研究は非常に興味深い．

【文献】

1) Hebbard P, Ivanusic J, Sha S. Ultrasound-guided supra-inguinal fascia iliaca block: a cadaveric evaluation of a novel approach. Anaesthesia. 2011; 66: 300-5.
2) Vermeylen K, Desmet M, Leunen I, et al. Supra-inguinal injection for fascia iliaca compartment block results in more consistent spread towards the lumbar plexus than an infra-inguinal injection: a volunteer study. Reg Anesth Pain Med. 2019: rapm-2018-100092.
3) Bendtsen TF, Pedersen EM, Peng P. Course of the obturator nerve. Reg Anesth Pain Med. 2019: rapm-2019-100655.
4) Bendtsen TF, Pedersen EM, Moriggl B, et al. Suprainguinal fascia iliaca block: does it block the obturator nerve? Reg Anesth Pain Med. 2021; 46: 832.
5) Li XD, Han C, Yu WL. Is Femoral nerve block superior to fascia iliac block in hip surgery? Meta-Analysis of Randomized Controlled Trials. Biomed Res Int. 2022; 2022: 4840501.
6) Bendtsen TF, Moriggl B, Chan V, et al. The optimal analgesic block for total knee arthroplasty. Reg Anesth Pain Med. 2016; 41: 711-9.
7) Jæger P, Zaric D, Fomsgaard JS, et al. Adductor canal block versus femoral nerve block for analgesia after total knee arthroplasty: a randomized, double-blind study. Reg Anesth Pain Med. 2013; 38: 526-32.
8) Wong WY, Bjørn S, Strid JM, et al. Defining the location of the adductor canal using ultrasound. Reg Anesth Pain Med. 2017; 42: 241-5.
9) Sondekoppam RV, Johnston DF, Ranganath YS, et al. Adductor canal or femoral triangle block: the continuity conundrum. Br J Anaesth. 2020; 124: e194-5.
10) Woodworth GE, Arner A, Nelsen S, et al. Pro and con: how important is the exact location of adductor canal and femoral triangle blocks? Anesth Analg. 2023; 136: 458-69.

〈相川勝洋〉

4 大腿三角・内転筋管ブロック

❶ 総説

内転筋管ブロックは，大腿神経の純知覚枝である伏在神経の遮断を目的としており，主に人工膝関節全置換術 total knee arthroplasty（TKA）において，大腿神経の内側広筋枝を合わせて遮断することで，大腿四頭筋の運動機能を温存しつつ，優れた術後鎮痛効果，機能回復の促進が得られる．

2016 年頃まで，内転筋管ブロックは，体表ランドマーク（上前腸骨棘と膝蓋骨基部を結ぶ中点）を参考に施行されてきたが，超音波解剖ランドマークに関する研究の蓄積により，実際には，解剖学的に定義された狭義の内転筋管よりも中枢に位置する，遠位大腿三角のレベルで施行する大腿三角ブロック femoral triangle block（FTB）に相当するものであることが明らかとなった．そして，解剖学的内転筋管レベルで行うブロックが，「狭義の」内転筋管ブロック adductor canal block（ACB）であるとして再定義されることとなった[1)]．

近年，末梢神経ブロック手技の命名法や定義に関するコンセンサスを得るために，国際的な大規模調査が実施された[2)]．その動向に倣い，本稿においても遠位大腿三角のレベルで行うブロックを FTB，解剖学的内転筋管のレベルで行うブロックを ACB として明確に区別する．

❷ 効果範囲

- FTB: 伏在神経，大腿神経の内側広筋枝，一部の前大腿皮神経
- ACB: 伏在神経，膝窩神経叢

※使用する局所麻酔薬の用量，投与するレベルにより異なる．

❸ 適応

膝，下腿内側の手術

❹ 合併症

大腿四頭筋の筋力低下，血管穿刺，神経障害

❺ 体位

- 仰臥位
- 下肢をやや外旋

❻ 体表のランドマーク

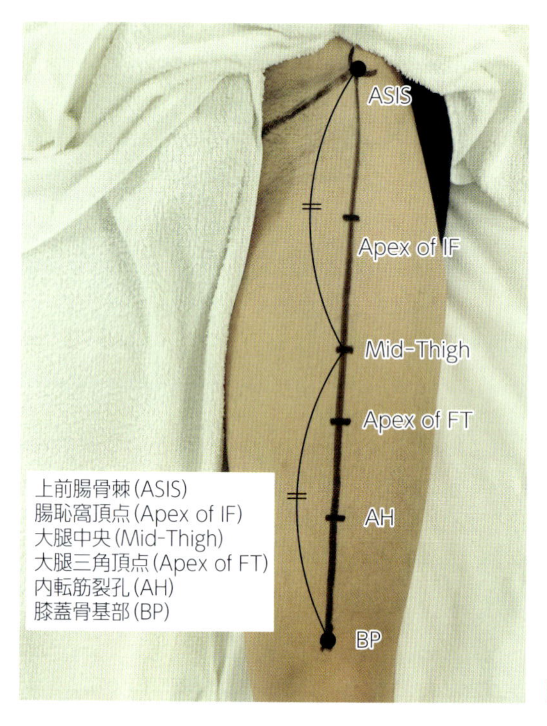

図 1 体表のランドマーク

❼ 穿刺時の写真

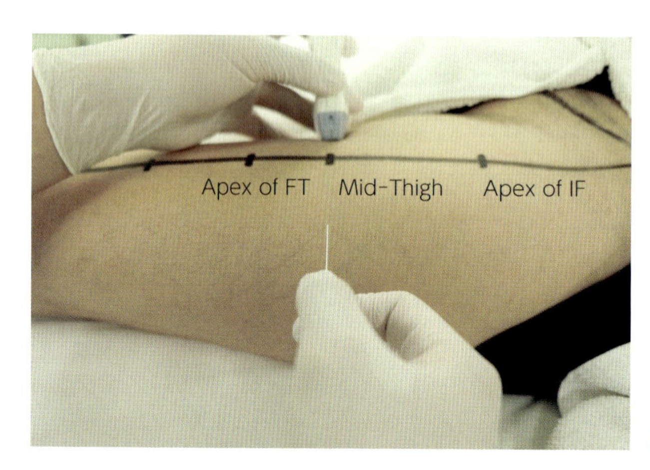

図 2 大腿三角ブロック（垂直法）の穿刺

JCOPY 498-05620

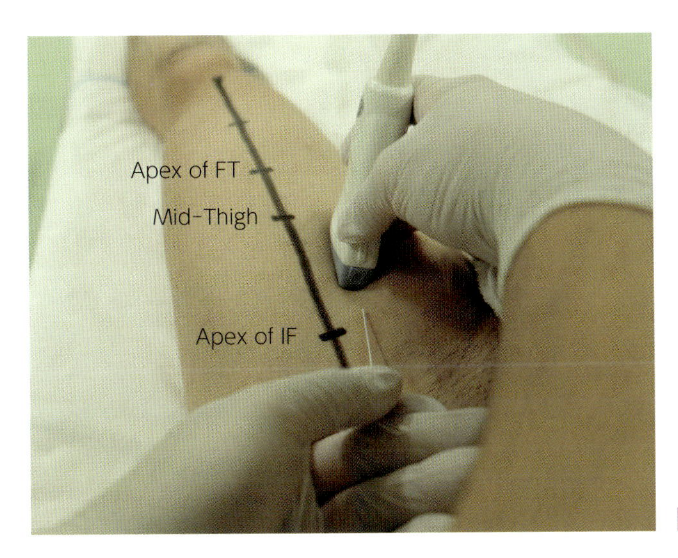

図 3 大腿三角ブロック（平行法）の穿刺

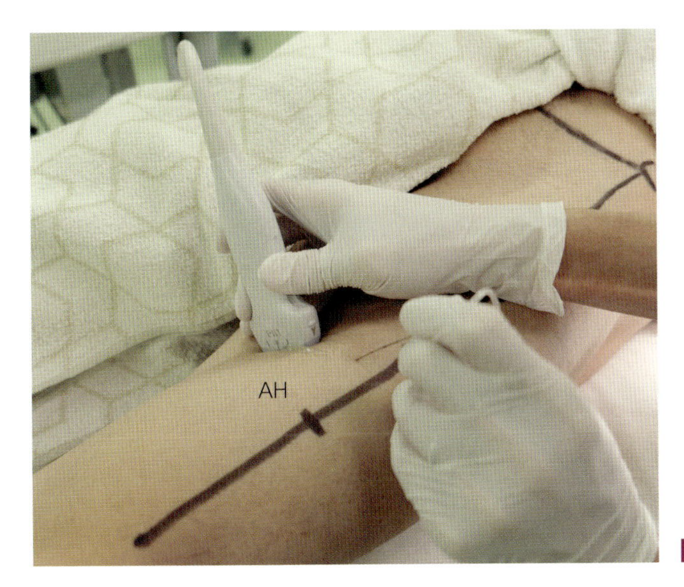

図 4 内転筋管ブロックの穿刺

❽ 超音波解剖

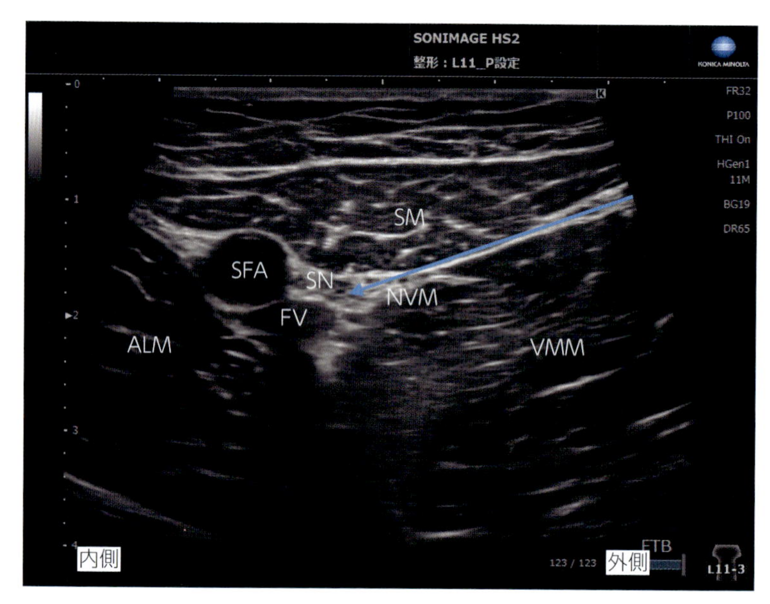

図5 大腿三角ブロック（垂直法）の超音波解剖

SFA（浅大腿動脈），FV（浅大腿静脈），SN（伏在神経），NVM（内側広筋枝），SM（縫工筋），ALM（長内転筋），VMM（内側広筋）

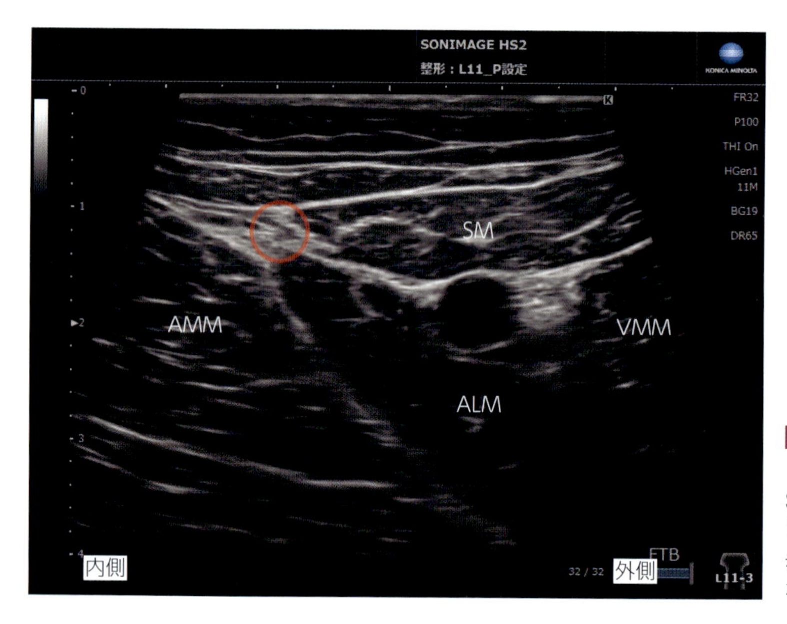

図6 内転筋管起始部の超音波解剖

SM（縫工筋），AMM（大内転筋），ALM（長内転筋），VMM（内側広筋）

赤丸: 縫工筋と長内転筋の内側縁が重なっている

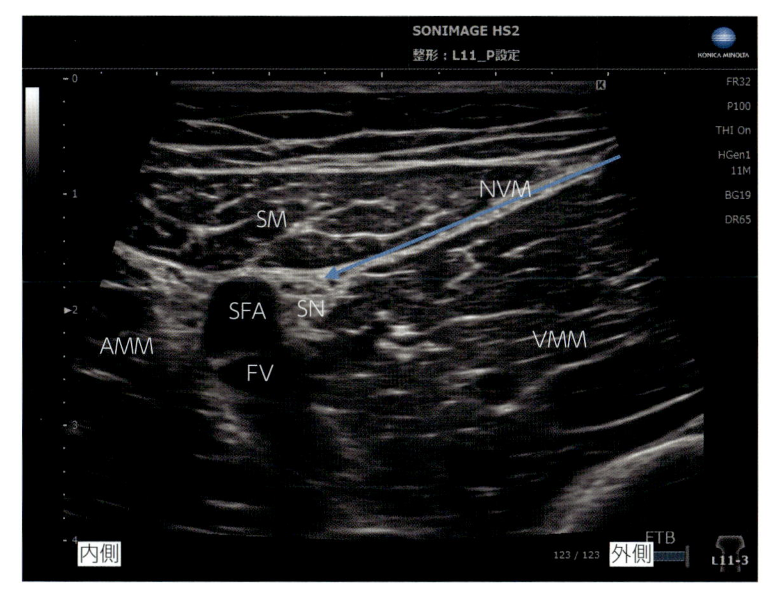

図 7 内転筋管ブロックの超音波解剖

SFA（浅大腿動脈），FV（浅大腿静脈），SN（伏在神経），SM（縫工筋），NVM（内側広筋枝），AMM（大内転筋），VMM（内側広筋）

❾ 描出のポイント

■ 垂直法:

- プローブを鼠径溝と平行に配置し，大腿動脈/神経を同定した後，プローブを遠位側へとスライドさせ浅大腿動脈と付随する伏在神経を追跡する
- 内側広筋枝は，内転筋管とは別々の筋膜下コンパートメントを走行するため，FTB を行う場合は，内転筋管起始部（大腿三角頂点）よりも 3〜5 cm 程度中枢側で施行する 図 1，2，5
- ACB を行う場合は，縫工筋の内側縁と長内転筋の内側縁が重なるレベル（内転筋管起始部 図 6）より遠位側の内転筋管レベルで実施する 図 1，4，6，7
- 内転筋管起始部でプローブを頭尾側方向にスライドすると，内側広筋の筋膜下へと潜り込む大腿神経の内側広筋枝を同定することも可能である

■ 平行法:

- 持続カテーテルを留置する場合に用いる穿刺法である
- 遠位大腿三角よりやや中枢レベルで，縫工筋，浅大腿動脈，伏在神経を短軸像で描出する
- プローブを回転し，縫工筋の長軸像を得る 図 1，3，8

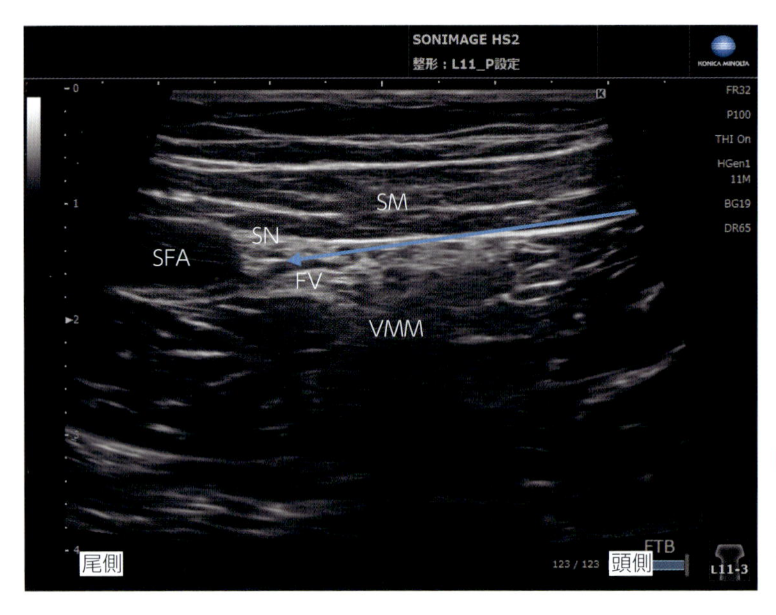

図 8 大腿三角ブロック（平行法）の超音波解剖

SFA（浅大腿動脈），FV（浅大腿静脈），SN（伏在神経），SM（縫工筋），VMM（内側広筋）

⑩ 穿刺のポイント

■ 垂直法 図 2：

- 大腿外側から平行法で穿刺する
- 縫工筋の筋膜下に沿うように針を運針していき，伏在神経のすぐ外側の内側広筋枝のブロックを確実に行う
- 神経刺激器を併用して，内側広筋の収縮を確認してもよい
- 浅大腿動静脈と伏在神経は，結合組織で包まれた神経血管鞘を形成しており，これを貫くことを意識する．この際，軽い「ポップ感」を感じる
- プローブの圧迫が強いと大腿静脈が潰れて見えなくなるため，誤穿刺に注意する

■ 平行法 図 3：

- 100 mm の 18 ゲージ Tuohy 針をプローブ上端より 4〜5 cm 程度離れた頭側から平行法で穿刺する
- 液性剥離を行いながら，縫工筋と内側広筋の筋膜間で形成されるスペース（sub-sartorial space）に針を誘導していく
- ブロック針先端が神経近傍に到達する時点で，針は 80〜100 mm 程度刺入されていることが多い

⑪ 薬剤投与のポイント

- 神経血管鞘を貫通して，薬液を注入することが重要である
- 鍵となるのは，「薬液の広がりの評価」と，「注入時抵抗の感知」である
- 神経血管鞘の外で薬液を注入した場合，注入時抵抗はやや高く，薬液は back flow の広がりとなる 図 9
- 一方，神経血管鞘内で薬液が投与されると，注入時抵抗は低く，超音波画像上で薬液の明確な forward flow 図 10 と，液性剥離された神経血管鞘，神経構造を確認することができる 図 11
- 筆者は，Tuohy 針に直接シリンジを接続し，自身で薬液投与を行い，注入時抵抗の変化を感じることを大切にしている

JCOPY 498-05620

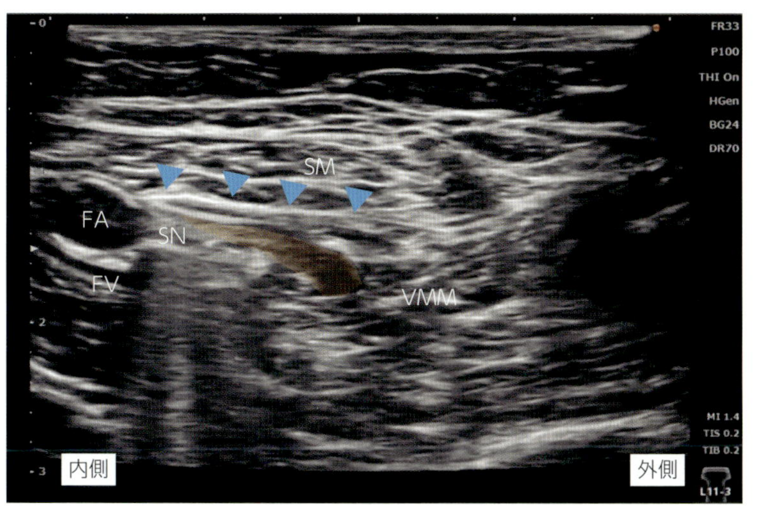

図 9 神経血管鞘外での薬液投与

黄色の薬液は back flow の広がりになっている.

FA（浅大腿動脈），FV（浅大腿静脈），SN（伏在神経），SM（縫工筋），VMM（内側広筋）

青三角: ブロック針

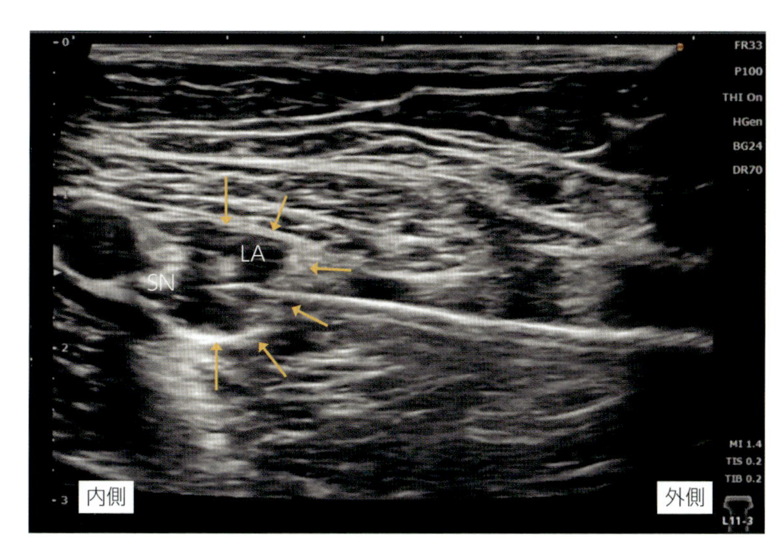

図 10 神経血管鞘内での薬液投与

SN（伏在神経），LA（局所麻酔薬）

薬液は forward flow になっている.

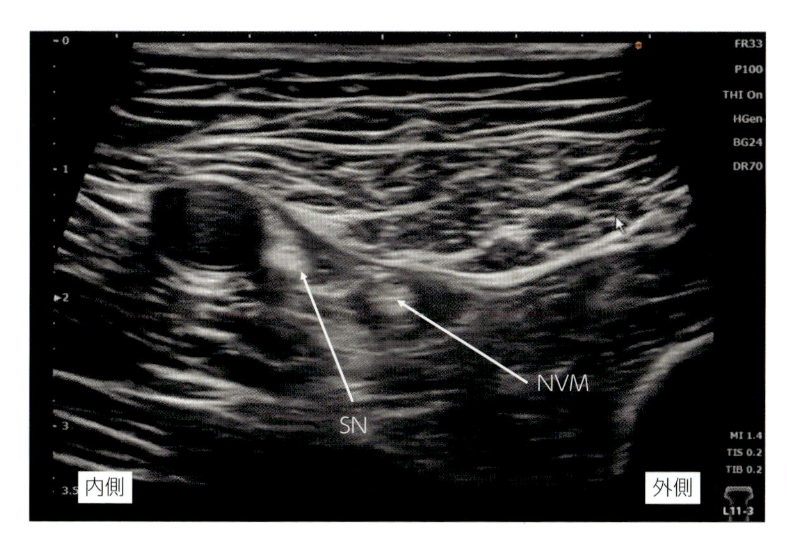

図 11 液性剥離された神経構造

SN（伏在神経），NVM（内側広筋枝）

⑫ カテーテル挿入のポイント

後述するが，垂直法で留置されたカテーテルは術後の位置異常が多いことが明らかとなった．したがって，本項目では平行法に焦点を当てポイントを述べる．

■ 平行法:

・神経近傍に針先端が到達したら局所麻酔薬を投与し，Tuohy 針のベベルを約 90 度尾側（足先側）に向けてからカテーテルを 5～6 cm 程度先進させる

・カテーテルは神経と平行に留置されるので，短軸像では，伏在神経の外側で高輝度の点状に見える

・カテーテルから生理食塩水（空気はその後の画像評価が困難となるため使用しない）を注入し，カテーテル先端が神経近傍に留置されていることを確認する

・最終的にカテーテル先端からの薬液の広がりが大腿中央部レベルで確認できるように留置長を調整する

・医療用接着剤でカテーテル挿入部の創接着を行い，ドレッシング材で保護する

※平行法のカテーテル挿入部は大腿近位部にあるため，タニケットとの干渉を避けることができる．

なお，平行法に関するより詳細な手技説明に関しては，参考文献 3 内に付随の手技動画を参照されたい[3]．

⑬ 文献考察

▶ FTB の最適な注入量とは

大腿中央部レベルで施行する FTB において，使用する局所麻酔薬を 5 mL，10 mL，15 mL，20 mL の 4 つの投与群に分類し，薬液の広がりと大腿四頭筋の最大随意等尺性収縮 maximum voluntary isometric contraction（MVIC）への影響を検討した 40 名のボランティア研究がある[4]．

投与量が 5 mL では，薬液の近位拡散（腸恥窩頂点への拡散と定義）はみられなかった（0/4）．一方，10 mL 以上では，いずれの投与群であっても薬液の近位拡散を認めたが，その割合に有意差はなかった（10 mL; 7/12［58%］)，15 mL; 4/8［50%］，20 mL; 8/16［50%］)．臨床的に有意な MVIC 低下（ベースラインから 25%以上の低下）は 7 名の被験者にみられたものの，群間差はなかった（5 mL; 0/4，10 mL; 2/12，15 mL; 1/8，20 mL; 4/16，p=0.65）．さらに，近位拡散の割合と臨床的に有意な MVIC 低下との間に相関はなかった（スピアマンの順位相関係数; −0.24，p=0.14）．しかし，20 mL の投与群では，MVIC に与える影響が大きい傾向を認めた．

この研究から，FTB 施行に伴う薬液の近位拡散を避けることは困難ではあるものの，それに伴う筋力低下が臨床上重大な問題となることは少ないといえるかもしれない．これはおそらく，大腿四頭筋に送られる内側広筋枝以外の筋枝が，鼠径靱帯の約 3 cm 遠位とかなり近位で分岐するという解剖学的知見に基づく結果であろう[5]．実際，大腿四頭筋の中で，MVIC への影響は大腿直筋の寄与が最も大きいとされる[6]．現状，FTB に伴う筋力低下と術後機能回復の低下を関連づけるエビデンスはない．ただし，筋力温存の観点からは，15 mL を超える局所麻酔薬の使用は控えたほうがよい．

▶ 遠位 ACB のポテンシャル――膝窩神経叢ブロック

大腿神経の内側広筋枝は，内転筋管内には存在しない．では，膝関節手術の鎮痛において，狭義の ACB の出番はなくなったのだろうか．興味深いことに，ACB に関して，膝関節後面の鎮痛への寄与を示唆する報告があり，議論がなされている[7,8]．

JCOPY 498-05620

膝関節後面は，閉鎖神経の膝関節枝と脛骨神経の分岐枝が，膝窩動脈に絡みつくようにして形成される膝窩神経叢によって支配を受ける[9].

Runge らは，カダバー 10 肢を用いて，浅大腿動脈が内転筋裂孔に潜り込むレベル，すなわち遠位内転筋管内に 10 mL の色素を注入すると，色素は内転筋裂孔を通過し，膝関節後面の膝窩神経叢に浸潤することを示し，この手法を膝窩神経叢ブロック popliteal plexus block（PPB）と命名した[10].

脊髄くも膜下麻酔と FTB を併用し，TKA の疼痛管理を行った被験者のうち，術後の NRS 疼痛スコアの中央値が 5.5（四分位範囲 4〜8）であった 10 名の被験者に PPB を追加した非盲検試験では，全被験者は平均 8.5 分（95%信頼区間，6.8〜10.2）以内に NRS 3 以下〔NRS 1.5（0〜3），中央値（四分位範囲）〕まで痛みが軽減した．うち 3 名の被験者は完全に痛みが消失した．下肢筋力への影響はなかった[11].

以上の報告もあり，PPB は臨床現場でもその有用性が期待されている．しかしながら，2023 年時点で，PPB に関する臨床研究はほとんどなく（膝前十字靱帯再建術における鎮痛効果をコントロール群と比較検討した RCT 1 件のみ[12]），従来の膝後面に対する鎮痛法と比較した場合の PPB の有効性，安全性などはいまだに不明な点が多く，今後の報告が待たれる.

▶FTB の鎮痛効果が不十分な場合

FTB を施行した場合であっても，膝前面の疼痛コントロールが不十分であった症例を経験したことはないだろうか．これはすなわち，FTB だけでは対応できない潜在的標的の存在を意味する．伏在神経は，膝関節前下面から下腿内側の皮膚感覚を支配する．したがって，伏在神経遮断のみでは，TKA の皮切部位のカバーは不十分といえる．大腿中央部レベルの FTB では捉えることの難しい，大腿神経の皮膚知覚枝である前大腿皮神経（中間大腿皮神経＋内側大腿皮神経）の遮断が，解決の一助となるかもしれない.

手技の方法に関しては割愛するが，興味深い論文を紹介する.

Bjørn らは，健常ボランティアに対して，0.5%アナペイン 10 mL を使用した FTB を施行し，TKA の外科的切開部位と，前大腿皮神経の遮断領域との関係を検討した[13].

TKA の外科的切開部位の完全な皮膚感覚遮断率は，腸恥窩頂点レベルで FTB を施行したところ，4 人/20 人（20%）のみであったが，中間大腿皮神経ブロックを併用すると，15 人/20 人（75%）まで増加した．また，内側大腿皮神経領域の皮膚感覚遮断率は，大腿中央部レベルで FTB を施行した場合，3/20 人（15%）にとどまったのに対し，腸恥窩頂点レベルで FTB を施行した場合，18/20 人（90%）の遮断率が得られた.

本研究から以下のことがわかる．1）大腿中央部レベルで施行する FTB でさえ，TKA における外科的切開部位の鎮痛を十分に行うことができない．2）腸恥窩レベルで施行する FTB に中間大腿皮神経ブロックを併用することで，TKA の外科的切開部位の完全な皮膚感覚遮断を達成し得る.

TKA 患者を対象とした臨床研究の結果も示す.

FTB に前大腿皮神経ブロックを併用した群は，FTB 単独群と比較し，主要評価項目である TKA 術後 12 時間の体動時の NRS 疼痛スコアが有意に低かった（平均差: −2.02，95%信頼区間: −3.14〜−0.89．$p<0.001$）．さらに，術後 24 時間の外科的切開部位の疼痛発生率（15.8% vs 41%，$p=0.014$），

および術後 48 時間のモルヒネ消費量は，併用群で有意に低かった〔0（0，0）vs 2（0，4），p<0.001（中央値（四分位範囲）〕[14]．

▶術後カテーテルの逸脱に関する検討

FTB/ACB カテーテルが垂直法で留置された場合，内転筋管コンパートメントが極めて狭いため（約 1 cm），大腿部の大きな筋群の収縮伸展作用の影響で，術後のカテーテル先端の位置異常が起こりやすくなる．

筆者らは，神経の走行に平行（平行群）あるいは垂直（垂直群）に留置した FTB カテーテルの逸脱率を比較する RCT を行った[15]．主要評価項目である術後 2 日目のリハビリテーション後の FTB カテーテルの逸脱率は，平行群で垂直群よりも有意に低かった（5/33［14.7%］vs 23/32［72.7%］，p<0.001）．術後の疼痛スコアは平行群で有意に低かった〔術後 1 日目安静時; 3（1〜3）vs 4（2〜6），p＝0.022，体動時; 4（3〜6.25）vs 6（4.85〜6.85），p＝0.002，術後 2 日目安静時; 3（1.75〜4）vs 4（3〜6），p＝0.012，体動時; 3.5（2.75〜6）vs 6（4〜8.5），p＝0.005（中央値（四分位範囲））〕．膝関節屈曲可動域は，平行群で有意に改善した〔術後 1 日目: 95.6（12.8）vs 85.7（13.6），p＝0.004; 術後 2 日目: 97.2（12.8）vs 91.0（12.0），p＝0.045（mean（SD））〕．患者満足度は平行群で有意に高かった〔8（6.5〜9）vs 6.5（5〜8），p＝0.006（中央値（四分位範囲））〕．

自験例だが，一体のカダバー 2 脚にそれぞれ，平行法あるいは垂直法で FTB カテーテルの挿入を行い，色素を 4 mL/h で 1 時間持続投与した．

結果は，平行法では，カテーテルは大腿中央部レベルまで伏在神経と内側広筋枝の走行と平行に挿入されていた．Sub-sartorial space 内で神経近傍に留置されたカテーテルの長さは約 6 cm であった．色素は，神経走行に沿って効果的に sub-sartorial space を満たし，一部の前大腿皮神経にも浸潤していた．一方，垂直法では，神経近傍に留置されたカテーテル長は約 1 cm のみであった．

伏在神経と内側広筋枝はともに，縫工筋の長軸方向に沿って，Sub-sartorial space を頭尾側方向に走行している．平行法では，垂直法と比較して，上述したように神経走行に沿って平行に留置される sub-sartorial space 内のカテーテルの挿入長をより長く確保することが可能である．したがって，理学療法や日常動作時の関節運動や筋収縮によってカテーテルを引き抜く力が加わったとしても，カテーテル先端は sub-sartorial space に留まるため，神経近傍から逸脱する可能性は低いと考えられる[3]．

▶単回投与か持続投与か

現在，膝関節手術における FTB カテーテルの臨床使用に関しては，一定のコンセンサスを得ていない．カテーテルを用いた持続 FTB は，優れた術後鎮痛効果と機能促進を両立し，術後早期回復に寄与するため，有益な疼痛管理戦略として活用されてきた．

最近，持続投与と単回投与を比較した大規模なシステマティックレビュー（11 件の RCT，計 1185 例）が発表された．結果は，TKA 後 48 時間までの術後疼痛スコアやオピオイド消費量に有意差は認められなかった[16]．

しかし，前述したように従来の垂直法ではカテーテル逸脱率が高いため，期待通りの鎮痛効果が得られなかったのではないかと推察される．これは今後の研究で検証すべき課題である．筆者は，カテーテルが適切に留置され，その位置に留まる限り，FTB カテーテルはより安定した長時間の鎮痛効果をもたらすため，今後も患者にとって有効な選択肢であり続けると考えている．

【文献】

1) Wong WY, Bjørn S, Strid JM, et al. Defining the location of the adductor canal using ultrasound. Reg Anesth Pain Med. 2017; 42: 241-5.
2) El-Boghdadly K, Albrecht E, Wolmarans M, et al. Standardizing nomenclature in regional anesthesia: an ASRA-ESRA Delphi consensus study of upper and lower limb nerve blocks. Reg Anesth Pain Med. 2023: rapm-2023-104884.
3) Fujino T, Yoshida T, Kawagoe I, et al. Subsartorial canal catheter: a reliable catheter placement technique for continuous proximal adductor canal block. Reg Anesth Pain Med. 2023: rapm-2023-105193.
4) Jæ ger P, Jenstrup MT, Lund J, et al. Optimal volume of local anaesthetic for adductor canal block: using the continual reassessment method to estimate ED95. Br J Anaesth. 2015; 115: 920-6.
5) Lonchena TK, McFadden K, Orebaugh SL. Correlation of ultrasound appearance, gross anatomy, and histology of the femoral nerve at the femoral triangle. Surg Radiol Anat. 2016; 38: 115-22.
6) Ishiguro S, Yokochi A, Yoshioka K, et al. Technical communication: anatomy and clinical implications of ultrasound-guided selective femoral nerve block. Anesth Analg. 2012; 115: 1467-70.
7) Woodworth GE, Arner A, Nelsen S, et al. Pro and con: how important is the exact location of adductor canal and femoral triangle blocks? Anesth Analg. 2023; 136: 458-69.
8) Raddaoui K, Radhouani M, Bargaoui A, et al. Adductor canal block: effect of volume of injectate on sciatic extension. Saudi J Anaesth. 2020; 14: 33-7.
9) Gardner E. The innervation of the knee joint. Anat Rec. 1948; 101: 109-30.
10) Runge C, Moriggl B, Børglum J, et al. The spread of ultrasound-guided injectate from the adductor canal to the genicular branch of the posterior obturator nerve and the popliteal plexus: a cadaveric study. Reg Anesth Pain Med. 2017; 42: 725-30.
11) Runge C, Bjørn S, Jensen JM, et al. The analgesic effect of a popliteal plexus blockade after total knee arthroplasty: a feasibility study. Acta Anaesthesiol Scand. 2018. doi: 10.1111/aas.13145.Epub ahead of print.
12) Mahmoud A, Boules M, Botros J, et al. Analgesic impact of a popliteal plexus block to standard adductor canal block in arthroscopic anterior cruciate ligament reconstruction: a randomized blind clinical trial. Pain Res Manag. 2021; 2021: 1723471.
13) Bjørn S, Nielsen TD, Moriggl B, et al. Anesthesia of the anterior femoral cutaneous nerves for total knee arthroplasty incision: randomized volunteer trial. Reg Anesth Pain Med. 2019: rapm-2019-100904.
14) Kampitak W, Tanavalee A, Tansatit T, et al. The analgesic efficacy of anterior femoral cutaneous nerve block in combination with femoral triangle block in total knee arthroplasty: a randomized controlled trial. Korean J Anesthesiol. 2021; 74: 496-505.
15) Fujino T, Yoshida T, Kawagoe I, et al. Migration rate of proximal adductor canal block catheters placed parallel versus perpendicular to the nerve after total knee arthroplasty: a randomized controlled study. Reg Anesth Pain Med. 2023; 48: 420-4.
16) Hussain N, Brull R, Zhou S, et al. Analgesic benefits of single-shot versus continuous adductor canal block for total knee arthroplasty: a systemic review and meta-analysis of randomized trials. Reg Anesth Pain Med. 2023; 48: 49-60.

〈藤野隆史〉

5 外側大腿皮神経ブロック

❶ 総説

外側大腿皮神経は純粋な感覚神経である．分枝を出しながら大腿外側の知覚を支配するが，走行位置は個人差が大きく 図1 ，かつ神経も細いため超音波ガイドであっても神経を正確に同定できないことが多い．そのため，神経を同定できなくてもブロックできる可能性の高い方法を身につけておきたい．外側大腿皮神経を単独でブロックする場合に局所麻酔薬を脂肪織のスペースに投与する方法（FFFT injection）が報告されているが，より神経の近位で，かつ確実にブロックする手技が重要で必要とされている．

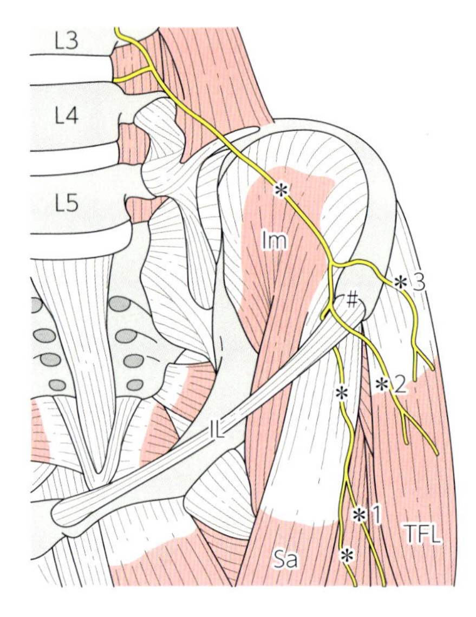

図1 外側大腿皮神経の走行パターン

Im（腸骨筋），TFL（大腿筋膜張筋），Sa（縫工筋），#（上前腸骨棘）
＊ ：外側大腿皮神経の一般的な走行
＊1: 大腿近位外側へ 1～2 本の枝を出す
＊2: 上前腸骨棘を横切る走行（22～28%）
＊3: 上前腸骨棘の後方を通る走行（11～18%）
(Nielsen TD, et al. Reg Anesth Pain Med. 2018; 43: 357-66[1] より作成）

❷ 効果範囲

大腿外側および前面の一部

❸ 適応

大腿外側領域の手術や処置，ターニケット関連痛の緩和

❹ 合併症

偶発的大腿神経ブロック（薬液を大量投与した場合）

❺ 体位

仰臥位

❻ 体表のランドマーク

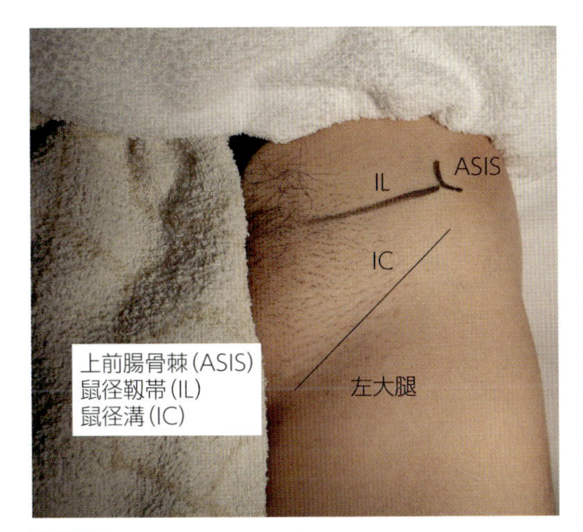

図2 体表のランドマーク

❼ 穿刺時の写真

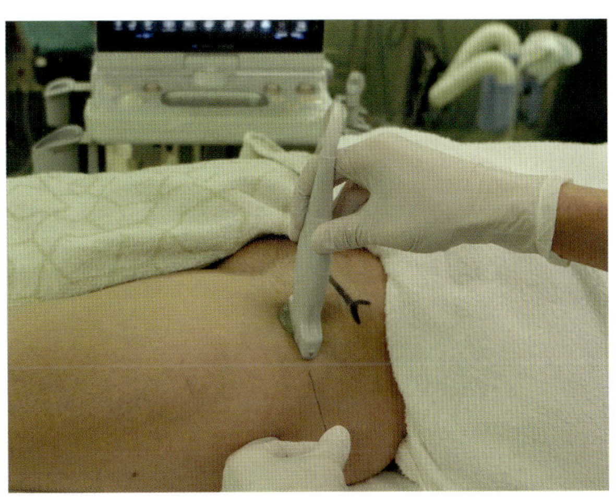

図3 穿刺時の写真

❽ 超音波解剖

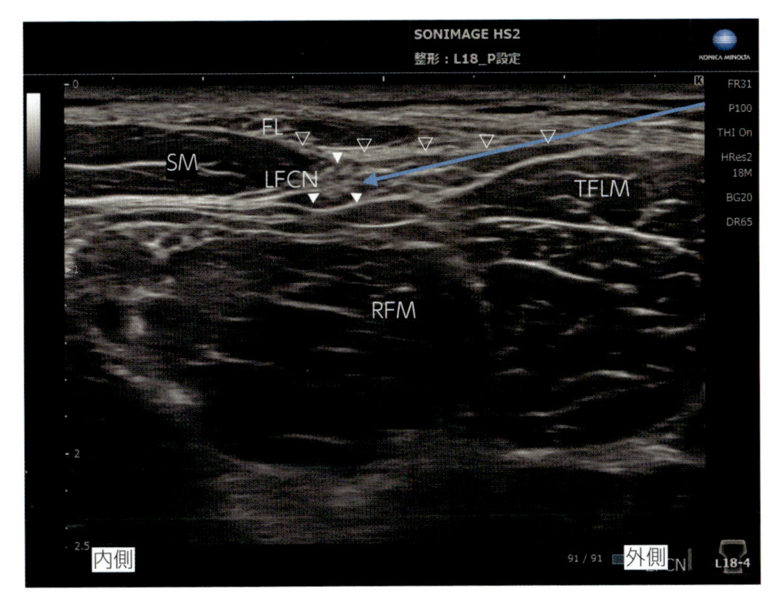

図4 超音波解剖
(FFFT injection)
LFCN（外側大腿皮神経），SM（縫工筋），RFM（大腿直筋），TFLM（大腿筋膜張筋），FL（大腿筋膜）

❾ 描出のポイント

- 上前腸骨棘（ASIS）の2cm尾側で大腿の長軸と垂直にリニアプローブを当てる
- 神経は高エコー性で，縫工筋の外側縁付近を走行することが多い
- ASISから5cm尾側の縫工筋・大腿筋膜張筋・大腿筋膜で囲まれる脂肪スペース（FFFT）内に高エコー性の神経を認める
- 神経を同定できればそこから近位（頭側）に神経を追っていくと，内側の縫工筋に向かっていく
- なるべくASISの近位でブロックするようにプローブをおく

⑩ 穿刺のポイント

- 神経は浅層にあるので平行法で外側から，もしくは交差法で腹側から穿刺してもよい
- 大腿筋膜を貫く際に，「ポップ感」がある

⑪ 薬液投与のポイント

- 脂肪織のスペースに局所麻酔薬を投与すると低エコー領域の中で高エコー性の神経が浮かび上がって見つけやすくなる
- 神経が同定できなくても，脂肪織のスペースに 5 mL 投与すれば効果的な手技ができる（FFFT injection）

⑫ 文献考察

▶ 外側大腿皮神経の走行位置について

外側大腿皮神経（LFCN）は腰神経叢 L2〜3 から派生し，骨盤内では腸骨筋膜下を上前腸骨棘（ASIS）に向かって下降する．この際に分枝は出さない．

通常骨盤外では ASIS 内側の鼠径靱帯下から縫工筋表面を通って，縫工筋と大腿筋膜張筋の間の脂肪で満たされた層に入り込みながらいくつかの分枝を出す 図 1 ．この脂肪で満たされたスペースは FFFT（fat-filled flat tunnel）とよばれており，FFFT および内部の LFCN は超音波機器を用いて容易に観察することができる．LFCN の走行は個人差がとても大きく，鼠径靱帯上を通って大腿外側へ至るのが 22〜28%，ASIS 後方を通るのが 11〜18%といわれている[1]．

走行位置の違いは，外側大腿皮神経ブロック（LFCNB）の効果範囲に大きな影響を与えている．

▶ LFCNB の効果範囲について

> 10 体の献体を用いたカダバー研究では，FFFT 内での色素の投与法と投与量を変えて色素の広がりを確認している[1]．超音波ガイドで FFFT 内の針先を頭側の ASIS に向かって進めながら 10 mL の色素を投与する群（10 mL 群: ASIS から針穿刺点まで平均 5.2 cm）と FFFT 内の 1 カ所で 5 mL を投与する群（5 mL 群: ASIS から針穿刺点まで平均 6.9 cm）に無作為割り付けして色素を投与したのち，ASIS 内側を通る LFCN が染色されているかどうか解剖して確認している（ASIS 後方枝は解剖確認していない）．10 mL 群では 10 体全てで色素は縫工筋の前面まで広がったうえ全ての LFCN の分枝が染色されたが，5 mL 群では 10 体中 2 体で LFCN の近位枝が染色されず縫工筋前面まで色素が広がったのは 10 体中 4 体だった．

この研究によって，FFFT 内に投与された色素は FFFT 全体に広がるだけでなく，それを越えて縫工筋前面まで広がることがわかった．5 mL 群でも FFFT 外の LFCN までしっかり染色されるのだが，ASIS のすぐ遠位を走行する分枝までは染色されなかったといえる 図 5 ．比べて 10 mL 群では色素はなんと鼠径靱帯まで達していた．FFFT 外まで色素が広がっていかに近位部まで色素が到達するかは，できるだけ FFFT の近位で穿刺することと色素の用量を多くするということが必要だと考えられる．

著者らは続けて健康成人 20 人に対する臨床研究も行っている[1]．まず初日に鼠径上腸骨筋膜下ブロック（S-FICB）を施行し，その効果範囲を記録する．次の日に前述の 10 mL 群と同様の LFCNB を行い，0.25% ブピバカインとプラセボ（生理食塩水）を無作為に割り付け投与した．これはまず S-FICB を行うことで，

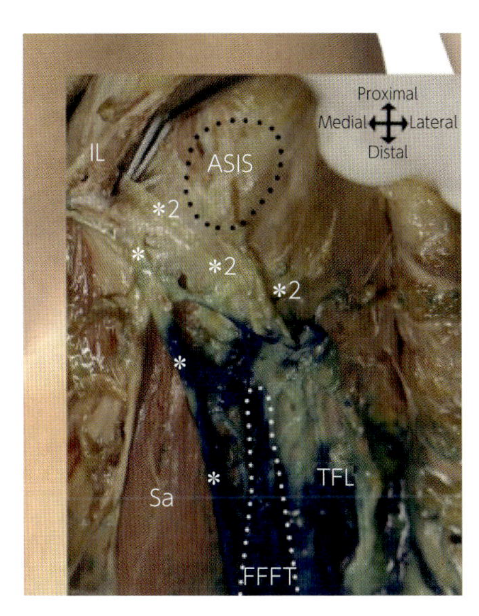

図 5 FFFT injection による色素の広がり

IL（鼠径靱帯），ASIS（上前腸骨棘），Sa（縫工筋），TFL（大腿筋膜張筋），FFFT（fat-filled flat tunnel）

＊ ：外側大腿皮神経は縫工筋表面で色素染色されている

＊2：鼠径靱帯のすぐ遠位で分岐する外側大腿皮神経は色素染色されていない

（Nielsen TD, et al. Reg Anesth Pain Med. 2018; 43: 357-66[1]）

LFCN の完全麻酔領域（LFC 領域の最も近位部）や膝伸筋力を確認している．

結果は，LFCNB によって基準となる S-FICB で麻酔された領域と同程度の近位まで麻酔効果が到達したのは 19 例中 13 例で 68.4%（95%信頼区間，43.4〜94.6%）であった（プラセボはもちろん 19 例中 0 例）．また，大転子から麻酔部位の近位縁までの平均距離は LFCNB で 7.9（SD，8.0）cm（95%信頼区間，3.9〜11.9 cm）で，S-FICB で 6.8（SD，5.3）cm（95%信頼区間，4.2〜9.3 cm）であった．大腿神経の motor ブロックは，LFCNB の 19 例中 18 例（94.7%）で回避することができた．S-FICB では 19 例中 2 例（10.5%）でしか回避することができなかった．超音波による FFFT 内の LFCN 可視化は三段階で評価（良好・低下・不良）し，19 例中 16 例では両側とも良好と評価され，不良と評価された症例は 0 だった．

この臨床研究によって 10 mL 群の LFCNB は約 95%の成功率で，また大腿神経の motor ブロックを回避できることが示された．1 例では LFCN が視認できたにもかかわらずブロックは失敗しており，神経を誤認した可能性がある．ただし，主要評価項目である LFC 最近位部のブロック成功率は 68%で，被験者の大部分は大転子まで麻酔域は届かなかった．この結果から生体での ASIS 近位部までの麻酔には LFCNB 単独では不十分な可能性があり，股関節近位手術の切開部位を全くカバーできないか，不十分にしかカバーすることができなかった（S-FICB でも同様に完全にはカバーすることができない）．また遠位側効果範囲については，脛骨大腿関節線以遠まで広がったのが LFCNB で 1 例（遠位麻酔域から関節線までの平均距離は 7.6 cm），S-FICB で 13 例であった．S-FICB で広く遠位側まで広がったのは大腿神経ブロックの効果によるものと著者らは考察している．

健康成人 20 名を対象とした無作為盲検化ボランティア研究では，FFFT 内に 0.75%ロピバカイン 8 mL または 16 mL を投与して効果範囲の違いを検討している[2]．

ブロック面積は 16 mL 群で有意に大きくなったものの，大腿近位部の THA（後方および側方アプローチ）切開線のカバー率および大腿四頭筋の筋力低下に群間差は認められなかった．

この結果から，より大量の局所麻酔薬を FFFT 内に投与すれば効果範囲の面積は広がるが，LFCN 近位枝が支配する THA の切開線をカバーすることにはつながらなかった．これら複数の研究から，FFFT 内での投与量をただ増やしても大きな臨床的意味はない可能性がある．

ここまでをまとめると，

- LFCN を確実にブロックしたい → 鼠径上腸骨筋膜下ブロック
- 運動機能を温存しながら LFCN 単独でブロックしたい → FFFT injection

という使い分けができそうである．

▶ THA に対する LFCNB

THA に対する末梢神経ブロックの鎮痛効果が多くの研究で報告されている．しかし前述したとおり LFCNB 単独では THA 切開線をカバーできる範囲は一部に限られているどころか，まったくカバーできない可能性すらあることがわかってきた．脊髄くも膜下麻酔で THA を受ける 100 名の患者を対象として LFCNB を施行し，0.75%ロピバカイン 8 mL と生理食塩水 8 mL を投与する群に割り付けた二重盲検 RCT である[3)]．

主要評価項目であるブロック 4 時間後の VAS 疼痛スコアに差はなく，副次評価項目のいずれにも差は認められず LFCNB による鎮痛効果は示されなかった．

THA 術後の早期歩行開始は疼痛緩和や深部静脈血栓症などの合併症リスクを低減するためにも重要であり，術後運動機能温存という視点も麻酔科医には求められている．大腿四頭筋の筋力を維持しながら術後痛を緩和し，THA 術後鎮痛に有効であることが示されている PENG ブロックと LFCNB を組み合わせた研究を紹介する．

全身麻酔で THA を受ける 92 名の患者を対象とし，30 mL の 0.3%ロピバカインで PENG ブロック（20 mL）と FFFT injection での LFCNB（10 mL）を行った群と 30 mL の 0.3%ロピバカインで S-FICB を行った群に無作為に割り付けた RCT である[4)]．

PENG＋LFCNB 群は S-FICB 群と比較して，術後初回歩行開始が有意に早まり〔19.6±9.6 vs. 26.5±8.2（時間，mean±SD），$p<0.01$〕，股関節の屈曲度も高くなった．術中レミフェンタニル消費量・術後 24 時間までの安静時・体動時の疼痛スコア・術後 48 時間のレスキュー鎮痛薬使用量に有意な群間差は認めなかった．

PENG＋LFCNB は運動温存効果があり，術後早期のリハビリ開始につながると考えられる．

▶ TKA に対する LFCNB

LFCN の皮膚支配領域は大腿外側で，遠位端が膝蓋骨レベルに到達することもあり[5)]，また大腿内側まで達することもある[6)]．TKA に対する理想的な PNB の組み合わせは現在も議論されているが，そのなかで LFCNB の鎮痛効果を検討した臨床研究もあるものの明確な臨床効果を示した研究を見つけることはできなかった．

全身麻酔および脊髄幹麻酔（硬膜外麻酔・脊髄くも膜下麻酔）を回避するために，大腿神経ブロック・閉鎖神経ブロック・坐骨神経ブロック・鎮静と組み合わせて麻酔管理することは可能だが，この場合は局所麻酔薬投与量が多くなることに注意が必要である[7)]．TKA に対する LFCNB の術後鎮痛効果は限定的で，あくまでも optional（必須ではない）[8)]といえそうである．

【文献】

1) Nielsen TD, Moriggl B, Barckman J, et al. The lateral femoral cutaneous nerve: description of the sensory territory and a novel ultrasound-guided nerve block technique. Reg Anesth Pain Med. 2018; 43: 357-66.
2) Vilhelmsen F, Nersesjan M, Andersen JH, et al. Lateral femoral cutaneous nerve block with different volumes of Ropivacaine: a randomized trial in healthy volunteers. BMC Anesthesiol. 2019; 19: 165.
3) Thybo KH, Schmidt H, Hägi-Pedersen D. Effect of lateral femoral cutaneous nerve-block on pain after total hip arthroplasty: a randomised, blinded, placebo-controlled trial. BMC Anesthesiol. 2016; 16: 21.
4) Liang L, Zhang C, Dai W, et al. Comparison between pericapsular nerve group (PENG) block with lateral femoral cutaneous nerve block and supra-inguinal fascia iliaca compartment block (S-FICB) for total hip arthroplasty: a randomized controlled trial. J Anesth. 2023; 37: 503-10.
5) Nersesjan M, Hägi-Pedersen D, Andersen JH, et al. Sensory distribution of the lateral femoral cutaneous nerve block—a randomised, blinded trial. Acta Anaesthesiol Scand. 2018; 62: 863-73.
6) Corujo A, Franco CD, Williams JM. The sensory territory of the lateral cutaneous nerve of the thigh as determined by anatomic dissections and ultrasound-guided blocks. Reg Anesth Pain Med. 2012; 37: 561-4.
7) Chassery C, Marty P, Rontes O, et al. Total knee arthroplasty under quadruple nerve block with ropivacaine 0.32%: effect of addition of intravenous dexmedetomidine to intravenous dexamethasone on analgesic duration. Reg Anesth Pain Med. 2021; 46: 104-10.
8) Marty P, Chassery C, Rontes O, et al. Combined proximal or distal nerve blocks for postoperative analgesia after total knee arthroplasty: a randomised controlled trial. Br J Anaesth. 2022; 129: 427-34.

〈汲田 翔〉

6 閉鎖神経ブロック

❶ 総説

閉鎖神経ブロックは，経尿道的膀胱腫瘍切除術（transurethral resection of the bladder tumor: TUR-BT）中に術野での電気刺激によって股関節の内転が起こることを防ぐために，しばしば行われる[1-3]．また，大腿内側部，膝関節，股関節の鎮痛にも有用である[4-7]．複数の超音波ガイド下閉鎖神経ブロック法が報告されており，遠位法と近位法とに大別できる[8]．遠位法は，閉鎖神経が前枝と後枝に分かれた後の大腿部で行う[9,10]．閉鎖神経前枝は，短内転筋と長内転筋または恥骨筋との間の筋膜面に局所麻酔薬を注入して遮断する．後枝は，短内転筋と大内転筋の間に局所麻酔薬を注入してブロックする．近位法では，閉鎖神経が閉鎖管から大腿部に出た直後に走行する恥骨筋と外閉鎖筋の間の筋膜面に局所麻酔薬を注射する[11-13]．近位法は，1 回の注入で，閉鎖神経の前枝，後枝，股関節枝を全て遮断できる．

❷ 効果範囲

- 遠位: 閉鎖神経前枝，閉鎖神経後枝
- 近位: 閉鎖神経前枝，閉鎖神経後枝，閉鎖神経股関節枝

❸ 適応

TUR-BT 時の内転筋群不動化，膝上大腿切断術，膝関節手術，股関節手術

❹ 合併症

閉鎖動静脈穿刺

❺ 体位

- 遠位: 仰臥位（股関節軽度外旋位かつ膝関節軽度屈曲位としてもよい）
- 近位（Taha/Lin 法）: 仰臥位
- 近位（Yoshida 法）: 砕石位または股関節を外旋屈曲位とした仰臥位

❻ 体表のランドマーク

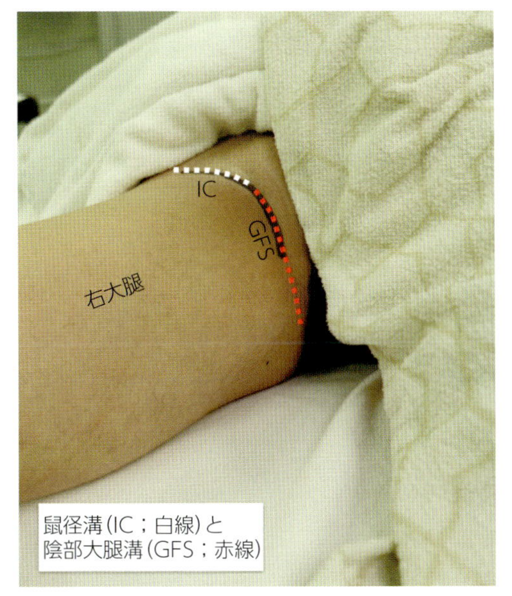

図1 体表のランドマーク

❼ 穿刺時の写真

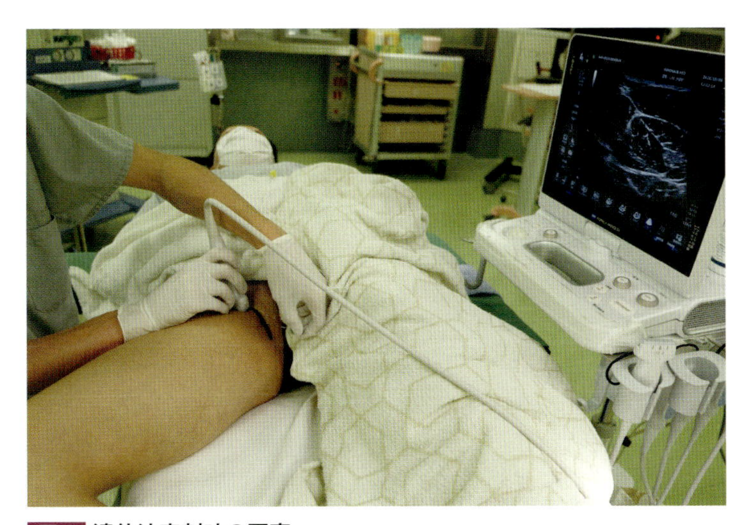

図2 遠位法穿刺時の写真

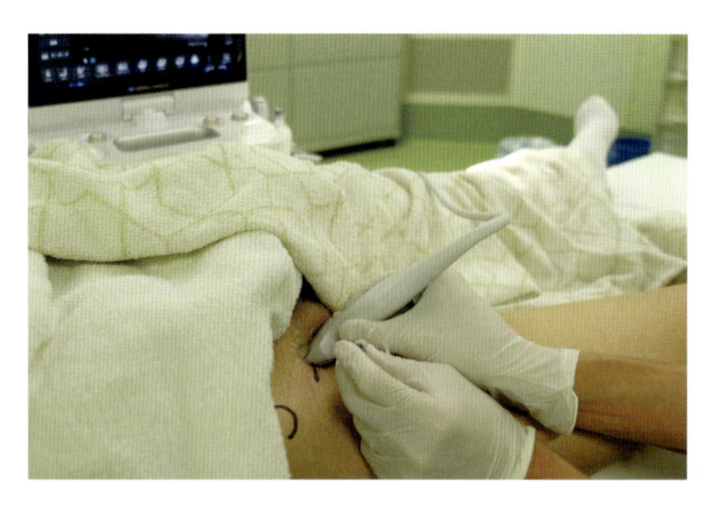

図3 Lin 法穿刺時の写真

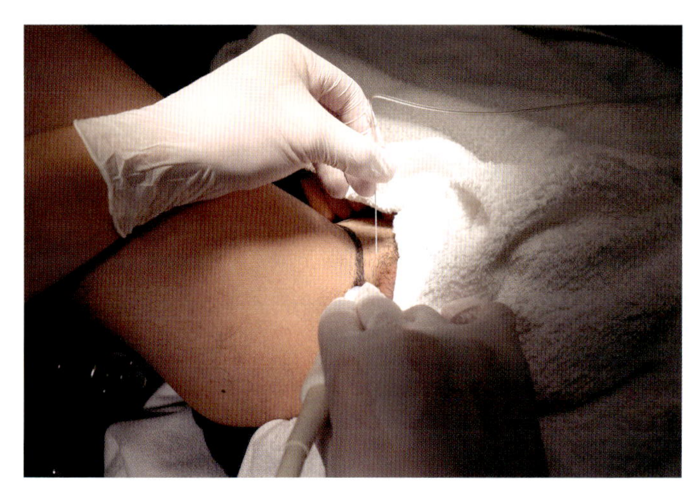

図4 Yoshida 法穿刺時の写真

❽ 超音波解剖

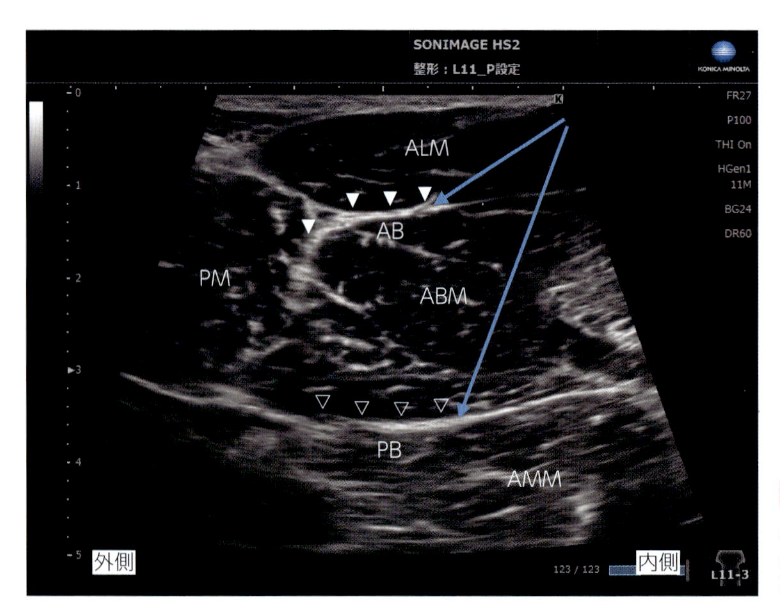

図5 遠位法の超音波解剖

AB（閉鎖神経前枝），ABM（短内転筋），ALM（長内転筋），AMM（大内転筋），PB（閉鎖神経後枝），PM（恥骨筋）

JCOPY 498-05620

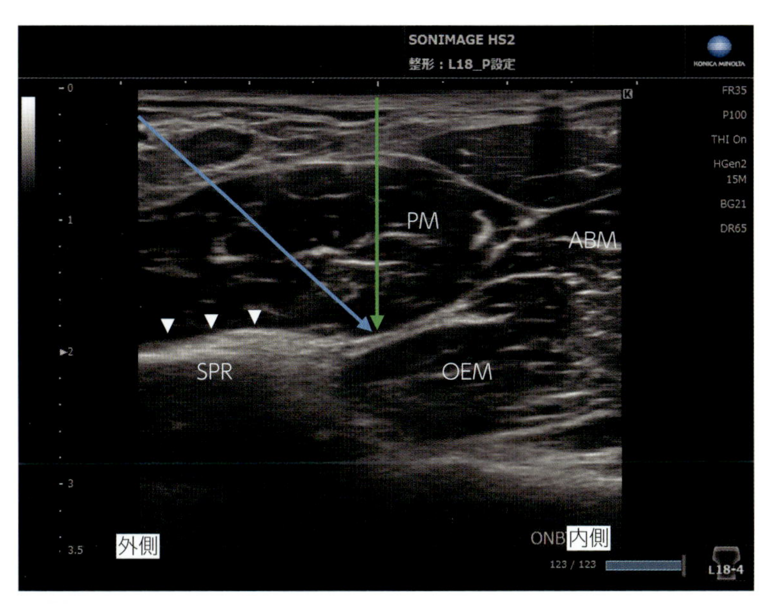

図 6 Taha/Lin 法の超音波解剖

ABM（短内転筋），OEM（外閉鎖筋），PM（恥骨筋），SPR（恥骨上枝）

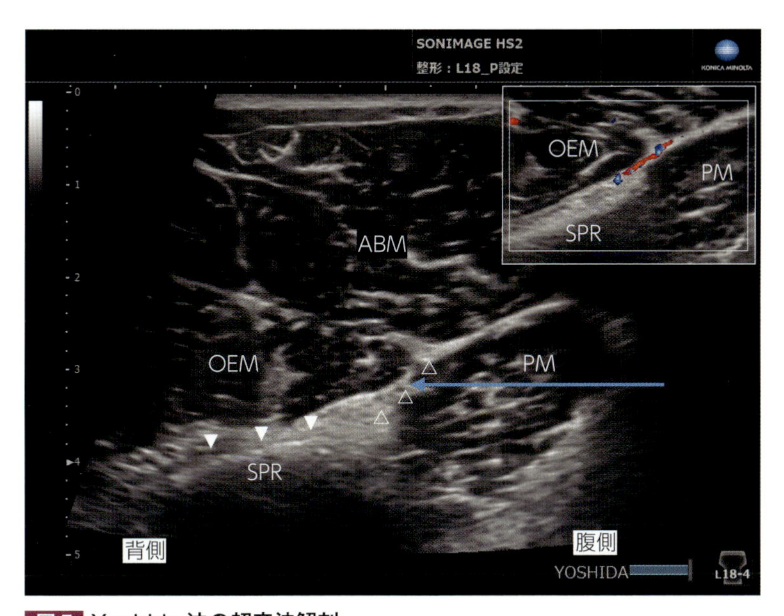

図 7 Yoshida 法の超音波解剖

ABM（短内転筋），OEM（外閉鎖筋），PM（恥骨筋），SPR（恥骨上枝），
白抜き三角（閉鎖神経）

❾ 描出のポイント

■ 遠位:

- 仰臥位で，ブロック側下肢を伸ばした状態で施行可能であるが，股関節軽度外旋・膝関節軽度屈曲位を取ったほうが大腿内側からの穿刺はやりやすくなる
- 最初から内転筋群を描出しようとしない
- リニアプローブを，鼠径溝上で鼠径溝と平行に，皮膚に対しては垂直に当て，大腿動静脈を描出する.
- プローブを鼠径溝に沿って内側にスライドさせていくと，恥骨筋，長内転筋，短内転筋，大内転筋を描出できる

■ 近位（Taha/Lin 法）:

- 遠位法を行う際の超音波画像を描出する
- 遠位法の位置から，超音波ビームを内頭側方向に向けるようにプローブをチルトしていく
- 超音波画像上の大内転筋と恥骨筋とに注目しながらプローブをチルトしていくと，途中（通常，プローブを約 45 度チルトしたあたり）で大内転筋が画像から消えて，代わりに外閉鎖筋と恥骨上枝が現れる
- 外閉鎖筋と恥骨筋との間の筋膜面を同定する

■ 近位（Yoshida 法）:

[手法 1]

- 砕石位（TUR-BT であれば手術のための体位と同じ）または仰臥位でブロック側の股関節を外旋屈曲した体位を取る
- 陰部大腿溝（genitofemoral sulcus; 大腿内側の最近位かつ会陰部外側で鼠径溝と連続する溝を指し，会陰部と下肢の境界である）の前部で，リニアプローブを，超音波ビームの投射方向が体幹の長軸と平行になるよう，まっすぐ頭側に向けて当てる
- その際，プローブの前側端は鼠径溝の皮膚と同じくらいの高さになるようにする（陰部大腿溝の後部に当てない）
- 超音波画像上では，最初に音響陰影を伴う構造である恥骨上枝を描出し，次にその浅部（尾側）にある外閉鎖筋，そして画像上は外閉鎖筋の横（腹側）にある恥骨筋を同定する
- 外閉鎖筋と恥骨筋の間の筋膜面が穿刺目標となる

[手法 2]

- 砕石位（または仰臥位でブロック側の股関節を外旋屈曲した体位）で，Taha/Lin 法で用いる超音波画像を描出する
- 外閉鎖筋と恥骨筋を画面の中央に描出し続けながら，プローブを鼠径溝内側から陰部大腿溝前部に動かしていく
- 最終的に，プローブを陰部大腿溝前部で頭側に向けて当てた位置で，恥骨上枝，外閉鎖筋，恥骨筋を同定する

❿ 穿刺のポイント

■ 遠位:

- プローブの内側，外側のどちらからでも平行法で穿刺可能であるが，外側から刺す場合は，刺入経路に大腿動静脈が存在しないことを超音波で確認してから穿刺を開始する
- 閉鎖神経前枝は長・短内転筋間または恥骨筋と短内転筋の間の筋膜面を走行しているので，そのどちら

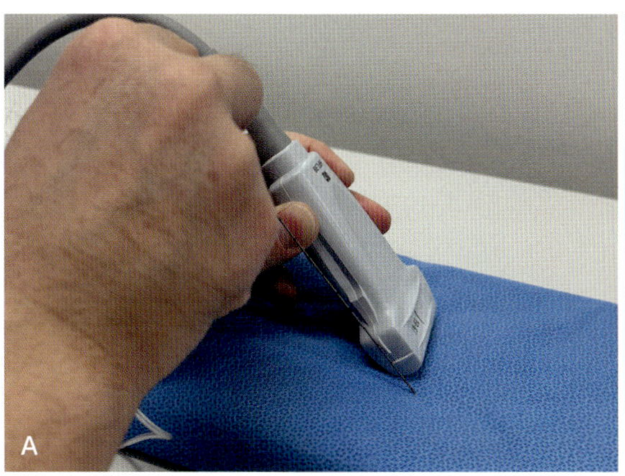
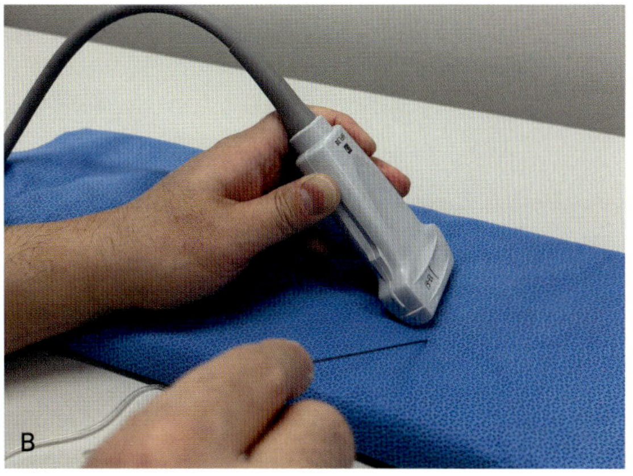

図8 プローブを大きく傾けた状態で平行法穿刺をする場合の刺入点の決め方

かに向けて針を進める

- 後枝は短・大内転筋間を走行しているため，針の刺入角度が急峻になる場合が多く，エコージェニック針の使用が望ましい
- 神経の位置を確実に同定するためには神経電気刺激を併用する

■ 近位（Taha/Lin 法）:

- Taha 法では交差法 図6 （緑矢印），Lin 法ではプローブの外頭側（恥骨上枝側）からの平行法 図6 （青矢印）で，恥骨筋－外閉鎖筋間に向けて針を進める
- Lin 法では，プローブが皮膚に対して大きくチルトした条件下で平行法穿刺を行うため，針を描出できる適切な刺入点の決定にコツを要する
- 具体的には，穿刺のためのプローブ位置とチルトの角度を決定したら，ブロック針を，プローブ側面中央に添わせながら，超音波ビームの投射方向と同じ向きに進めていき，針先が皮膚に接触した箇所が適切な刺入点である 図8A
- 適切な刺入点を決定したら，針を目標に応じた角度に倒して進めていく 図8B
- 恥骨筋と外閉鎖筋の間の筋膜面を描出できているのであれば，神経電気刺激を併用する必要はない

■ 近位（Yoshida 法）:

- カラードップラーを用いて，穿刺用画像上の恥骨筋と外閉鎖筋の間に閉鎖動静脈が存在するか否かを確認する
- プローブ設置面から恥骨筋－外閉鎖筋間までの距離を超音波画像で確認する
- 患者の体幹腹側で，プローブから上記距離と同じ程度頭側に離れた位置で穿刺を開始し，平行法で恥骨筋－外閉鎖筋間に向かって針を進める
- 超音波ビームと針の刺入経路とが成す角度が直角に近いので，針を描出しやすい
- 閉鎖動静脈を誤穿刺しないよう注意を払いながら，恥骨筋と外閉鎖筋の間の筋膜面に針先を到達させる
- 恥骨筋と外閉鎖筋の間の筋膜面を描出できているのであれば，神経電気刺激を併用する必要はない

⑪ 薬剤投与のポイント

■ 遠位:

- 局所麻酔薬は，前枝が走行する長・短内転筋間に 10 mL，後枝が走行する短・大内転筋間に 10 mL 投与する

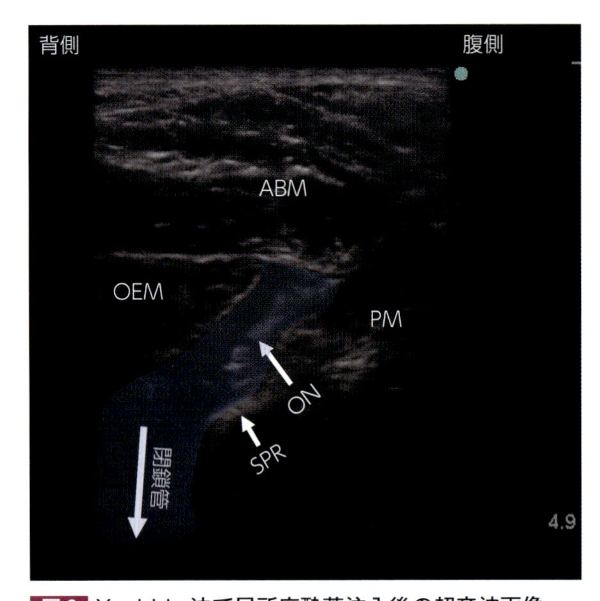

図 9 Yoshida 法で局所麻酔薬注入後の超音波画像

ABM（短内転筋），OEM（外閉鎖筋），ON（閉鎖神経），
PM（恥骨筋），SPR（恥骨上枝），
青網かけ部（局所麻酔薬の広がり）

・神経電気刺激を用いず，超音波ガイド下のみで上記 2 カ所のコンパートメントに局所麻酔薬を注入した場合の閉鎖神経ブロックの成功率は 93%であった[14)]

■ 近位:

・近位法では閉鎖動静脈の近傍に針先を進めるので，遠位法よりも血管穿刺のリスクが高い可能性があり，薬液投与前には必ず吸引テストを行い，血液の逆流がないことを確認する

・恥骨筋と外閉鎖筋の間に局所麻酔薬を 8～10 mL 程度投与する

・Yoshida 法では，局所麻酔薬注入後にプローブを陰部大腿溝に沿って少し背側に動かすと，局所麻酔薬が外閉鎖筋と恥骨上枝の間を経て，閉鎖管の方向に広がっていることを，超音波画像上で確認できる **図 9**

・近位法の本質は，恥骨筋 - 外閉鎖筋間に投与した局所麻酔薬が閉鎖管通じて骨盤腔に逆行性に広がって閉鎖神経を遮断するところにあるため（後述），神経電気刺激を併用する必要はない

⑫ 文献考察

▶ 閉鎖神経ブロックの評価法

教科書などの図では，閉鎖神経が大腿内側部の感覚を支配していると示している場合が多い．しかし実際は，半数以上の個体において，閉鎖神経は皮膚の感覚に関与していない[15)]．したがって，大腿内側部の感覚の有無によって閉鎖神経ブロックの成否を評価することはできない．閉鎖神経ブロックの成功は，ブロックの前後での股関節内転の筋力を比較して，一定基準以上の内転筋力低下が生じたかどうかによってのみ，確定できる．Lang ら[16)]の報告では，まず，被験者を仰臥位で，両膝関節を完全に伸ばし両足首は背屈した状態として，両膝の間に事前に 40 mmHg まで膨張させた血圧測定用カフを挟んだ．そして，検者が非ブロック側の脚を動かないよう押さえつけた状態で，被験者にブロック側の股関節を内転してカフを最大限圧迫す

るよう指示し，そのときのカフ圧（股関節内転筋力）を計測した．どの程度以上の股関節内転筋力低下で閉鎖神経ブロックが成立したとするべきかについては議論がある．大内転筋は，閉鎖神経の後枝と坐骨神経の両方に支配されている[17]．同様に，大腿神経は恥骨筋にも枝を出している[18]．さらに，恥骨筋は，10〜30%の個体で，副閉鎖神経にも支配されている[18,19]．よって，閉鎖神経ブロックが成功した場合でも，患者は股関節をある程度内転させられる可能性がある．これまでの報告では，股関節内転筋力が閉鎖神経ブロック手技によって40〜50%以上低下した場合を，閉鎖神経ブロックの成功と定義していた[13,14]．

▶ 閉鎖神経の分枝様式――なぜ近位法は効くのか

閉鎖神経本幹またはそこから分かれた前枝と後枝は，通常，閉鎖管を通って大腿内側に出て，外閉鎖筋と恥骨筋の間を走行する[20]．しかし，個体によっては，閉鎖神経後枝は閉鎖管から出た直後に外閉鎖筋の中を走行する．すなわち，外閉鎖筋 - 恥骨筋間に閉鎖神経後枝が存在しない個体がある．Yoshida らが行った解剖体を用いた研究では，恥骨筋と外閉鎖筋の間に注入した色素は，閉鎖筋管を通って骨盤腔内に逆行性に広がって，同筋間のみならず閉鎖管内，骨盤腔内でも閉鎖神経を染色した[13]．したがって，超音波ガイド下閉鎖神経ブロック近位法は，恥骨筋 - 外閉鎖筋間〜閉鎖管〜骨盤腔内にわたって効いており，閉鎖神経の前枝，後枝，そして股関節枝がどこで分岐するかに関係なく，これらの枝全てを 1 回の局所麻酔薬注入で遮断することができる．ちなみに，Anagnostopoulou ら[20]が行った解剖体研究では，標本の 23.22%で閉鎖神経の前・後枝への分岐は骨盤腔内で生じていた．閉鎖管内で分岐していた標本は 51.78%，閉鎖管を出てから大腿内側部で分岐していた標本は 25%であった．

【文献】

1) Venkatramani V, Panda A, Manojkumar R, et al. Monopolar versus bipolar transurethral resection of bladder tumors: a single center, parallel arm, randomized, controlled trial. J Urol. 2014; 191: 1703-7.
2) Tekgül ZT, Divrik RT, Turan M, et al. Impact of obturator nerve block on the short-term recurrence of superficial bladder tumors on the lateral wall. Urol J. 2014; 11: 1248-52.
3) Bolat D, Aydogdu O, Tekgül ZT, et al. Impact of nerve stimulator-guided obturator nerve block on the short-term outcomes and complications of transurethral resection of bladder tumour: A prospective randomized controlled study. Can Urol Assoc J. 2015; 9: E780-4.
4) Macalou D, Trueck S, Meuret P, et al. Postoperative analgesia after total knee replacement: the effect of an obturator nerve block added to the femoral 3-in-1 nerve block. Anesth Analg. 2004; 99: 251-4.
5) Sakura S, Hara K, Ota J, et al. Ultrasound-guided peripheral nerve blocks for anterior cruciate ligament reconstruction: effect of obturator nerve block during and after surgery. J Anesth. 2010; 24: 411-7.
6) Kawaguchi M, Hashizume K, Iwata T, et al. Percutaneous radiofrequency lesioning of sensory branches of the obturator and femoral nerves for the treatment of hip joint pain. Reg Anesth Pain Med. 2001; 26: 576-81.
7) Wu H, Groner J. Pulsed radiofrequency treatment of articular branches of the obturator and femoral nerves for management of hip joint pain. Pain Pract. 2007; 7: 341-4.
8) Yoshida T, Nakamoto T, Kamibayashi T. Ultrasound-guided obturator nerve block: a focused review on anatomy and updated techniques. Biomed Res Int. 2017; 2017: 7023750.
9) Soong J, Schafhalter-Zoppoth I, Gray AT. Sonographic imaging of the obturator nerve for regional block. Reg Anesth Pain Med. 2007; 32: 146-51.
10) Fujiwara Y, Sato Y, Kitayama M, et al. Obturator nerve block using ultrasound guidance. Anesth Analg. 2007; 105: 888-9.
11) Taha AM. Brief reports: ultrasound-guided obturator nerve block: a proximal interfascial technique. Anesth Analg. 2012; 114: 236-9.
12) Lin JA, Nakamoto T, Yeh SD. Ultrasound standard for obturator nerve block: the modified Taha's approach. Br J Anaesth. 2015; 114: 337-9.
13) Yoshida T, Onishi T, Furutani K, et al. A new ultrasound-guided pubic approach for proximal obturator

nerve block: clinical study and cadaver evaluation. Anaesthesia. 2016; 71: 291-7.
14) Sinha SK, Abrams JH, Houle TT, et al. Ultrasound-guided obturator nerve block: an interfascial injection approach without nerve stimulation. Reg Anesth Pain Med. 2009; 34: 261-4.
15) Bouaziz H, Vial F, Jochum D, et al. An evaluation of the cutaneous distribution after obturator nerve block. Anesth Analg. 2002; 94: 445-9.
16) Lang SA, Yip RW, Chang PC, et al. The femoral 3-in-1 block revisited. J Clin Anesth. 1993; 5: 292-6.
17) Jochum D, Iohom G, Choquet O, et al. Adding a selective obturator nerve block to the parasacral sciatic nerve block: an evaluation. Anesth Analg. 2004; 99: 1544-9.
18) Woodburne RT. The accessory obturator nerve and the innervation of the pectineus muscle. Anat Rec. 1960; 136: 367-9.
19) Akkaya T, Comert A, Kendir S, et al. Detailed anatomy of accessory obturator nerve blockade. Minerva Anestesiol. 2008; 74: 119-22.
20) Anagnostopoulou S, Kostopanagiotou G, Paraskeuopoulos T, et al. Anatomic variations of the obturator nerve in the inguinal region: implications in conventional and ultrasound regional anesthesia techniques. Reg Anesth Pain Med. 2009; 34: 33-9.

〈吉田敬之〉

7 腰神経叢ブロック

❶ 総説

腰神経叢ブロックは大腰筋内を走行する腰神経叢を，背部から穿刺してブロックする方法である．腰神経叢は L1〜L4 から構成され，支配領域は下腹部から鼠径部，下肢に及ぶ．傍仙骨坐骨神経ブロックと併用することでブロック側の下肢全体の麻酔が可能である．

腰神経叢の周囲には腎臓や大血管，腹腔，脊柱管が存在し 図1 ，ブロック針の角度や刺入長によりこれらを損傷する可能性がある．超音波ガイド下による針先の確認は合併症の減少や成功率の向上につながると思われるが，腰神経叢は深部に存在するため必ずしも神経が描出できるわけではなく，神経刺激装置の併用が必要である．

深部ブロックであり，かつ大腰筋周囲や大腰筋内には腰動静脈が存在していることから，抗血小板薬や抗凝固薬を内服している患者では適切な休薬期間を設けることが望ましい[1)]．

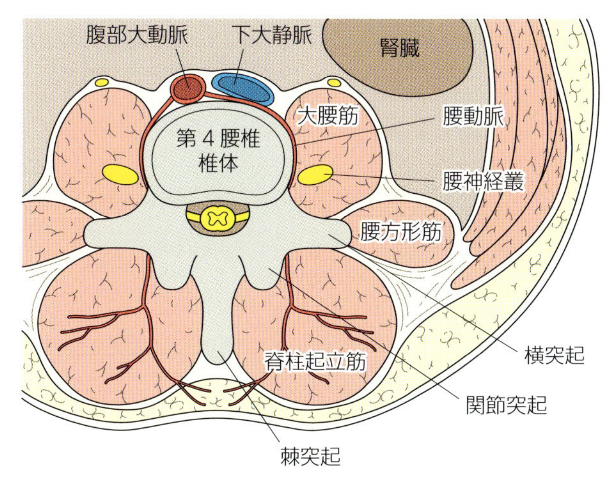

図1 腰神経叢周囲の解剖

❷ 効果範囲

大腿神経，閉鎖神経，大腿外側皮神経，腸骨鼠径神経，腸骨下腹神経，陰部大腿神経

❸ 適応

股関節，大腿部，膝関節を含む手術

❹ 合併症

硬膜外腔・脊髄くも膜下腔への誤穿刺，臓器損傷（腎損傷，腹腔内穿刺，腸管穿刺），血管穿刺（腰動脈，腰静脈，大動脈，下大静脈）

❺ 体位

ブロック側を上にした側臥位．体は丸めず，患者が楽な姿勢でよい．

❻ 体表のランドマーク

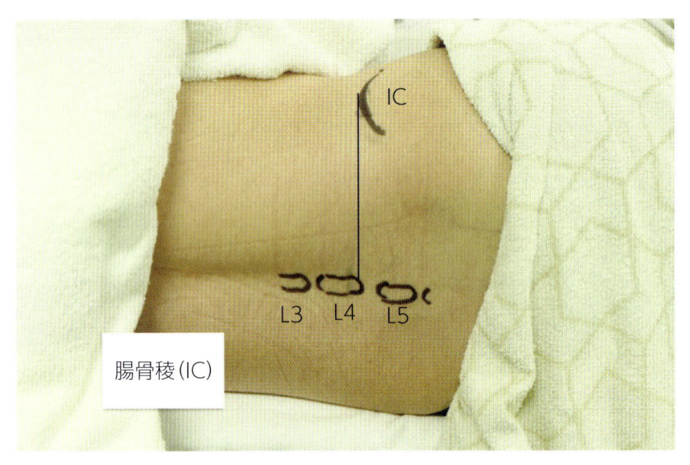

図2 体表のランドマーク

外側アプローチ

❼ 穿刺時の写真

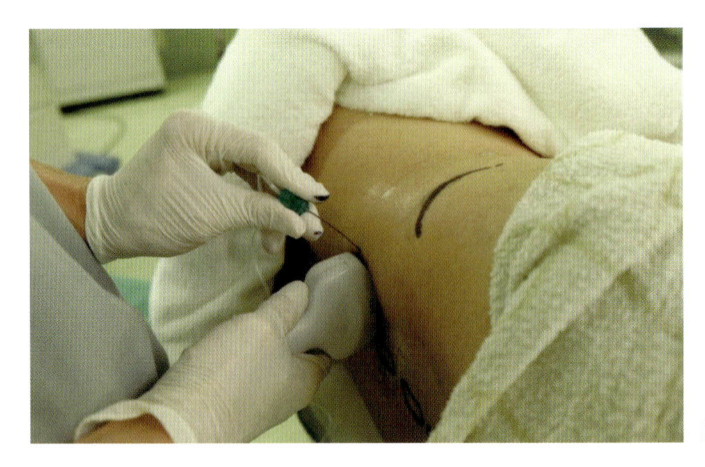

図3 穿刺時の写真 外側アプローチ

JCOPY 498-05620

❽ 超音波解剖

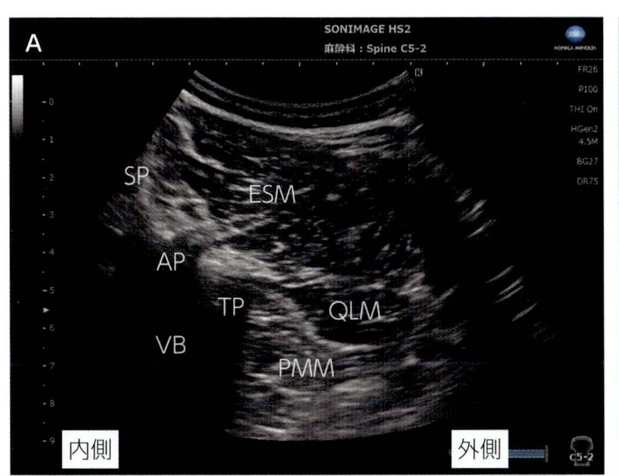

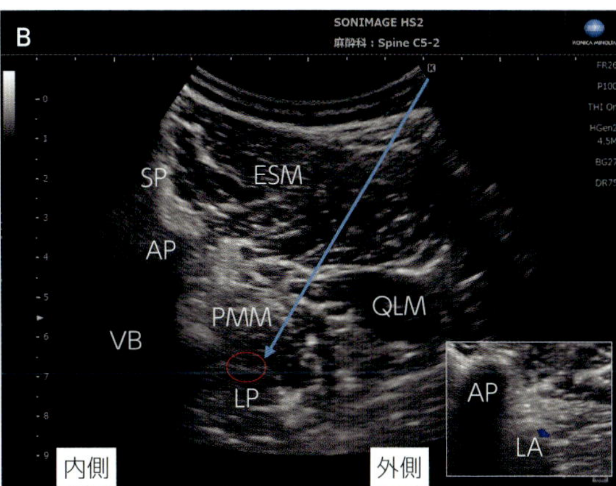

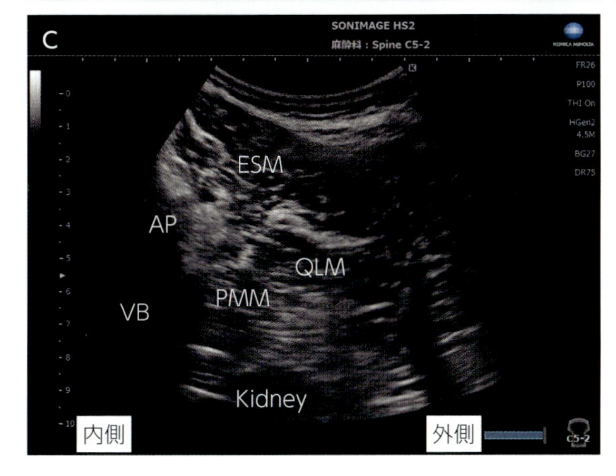

図 4A～C 超音波解剖 外側アプローチ

ESM（脊柱起立筋），QLM（腰方形筋），PMM（大腰筋），SP（棘突起），AP（関節突起），TP（横突起），VB（椎体），LP（腰神経叢），LA（腰動脈），Kidney（腎臓）

Shamrock アプローチ

❾ 穿刺時の写真

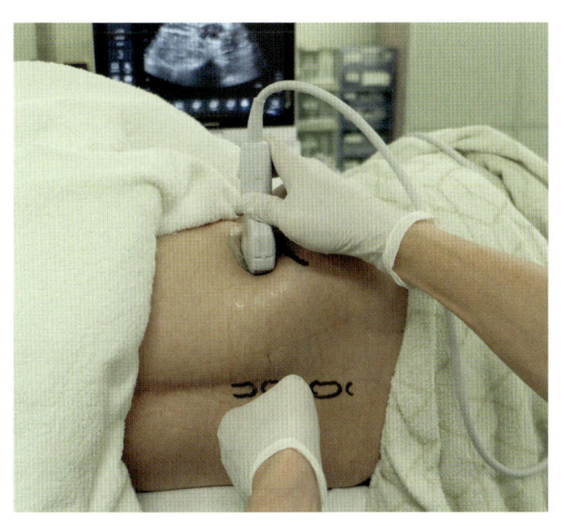

図 5 穿刺時の写真 Shamrock アプローチ

⑩ 超音波解剖

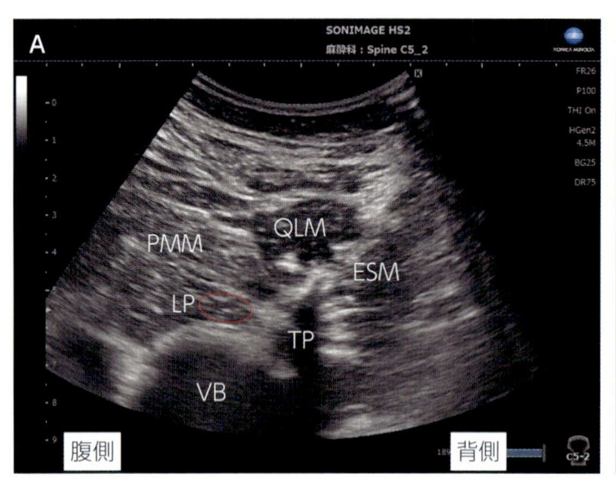

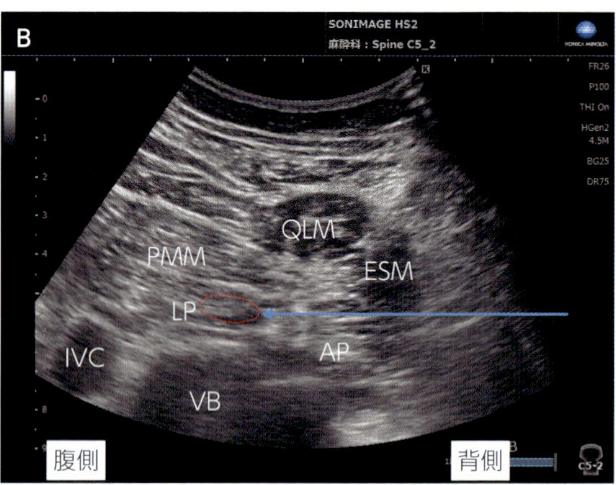

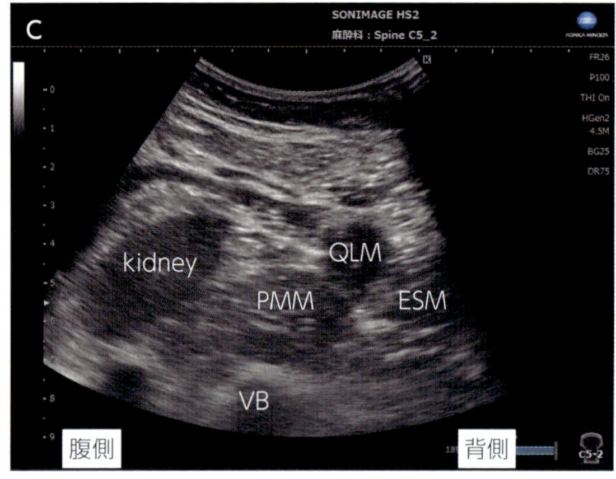

図 6A～C 超音波解剖 Shamrock アプローチ
ESM（脊柱起立筋），QLM（腰方形筋），PMM（大腰筋），AP（関節突起），TP（横突起），VB（椎体），LP（腰神経叢），LA（腰動脈），Kidney（腎臓），IVC（下大静脈）

⑪ 描出のポイント

- コンベックスプローブを用いる
- 超音波装置の画面の深さを 8～10 cm 程度に設定する
- 腰神経叢はやや高エコー性に描出されることが多いが，同定が困難な場合もある．超音波画像のみではなく神経刺激装置も併用して場所を同定する
- 腰神経叢は大腰筋のなかでも後内側部分，横突起前縁から 1.5～2.0 cm の範囲に存在する

▶ 外側アプローチ

- プローブを L4 の棘突起上で，体軸と垂直に当てる **図 3**
- L4 棘突起，関節突起，横突起を描出する
- プローブをブロック側へ少しスライドさせて，脊柱起立筋（棘突起の外側で横突起の背側），腰方形筋（横突起の外側），横突起を描出する **図 4A**
- 横突起は音響陰影を伴うため横突起より腹側の大腰筋の全体像は描出されない
- 横突起が描出される位置からプローブをゆっくり頭側（または尾側）にスライドさせると，横突起が消えて大腰筋（横突起より腹側で椎体の外側）が描出される **図 4B**

- 大腰筋内の腰神経叢を同定する

▶ Shamrock アプローチ

- プローブを側腹部で腸骨稜に沿って体軸と垂直に当てる 図 5
- 椎体と横突起を描出する 図 6A
- 横突起の腹側に大腰筋，先端に腰方形筋，背側に脊柱起立筋が位置するのを確認する．このアプローチは横突起が Shamrock（三つ葉のクローバー）の茎，大腰筋・腰方形筋・脊柱起立筋が 3 枚の葉のように描出されることから Shamrock アプローチとよばれる
- 大腰筋内の腰神経叢を同定する
- プローブを頭側（または尾側）にスライドし 図 6B ，横突起が消える部位でブロックを行う

⑫ 穿刺のポイント

- 腎損傷を避けるため，腎臓の描出される位置 図 4C, 6C でのブロックは望ましくない
- カラードプラーで腰動静脈 図 4B の位置を確認する．腎動脈は超音波画像上確認できないことも多い
- 横突起から腰神経叢までの距離は 1.5 cm から 2 cm であるため，横突起から 2 cm 以上腹側には刺入しない

▶ 外側アプローチ

- プローブの外側から神経刺激装置を併用しながら平行法で刺入する 図 3，4B
- 横突起に針が当たった場合は，針先の位置をやや頭側（または尾側）に修正する
- 硬膜外腔や脊髄くも膜下腔への誤穿刺を防ぐため，関節突起よりも内側に針先を進めない
- 神経刺激は大腿神経の刺激で得られる大腿四頭筋の収縮を目安とする．1～2 mA で刺激を開始し，0.5 mA で収縮が見られる位置にブロック針を微調整する．さらに刺激を 0.2 mA まで下げて収縮が消失し，0.5 mA で収縮を認める部位で薬液を注入する

▶ Shamrock アプローチ

- 刺入点は棘突起から約 3～4 cm 外側とし，皮膚に垂直に平行法で刺入する 図 5，6B
- 外側アプローチとは異なり，針を超音波ビームに対して垂直に進めることができるため，針を描出しやすい．しかし，プローブと針の刺入部位がかなり離れているため，刺入時に針を可視化するのが難しい
- 外側アプローチと同様に神経刺激装置を併用する
- 横突起に針が当たった場合は，針先の位置をやや頭側（または尾側）に修正する

⑬ 薬剤投与のポイント

- 腰神経叢周囲には腰動静脈があるため血管穿刺に注意が必要である
- カテーテル挿入時も血管内注入やくも膜下腔への迷入の可能性がある
- 吸引テストを行った後に局所麻酔薬 20～30 mL をゆっくり分割投与する

⑭ カテーテル挿入のポイント

- 神経刺激装置で 0.5 mA の刺激で大腿四頭筋が収縮する部位に薬液を注入し，カテーテルを挿入する
- 腰部の皮膚は動きやすいので，カテーテルが抜けないように，大腰筋内に 5～6 cm カテーテルを挿入する

- カテーテルの先端位置はカラードプラーを利用して確認する．薬液を注入すると注入部位にモザイク状のカラーがのる．少量の空気の注入で確認してもよい
- 刺入点から腰神経叢までは距離があるため，カテーテル挿入部からの薬液の漏出は比較的少ない．また体表に対する刺入角度が大きいため，catheter-through-needle で用いられるようなやわらかいカテーテルが使用しやすい

⑮ 文献考察

▶ 大腰筋内での腰神経叢の位置

超音波ガイド下腰神経叢ブロックを行うにあたり，腰神経叢は必ずしも描出できない．特に高齢者の大腰筋は高エコー性である頻度が高く，腰神経叢とエコー輝度が類似していて視認性が悪くなりやすい[2)]．ブロックを施行する上では腰神経叢のおおよその位置を想定することが重要である．

腰神経叢は大腰筋内の後内側部に存在する．Yoo らの MRI による研究[3)]では L4，L5 レベルでは横突起から腰神経叢までの距離の平均値は 17 mm であり，これは過去の CT による研究結果[4)]とほぼ一致する．腹腔穿刺を避けるため，ブロック針は横突起から 2 cm 以上進めないほうがよい．

腰神経叢の視認性の悪さを克服するため，針先の位置の目標地点として椎間孔の前方をターゲットとしたアプローチの研究も発表されている[5)]．Shamrock view で椎間孔が見える位置にプローブを調整し，神経刺激装置併用下に針先を進める．大腰筋の中の腰神経叢を探す必要がないため，針先の目標地点の同定が比較的容易であると報告している．ただし，腰神経叢ブロックの際に 20 psi 以上の高い注入圧を用いた場合，硬膜外麻酔となるリスクが高まる[6)]ため，椎間孔周囲での薬液の注入圧には注意が必要であるかもしれない．

▶ 股関節手術に対する腰神経ブロックの役割

THA に対する適応

腰神経叢ブロックは，下肢手術における麻酔方法としての有用性が数多く報告されてきた．同じように古くから用いられてきた硬膜外麻酔と比較すると，尿閉のリスクが少なく術側だけに効果が得られるというメリットがある．しかし，超音波画像上の描出が難しく手技に習熟が必要であり，脊柱管や腎臓，腎動静脈，腹部大動脈，下大静脈などが近く合併症への懸念がある．実際に後腹膜血腫[7)]や腎被膜下血腫[8)]の報告がされている．

ヨーロッパ区域麻酔学会による手術別術後疼痛管理ガイドライン（procedure-specific postoperative pain management guidelines: PROSPECT）では，2010 年の時点で推奨されていた人工股関節全置換術（total hip arthroplasty: THA）に対する腰神経叢ブロックが，2019 年の改訂では推奨されなくなった[9)]．

PROSPECT ワーキンググループによるシステマティックレビュー[10)]によると，腰神経叢ブロックは区域麻酔を行わない場合と比較して術後疼痛スコアとモルヒネ使用量を低下させた[11)]が，局所浸潤麻酔と比較し優位性を見いだせなかった[12,13)]．この結果と腰神経叢ブロックの合併症のリスクを加味し，腰神経叢ブロックは THA の術後鎮痛方法として推奨項目から削除された．

股関節手術に関する他の末梢神経ブロックとの比較

脊柱起立筋面ブロック，腰方形筋ブロック，股関節包周囲神経群ブロックと比較した研究を紹介する．

1）脊柱起立筋面ブロック vs 腰神経叢ブロック

大腿骨頸部骨折で観血的骨接合術を受ける患者に対して単回ブロックを比較した研究[14)]では 24 時間

JCOPY 498-05620

以内の平均疼痛スコアは脊柱起立筋面ブロック群で低く，腰神経叢ブロック群でより多くのオピオイドを必要とした．また人工股関節再置換術を受ける患者に対して持続ブロックを比較した研究[15]では術後疼痛スコア，オピオイド消費量に有意差は認めなかった．

2）腰方形筋ブロック vs 腰神経叢ブロック

股関節鏡手術を受ける患者に対する単回ブロックの比較[16]では，術後疼痛スコアに関して有意差は認めず，腰方形筋ブロックは筋力への影響が少なかった．

3）関節包周囲神経群ブロック vs 腰神経叢ブロック

股関節手術を受ける患者に対する単回ブロックの比較[17]では，術後 12 時間，18 時間での疼痛スコアは腰神経叢ブロックで有意に低かった．しかし術後 48 時間後の疼痛スコアは両群間で差はなく，患者満足度は関節包周囲神経群ブロックで有意に高かった．腰神経叢ブロック群では術後 6 時間，12 時間の時点での大腿四頭筋の筋力低下の発生率が高かった．

これらの研究からは腰神経叢ブロックがこれらの末梢神経ブロックに対して明らかに優位であるとはいえない．

腰神経叢ブロックは有用か

上記の各種末梢神経ブロックとの比較は，全身麻酔または脊髄くも膜下麻酔と併用下に行われたものである．他の末梢神経ブロックにはない腰神経叢ブロックの大きな特徴は，傍仙骨坐骨神経ブロックとの併用により股関節以下の下肢の麻酔が可能であるということである．

末梢神経ブロックは全身麻酔や脊髄くも膜下麻酔と比較して交感神経遮断が少ないため，循環動態が不安定な症例では特に有用な可能性がある．

腰神経叢ブロックについてこの点に言及した論文を紹介する．

1）症例報告

① 大腿骨頸部骨折に対して観血的骨接合術を受けた 90 歳の低心機能（EF 25%）の患者に対し，PENG ブロックで側臥位を取るための除痛を得た後に腰神経叢ブロックと傍仙骨坐骨神経ブロックを施行し，麻酔管理を行った．循環動態は安定しており追加の循環作動薬の使用はなかった[18]．

② 大腿骨人工骨頭置換術を受ける重度大動脈弁狭窄症と誤嚥性肺炎を合併した 96 歳の患者に対し，腰神経叢ブロックと傍仙骨坐骨神経ブロックで麻酔管理を行い問題なく手術を行うことができた[19]．

2）脊髄くも膜下麻酔との比較研究

65 歳以上の THA を受ける高齢者の麻酔管理方法について，脊髄くも膜下麻酔と，末梢神経ブロック（腰神経叢ブロックと傍仙骨坐骨神経ブロックの併用）を後ろ向きに比較した[20]．

末梢神経ブロック群では脊髄くも膜下麻酔群と比較して患者の ASA スコアが高く術前合併症が多かった．患者背景に差があったにもかかわらず，30 日死亡率，入院期間に有意差はみられず，術中平均血圧は脊髄くも膜下群で有意に低かった．

これらの論文から，合併症の多い患者や循環動態の不安定な患者では腰神経叢ブロックに利点があると考えられる．THA 以外の股関節手術に対する疼痛管理方法についても結論は出ていないため，今後の Evidence の集積を待ちたい．

【文献】

1) 日本ペインクリニック学会・日本麻酔科学会・日本区域麻酔学会合同 抗血栓療法中の区域麻酔・神経ブロック ガイドライン 作成ワーキンググループ．抗血栓療法中の区域麻酔・神経ブロックガイドライン．2016年9月制定．https://anesth.or.jp/files/pdf/guideline_kouketsusen.pdf（2024年10月29日閲覧）
2) Diwan S, Nair A, Dadke M, et al. Intricacies of ultrasound-guided lumbar plexus block in octogenarians: a retrospective case series. J Med Ultrasound. 2021; 30: 26-9.
3) Yoo S, Choi SN, Park SK, et al. Safety margin for needle placement during lumbar plexus block: An anatomical study using magnetic resonance imaging. Can J Anaesth. 2019; 66: 302-8.
4) Capdevila X, Macaire P, Dadure C, et al. Continuous psoas compartment block for postoperative analgesia after total hip arthroplasty: new landmarks, technical Guidelines, and clinical evaluation. Anesth Analg. 2002; 94: 1606-13.
5) Tsuda Y, Myoga Y, Chijiiwa E, et al. A new approach for ultrasound-guided lumbar plexus block: ultrasound-guided paravertebral LPB. Minerva Anestesiol. 2023; 89: 487-9.
6) Gadsden JC, Lindenmuth DM, Hadzic A, et al. Lumbar plexus block using high-pressure injection leads to contralateral and epidural spread. Anesthesiology. 2008; 109: 683-8.
7) Aveline C, Bonnet F. Delayed retroperitoneal haematoma after failed lumbar plexus block. Br J Anaesth. 2004; 93: 589-91.
8) Aida S, Takahashi H, Shimoji K. Renal subcapsular hematoma after lumbar plexus block. Anesthesiology. 1996; 84: 452-5.
9) The European Society of Regional Anaesthesia & Pain Therapy. PROSPECT（Total Hip Arthroplasty 2019）. https://esraeurope.org/prospect/procedures/total-hip-arthroplasty-2019/summary-recommendations-23/, https://esraeurope.org/prospect/procedures/total-hip-arthroplasty-2019/pre-intra-operative-interventions-12/（2024年10月29日閲覧）
10) Anger M, Valovska T, Beloeil H, et al. PROSPECT guideline for total hip arthroplasty: a systematic review and procedure-specific postoperative pain management recommendations. PROSPECT Working Group and the European Society of Regional Anaesthesia and Pain Therapy. Anaesthesia. 2021; 76: 1082-97.
11) Green C, Byrne AM, O'Loughlin P, et al. Surgeon delivered psoas compartment block in total hip arthroplasty. J Arthroplasty. 2014; 29: 393-6.
12) Fahs AM, Koueiter DM, Kurdziel MD, et al. Psoas compartment block vs periarticular local anesthetic infiltration for pain management after anterior total hip arthroplasty: a prospective, randomized study. J Arthroplasty. 2018; 33: 2192-6.
13) Johnson RL, Amundson AW, Abdel MP, et al. Continuous posterior lumbar plexus nerve block versus periarticular injection with ropivacaine or liposomal bupivacaine for total hip arthroplasty: a three-arm randomized clinical trial. BMC Surg. 2017; 99: 1836-45.
14) Diwan S, Lonikar A, Dongre H, et al. Comparative study lumbar plexus block and lumbar erector spinae plane block for postoperative pain relief after proximal femoral nail for proximal femoral fractures. Saudi J Anaesth. 2023; 17: 147-54.
15) Chen A, Kolodzie K, Schultz A, et al. Continuous lumbar plexus block vs continuous lumbar erector spinae plane block for postoperative pain control after revision total hip arthroplasty. Arthroplast Today. 2021; 27: 29-34.
16) Yuan L, Xu C, Zhang Y, Wang G. Comparative efficacy analysis of ultrasound-guided quadratus lumborum block and lumbar plexus block in hip arthroscopy: a pilot prospective randomized controlled trial. J Hip Preserv Surg. 2022; 29: 119-25.
17) Lee T, Chung C, Park S. Comparing the pericapsular nerve group block and the lumbar plexus block for hip fracture surgery: a single-center randomized double-blinded study. J Clin Med. 2023; 25: 122.
18) Acharya U, Shrestha N, Lamsal R. Peripheral nerve and plexus blocks for hip surgery in a nonagenarian with severe cardiac disease. J Nepal Health Res Counc. 2022; 20: 276-8.
19) Soulioti E, Kavezou F, Giannoulis D, et al. Shamrock lumbar plexus block for hip hemiarthroplasty in a high risk elderly patient with hip fracture. J Long Term Eff Med Implants. 2022; 32: 73-6.
20) Kaçmaz M, Turhan ZY. Spinal anesthesia versus combined sciatic nerve/lumbar plexus nerve block in elderly patients undergoing total hip arthroplasty: a retrospective study. Ann Saudi Med. 2022; 42: 174-80.

〈佐古澄子　小野寺美子〉

8 | 腸骨筋膜下ブロック

❶ 総説

腸骨筋膜下ブロックは腸骨筋膜と腸腰筋の間に局所麻酔薬を投与する手技である.

当初フランスのドクターカーで大腿骨頸部骨折の患者に対する鎮痛法として報告された. 鼠径靱帯外側 3 分の 1 を刺入点とし, 盲目的に針を垂直に穿刺後 2 回の pop 感を得た後に局所麻酔薬を投与する手技であった[1]. 超音波ガイド下では腸骨筋膜と腸腰筋を同定しその筋間に局所麻酔薬を投与することで薬液が腸骨筋膜下コンパートメントに広がり, 大腿神経と外側大腿皮神経の遮断が得られる.

近年鼠径靱帯より上で腸骨筋と腸骨筋膜の間に局所麻酔薬を投与する鼠径靱帯上腸骨筋膜下ブロックが報告されている[2]. 大腿神経の股関節枝は鼠径靱帯よりも高位で分枝する神経があり, 鼠径靱帯上アプローチはより股関節領域の鎮痛において有用である可能性がある. また, 外側大腿皮神経は鼠径靱帯より尾側では腸骨筋膜コンパートメントを外れ, fat-filled flat tunnel (FFFT) を通過するため[3], 従来の鼠径靱帯下のアプローチでは外側大腿皮神経の遮断は不確実であった. 鼠径靱帯上アプローチは外側大腿皮神経の遮断に関しても有用であると考えられる.

❷ 効果範囲

大腿神経, 外側大腿皮神経領域

❸ 適応

股関節手術, 膝関節手術, 大腿骨領域の手術など大腿前面～下腿内側にかけての多くの手術

❹ 合併症

腸骨筋膜下ブロックは局所麻酔薬を神経近傍ではなく腸骨筋膜下コンパートメントに投与するため, 神経損傷のリスクは低いと考えられる. 合併症として考えられるのは出血や局所麻酔薬中毒である. 特にコンパートメントブロックとして局所麻酔薬の投与量は多くなる傾向があるため, 局所麻酔薬中毒には十分に注意する必要がある.

❺ 体位

仰臥位. 下肢を軽度外転・外旋させることで腸骨筋膜下コンパートメントが腹側に移動し描出が容易となる.

❻ 体表のランドマーク

鼠径溝をランドマークとする. 鼠径靱帯上アプローチの場合は恥骨と上前腸骨棘(anterior superior iliac spine: ASIS) を結んだ線上が鼠径靱帯となるため, プローブをあてる位置の確認になる. 図1 では恥骨結節と ASIS を結んでラインを引き鼠径靱帯 (iliac ligament: IL) を, その尾側にある鼠径溝 (iliac crest: IC) を示した.

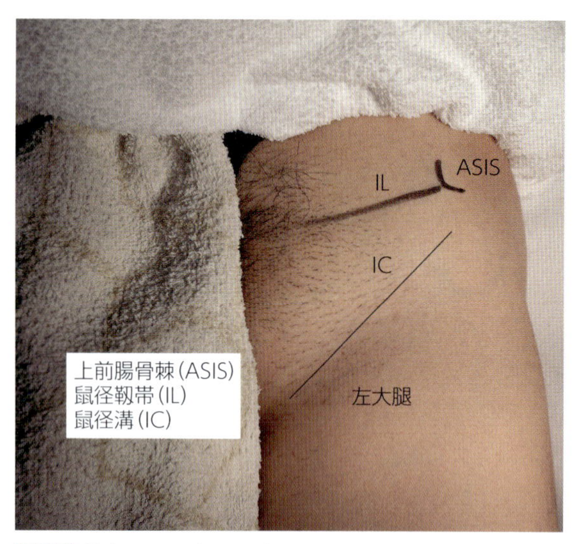

図 1 体表のランドマーク

❼ 穿刺時の写真

▶ 鼠径靱帯下アプローチ

穿刺側と反対に超音波装置を設置し，穿刺する方向，目線，手技が一直線になるようにして施行する **図 2** .

▶ 鼠径靱帯上アプローチ

矢状断で穿刺するため，筆者は超音波装置を穿刺側の頭側に設置し，鼠径靱帯上アプローチと同様に穿刺する方向，目線，手技がなるべく一直線となるようにして穿刺している **図 3** .

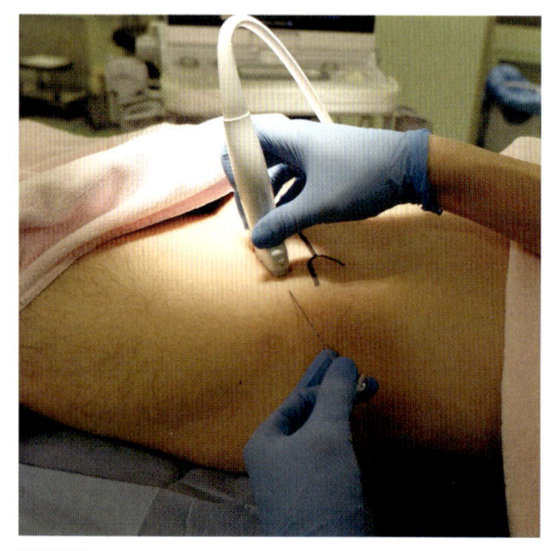

図 2 鼠径靱帯下腸骨筋膜下ブロック穿刺時写真

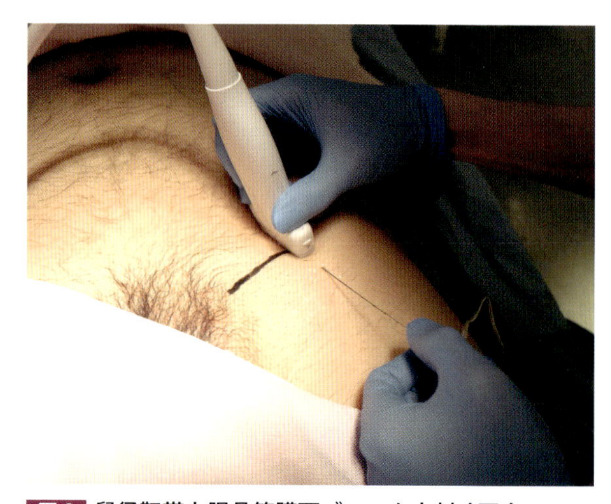

図 3 鼠径靱帯上腸骨筋膜下ブロック穿刺時写真

JCOPY 498-05620

❽ 超音波解剖

▶ 鼠径靱帯下アプローチ

図 4 を参照．画像左側が内側であり，さらに内側に動かすと大腿動脈，大腿神経が確認できる．腸腰筋（iliopsoas muscle: IPM）とその筋膜である腸骨筋膜（fascia iliaca: FI），画面右上の縫工筋（sartorius muscle: SM）とそこから続く大腿筋膜（fascia lata: FL）を確認する．

針の穿刺イメージを矢印で示した．大腿神経から十分に離れた位置で腸骨筋膜と腸腰筋の間に針先を進め薬液を投与する．

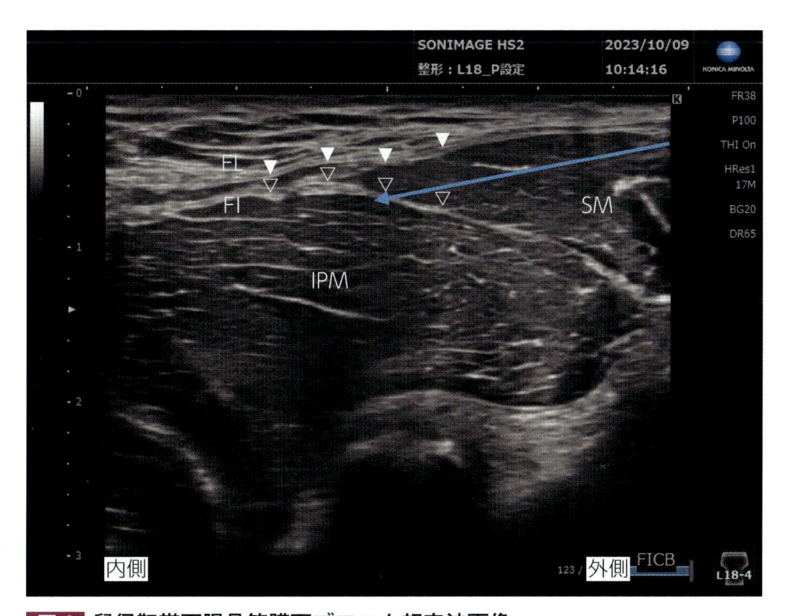

図 4 鼠径靱帯下腸骨筋膜下ブロック超音波画像
FL（大腿筋膜），FI（腸骨筋膜），SM（縫工筋），IPM（腸腰筋）

▶ 鼠径靱帯上アプローチ

図5 を参照．画面左側が頭側である．画面右下の acoustic shadow を伴う骨が下前腸骨棘（anterior inferior iliac spine: AIIS）である．AIIS の腹側にくびれるように走行しているのが腸骨筋（iliac muscle: IM）である．腸骨筋は鼠径靱帯より尾側では大腰筋と合わさり腸腰筋となる．腸骨筋とその筋膜である腸骨筋膜（FI）を確認する．筋膜がわかりにくい場合，その腹側に存在する深腸骨回旋動脈（deep circumflex iliac artery: DCIA）をカラードップラーで確認することで描出の一助となる．

針先は鼠径靱帯を越えて，腸骨筋と腸骨筋膜の間に進め，薬液を投与する．

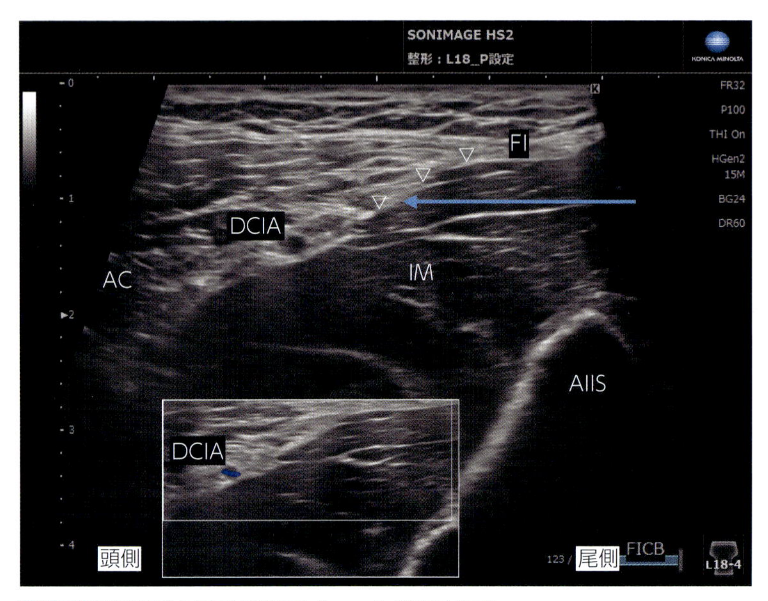

図5 鼠径靱帯上腸骨筋膜下ブロック超音波画像
DCIA（深腸骨回旋動脈），FI（腸骨筋膜），IM（腸骨筋），AIIS（下前腸骨棘），
AC（腹腔）

❾ 描出のポイント

▶ 鼠径靱帯下アプローチ

鼠径溝から 2 横指尾側で，鼠径溝と平行にプローブをあてる．大腿動脈と，その外側にある大腿神経を確認する．大腿神経の背側にある筋肉が腸腰筋である．腸腰筋とその筋膜である腸骨筋膜を確認しながら外側にプローブを動かし，縫工筋が腸腰筋の腹側・外側にあることを確認する．縫工筋から内側に向かって大腿動静脈に広がる筋膜が大腿筋膜である．

▶ 鼠径靱帯上アプローチ

鼠径靱帯下アプローチと同様の手順で腸腰筋を描出した後に，プローブを頭側にスライドしていく．腸腰筋背側に AIIS が描出される．AIIS が描出されたらプローブを回転させ，AIIS および腸骨筋が矢状断で描出されるようにする．

JCOPY 498-05620

⑩ 穿刺のポイント

▶ 鼠径靱帯下アプローチ

穿刺は大腿神経から離れた位置で，腸骨筋膜と腸腰筋の間に局所麻酔薬を投与する．多くの場合ランドマーク法と同様に大腿筋膜，腸骨筋膜を貫く pop 感を得ることができる．

▶ 鼠径靱帯上アプローチ

AIIS よりも頭側に針先を進め，腸骨筋膜と腸骨筋の間に局所麻酔薬を投与する．正しい位置で局所麻酔薬が広がると腸骨筋上を滑り台のように頭側に局所麻酔薬が広がる様子が確認できる．深腸骨回旋動脈よりも背側に局所麻酔薬が広がることを確認することも正しい位置に局所麻酔薬が投与されたことの確認の一助となる．

⑪ 薬剤投与のポイント

局所麻酔薬を腸骨筋膜と腸骨筋の間に投与することがポイントである．

局所麻酔薬の投与量については，局所麻酔薬が腸骨筋膜下コンパートメントに広がって大腿神経，外側大腿皮神経に作用することを期待するため，局所麻酔薬の投与量は多めを推奨する．筆者は 0.25% levobupivacaine 30 mL などを投与している．

⑫ カテーテル挿入のポイント

腸骨筋膜下ブロックは正しく局所麻酔薬が広がればカテーテルを留置する空間はかなり確保されるため，5 cm 程度深く留置しても問題ないと考える．

しかし，一般的にコンパートメントに留置したカテーテルから 4～6 mL/h という少量の薬液を投与することで単回投与のようなブロック効果を得られるかは疑問である．Intermittent bolus injection など局所麻酔薬が広がる工夫をするのであれば有効であるかもしれない．

筆者は持続ブロックを行うならば持続大腿神経ブロックを行っている．

⑬ 文献考察

腸骨筋膜下ブロックは当初 1 カ所の注入で大腿神経，外側大腿皮神経，閉鎖神経の 3 つを遮断できる “3 in 1 block” として報告された[1]．現在の認識としては，鼠径靱帯下での盲目的手技に近い投与方法では閉鎖神経を遮断する可能性はかなり低く，外側大腿皮神経も確実な遮断はできないという印象である．総説にも記載した通り，外側大腿皮神経は鼠径靱帯を通過した後は長く腸骨筋膜下コンパートメントに留まるのではなく，FFFT を通過していくためである[3]．また閉鎖神経が多量に局所麻酔薬を投与すれば遮断できるとする報告もあるが，こちらも疑問である．筆者は臨床解剖を多く行ってきたが，骨盤での腸骨筋と大腰筋の結合はとても強固であり，離れた位置から投与する局所麻酔薬でその筋間を液性剥離し大腰筋内側を走行する閉鎖神経を遮断するとは考えにくい．文献で閉鎖神経ブロックがブロックされていることを感覚低下で検討しているものがあれば，大腿内側の知覚は閉鎖神経だけでなく大腿神経や陰部大腿神経などの関与を受けることから批判的に評価する必要がある．閉鎖神経遮断の評価は内転筋の筋力低下をもって行うということは今後，日本区域麻酔検定試験（J-RACE）を受験することを考えている方には覚えておいてほしい．

腸骨筋膜下ブロックは人工股関節置換術の鎮痛においてヨーロッパ区域麻酔学会が提唱しているガイドラ

イン（procedure specific postoperative pain management: PROSPECT）では Grade D ではあるが推奨となっている[4]．理由として systematic review の結果として術後の転倒のリスクが placebo と有意差がなかったためである．理由は難しいが，単回投与の場合は転倒のリスクをそこまで恐れることなくブロックを行うことができるのではないかと考える．

今後は PENG ブロックと比較してそれぞれのブロックを選択するメリット，デメリットが明確となるような研究がなされることを期待したい．

【文献】

1）Winnie AP, Ramamurthy S, Durrani Z. The inguinal paravascular technic of lumbar plexus anesthesia: the "3 in 1 block." Anesth Analg. 1973; 52: 989-96.
2）Hebbard P, Ivanusic J, Sha S. Ultrasound-guided supra-inguinal fascia iliaca block: a cadaveric evaluation of a novel approach. 2011; 300-5.
3）Coraci D, Giovannini S, Loreti C, et al. The lateral femoral cutaneous nerve: ultrasound support in nerve assessing. Reg Anesth Pain Med. 2018; 43: 650-1.
4）Anger M, Valovska T, Beloeil H, et al. PROSPECT guideline for total hip arthroplasty: a systematic review and procedure-specific postoperative pain management recommendations. Anaesthesia. 2021; 76: 1082-97.

〈菊池 賢〉

JCOPY 498-05620

9 PENG ブロック

❶ 総説

PENG（pericapsular nerve group block）ブロックは鼠径靱帯のレベルで腸骨と大腰筋腱の間に局所麻酔薬を投与することで股関節を支配する大腿神経股関節枝，副閉鎖神経股関節枝，閉鎖神経をブロックする手技である．2018 年に初めて報告され，現在股関節領域の鎮痛において注目されているブロックである．

❷ 効果範囲

股関節領域の鎮痛

❸ 適応

股関節手術．特に運動機能を温存したい場合

❹ 合併症

一般的な神経ブロックに見られる局所麻酔薬中毒，出血，感染などが考えられる．股関節枝を狙うブロックであるため，運動神経への損傷のリスクは低いかもしれない．

しかし，薬液が正しい位置ではなく，腸骨筋内に投与された場合，大腿神経ブロックをきたしたという報告があり，局所麻酔薬の投与部位には十分に留意する必要がある．

❺ 体位

仰臥位

❻ 体表のランドマーク

恥骨結節と上前腸骨棘を結ぶラインが鼠径靱帯である．腸恥隆起，下前腸骨棘は鼠径靱帯のラインに沿っているため，こちらを目安にプローブをあてる．「1-8 腸骨筋膜下ブロック」の図 1 を参照．

❼ 穿刺時の写真

図 1 を参照．体表のランドマークを目安にプローブを鼠径靱帯上にあてる．プローブはコンベックス型を使用している．リニア型でも可能であるが，コンベックス型のほうが腸恥隆起，下前腸骨棘とその間にある大腰筋腱を確認しやすい．またリニア型の場合，画面頭側のかなり広い範囲に大腿神経が描出されることがあり穿刺が難しい場合がある，穿刺に慣れるまではコンベックス型を使用することを推奨する．

❽ 超音波解剖

図 2 を参照．鼠径靱帯上にプローブをあてると腸骨が画面下部に描出され，2 つの隆起が確認できる．画面左側（内側）の隆起が腸恥隆起（iliopubic eminence: IPE），画面右側（外側）の隆起が下前腸骨棘（anterior inferior iliac spine: AIIS）である．2 つの隆起の間に高エコー性に見える構造物が大腰筋腱（psoas tendon: PT）である．

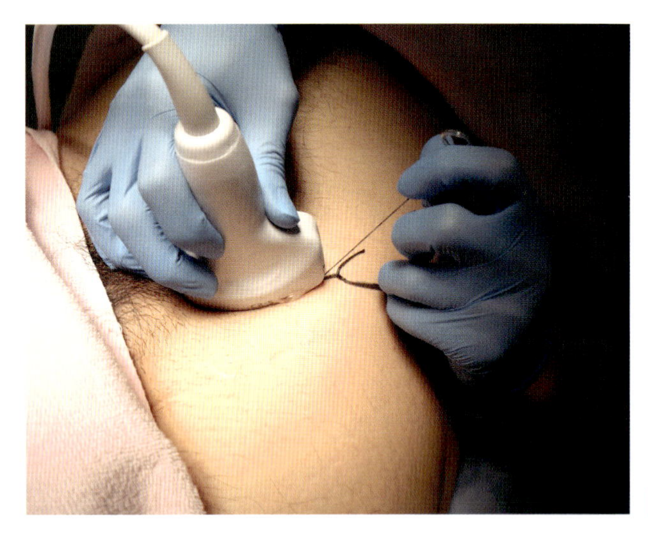

図 1 PENG ブロック穿刺時画像

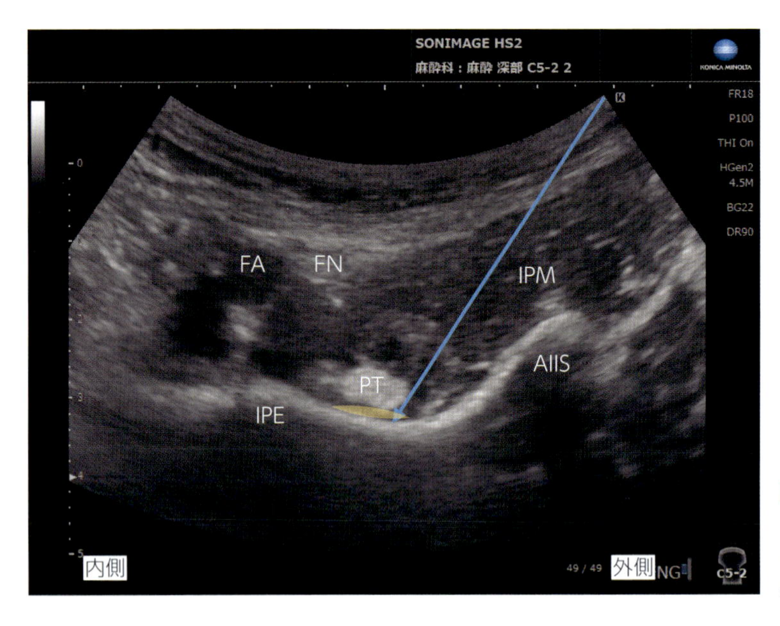

図 2 PENG ブロック超音波画像

FA（大腿動脈），FN（大腿神経），PT（大腰筋腱），IPM（腸腰筋），AIIS（下前腸骨棘），IPE（腸恥隆起）

❾ 描出のポイント

鼠径靱帯上にきちんとプローブをあてることが安定して描出するためのポイントと考える．腸骨の描出ができると IPE/AIIS を確認するのは容易である．PT が確認しにくい場合はプローブを尾側に傾けるように (tilt) すると描出されてくることが多い．PT は骨盤から下肢に向かう際に背側から腹側に向かって登るように走行するため，尾側に tilt することで超音波ビームが PT に対して垂直に当たり画像が鮮明となる．

❿ 穿刺のポイント

外側から穿刺し，PT 外側に針先を進める．薬液が PT と腸骨の間に広がるように局所麻酔薬を投与する．大腿神経が外側まで広く描出される場合があり，穿刺の際に留意する．

⑪ 薬剤投与のポイント

PT と腸骨の間に局所麻酔薬を投与することで，PT 背側を走行する大腿神経股関節枝，副閉鎖神経股関節枝をブロックできる．腸骨骨膜上を 2 つの股関節枝は走行しているため，注入時に抵抗感があることが多いが，筆者は骨に針が当たるように骨膜周りに局所麻酔薬が広がることを確認して施行している．

閉鎖神経股関節枝がブロックされるかは疑問があるが，薬液が PT より内側に広がることを確認できれば閉鎖神経領域の遮断も得られるかもしれない．

⑫ カテーテル挿入のポイント

PENG ブロックの持続投与はあまり一般的ではない．カテーテルを留置するとしたら PT と腸骨の間にきちんとカテーテルを留置しないと，思うような鎮痛効果を得るのは難しいと考える．特にカテーテルが抜けてきた場合には大腿神経ブロックとなってしまう懸念もあるため，カテーテル挿入後も先端の位置確認などが必要と考える．

持続 PENG ブロックと持続鼠径靱帯上腸骨筋膜下ブロックの鎮痛効果を人工股関節置換術で比較した報告があり，PENG ブロックは腸骨筋膜下ブロックと鎮痛効果に有意差はなかったが NRS 1 と良好な鎮痛を示している[1)]．

⑬ 文献考察

PENG ブロックは大腿神経ブロックと比較して大腿骨頸部骨折患者の鎮痛により効果的かつ，運動機能を温存すると報告されたことで注目されている[2)]．大腿骨頸部骨折患者の鎮痛を大腿神経で行うことは以前より広く行われていたが，Cochrane Reviews によるとその鎮痛効果は numeric rating scale（NRS）を 3.4 低下させることにとどまっている[3)]．骨折の痛みは NRS 10 に近い痛みであることがほとんどであろうことから，多くの大腿骨頸部骨折の患者では大腿神経ブロックを行っても NRS 6〜7 の痛みが残存することとなり疼痛緩和されているとは言い難い．PENG ブロックでは 5 名の大腿骨頸部骨折患者にブロックを行い，体動時の NRS を平均 7 低下させ，さらに下肢筋力も温存されたと報告されたことから大きく注目を集めた．

近年 PENG ブロックと鼠径靱帯上腸骨筋膜下ブロックの鎮痛効果を THA で比較した研究が報告され，PENG ブロックは腸骨筋膜下ブロックと鎮痛効果は非劣性であった[4)]．当初報告された鎮痛効果からすると，やや物足りない印象も受ける．理由として筆者が考えていることは，手術においては股関節領域だけでなく，創部による疼痛も加わることである．今後さらなる報告が期待される．

【文献】

1）Duan L, Zhang L, Shi CG, et al. Comparison of continuous pericapsular nerve group (PENG) block versus continuous fascia iliaca compartment block on pain management and quadriceps muscle strength after total hip arthroplasty: a prospective, randomized controlled study. BMC Anesthesiol. 2023; 23: 1-10.
2）Girón-Arango L, Peng PWH, Chin KJ, et al. Pericapsular nerve group（PENG）block for hip fracture. Reg Anesth Pain Med. 2018; 43: 859-63.
3）Guay J, Kopp S. Peripheral nerve blocks for hip fractures in adults. Emergencias. 2022; 34: 388-9.
4）Aliste J, Layera S, Bravo D, et al. Randomized comparison between pericapsular nerve group (PENG) block and suprainguinal fascia iliaca block for total hip arthroplasty. Reg Anesth Pain Med. 2021; 46: 874-8.

〈菊池　賢〉

10 iPACK ブロック (膝窩動脈関節包間ブロック)

❶ 総説

膝関節包の支配神経は 図1 で示すように，大腿神経，閉鎖神経（後枝）および坐骨神経に由来する末梢枝で構成されており，脛骨神経と閉鎖神経後枝の末梢枝が膝窩神経叢を形成することが知られている[1]．

iPACK block は，超音波ガイド下で，大腿骨レベルで膝窩動脈と膝関節包間に浸潤麻酔をすることで，関節後面の末梢枝をブロックする方法である．膝関節後面の鎮痛を得られることから，膝窩部坐骨神経ブロックの代替になるが，坐骨神経（脛骨神経，総腓骨神経）周囲に薬液が広がらず，坐骨神経はブロックされない．

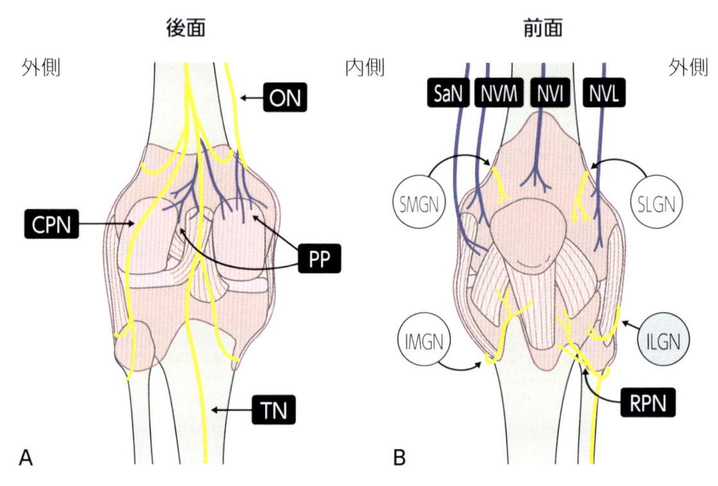

図1 膝関節包と膝関節の神経支配

CPN（総腓骨神経），IMGN（下内側膝（関節）神経），ILGN（下外側膝（関節）神経），NVI（中間広筋枝），NVL（外側広筋枝），NVM（内側広筋枝），ON（閉鎖神経），PP（膝窩神経叢），RPN（腓骨神経反回枝），SaN（伏在神経），SLGN（上外側膝（関節）神経），SMGN（上内側膝（関節）神経），TN（脛骨神経）

（Dunworth S, et al. How I do it: genicular nerve blocks for acute pain. ASRA Pain Medicine News. 2022; 47[1]より作成）

❷ 効果範囲

膝関節後面

❸ 適応

- 膝関節手術，下腿近位部手術（大腿神経に関連するブロックと組み合わせて）
- ただし下腿遠位部手術には不向き（坐骨神経はブロックされない）

❹ 合併症

- 血管穿刺

- 局所麻酔薬中毒
- 総腓骨神経麻痺[2)]

❺ 体位

- 仰臥位
- 内側からの穿刺の場合は膝関節を 20～30° 程度屈曲させ，やや開脚した状態（カエル足）
- 大腿外側から穿刺する場合は，体位は膝窩坐骨神経ブロックのように膝を屈曲させる

❻ 体表のランドマーク

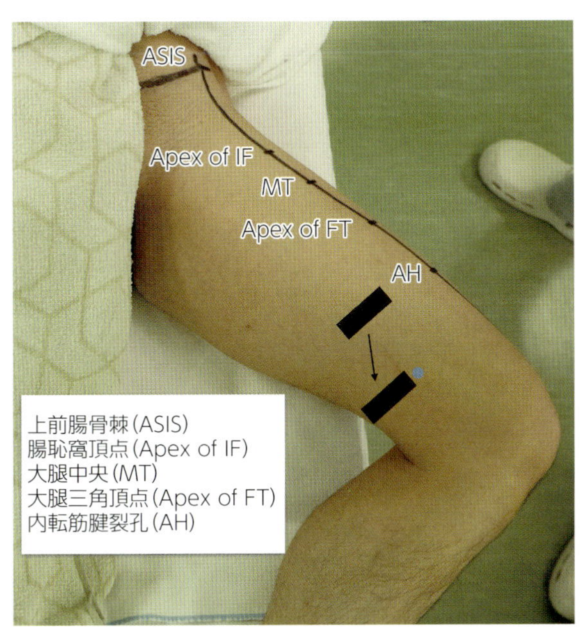

図 2 体表のランドマーク

❼ 穿刺時の写真

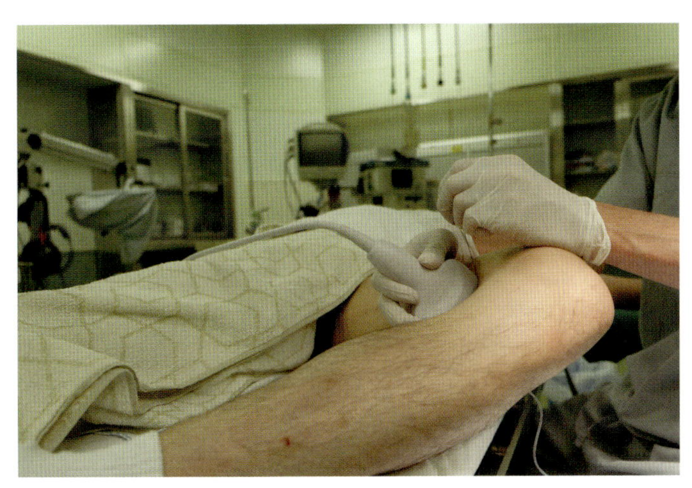

図 3 穿刺時の写真

❽ 超音波解剖

● 図2 の黒■の位置でのエコー画像

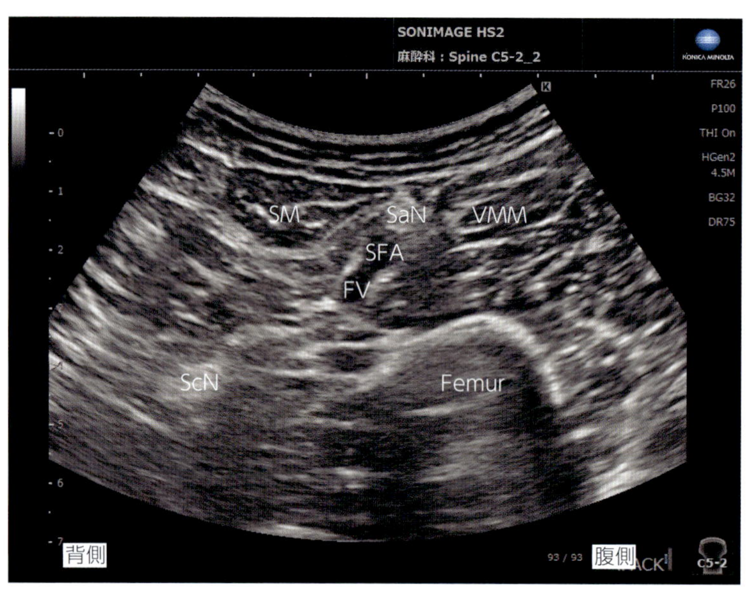

図4 超音波解剖

※ 図2 の黒■

Femur（大腿骨），FV（大腿静脈），SaN（伏在神経），ScN（坐骨神経），SM（縫工筋），SFA（浅大腿動脈），VMM（内側広筋）

● 穿刺画像

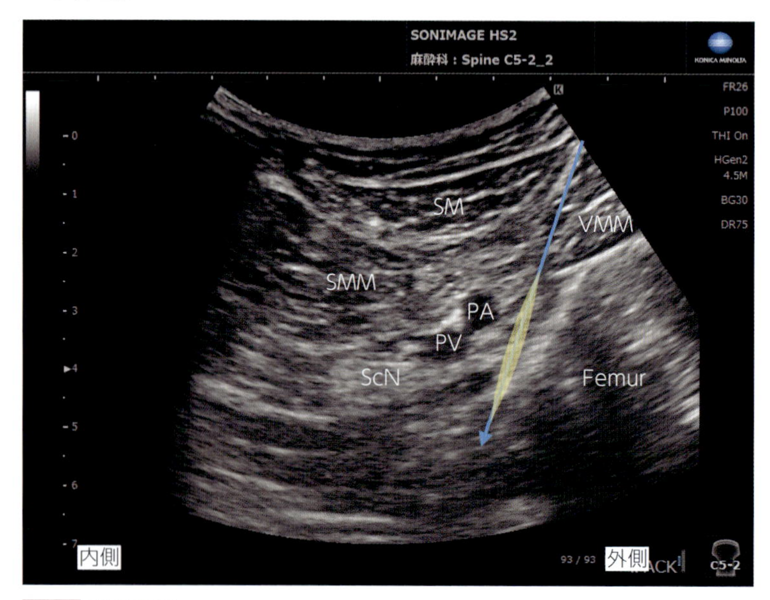

図5 穿刺画像

※ 図2 の黒■の青●，内側 → 外側への穿刺，黄色は薬液注入部位

Femur（大腿骨），PA（膝窩動脈），PV（膝窩静脈），ScN（坐骨神経），SM（縫工筋），SMM（半膜様筋），VMM（内側広筋）

❾ 描出のポイント

超音波プローブは，コンベックス，リニアのいずれでも可能だが，穿刺部位が深くなるような体格の患者の場合は，コンベックスプローブがより描出しやすい．

■ 近位

超音波プローブを大腿内側大腿遠位部で，膝蓋骨上縁から指 1 本分上方に，大腿骨に対して垂直に接触させる．大腿骨顆が明確になるまで，プローブを膝窩裂溝に向かって遠位側にスライドさせる．大腿骨顆が消えて大腿骨骨幹部が見えるようになるまでプローブを近位に移動させる．

■ 遠位

超音波プローブを大腿内側もしくは後側に接触させ，坐骨神経を描出する．坐骨神経が総腓骨神経と脛骨神経に分岐するレベルを確認し，その後脛骨神経が膝窩動脈に近づいてくるまで，プローブを遠位に移動させる．

❿ 穿刺のポイント

■ 近位

神経ブロック針は，膝窩動脈と大腿骨骨幹部の間に，針先を進め in-plane（平行法）で行う．

■ 遠位

神経ブロック針は，膝窩動脈と大腿骨顆の間に，上記同様に in-plane で行う．

⓫ 薬液投与のポイント

● 近位，遠位

穿刺側の対側まで運針し，まず 5 mL 程の局所麻酔薬を注入し適切な広がりが見られることを確認した後，今度は針を引き抜きながら大腿骨幹部（近位）・骨踝（遠位）の後面に少しずつ合計 10〜15 mL の薬液を投与する．超音波画像で，薬液が目的とする膝窩動脈周囲もしくは膝窩動脈と大腿骨・大腿骨顆の間隙に広がることを確認する．

⓬ 文献考察

人工膝関節全置換術（total knee arthroplasty: TKA）や，膝関節鏡手術など，膝関節の手術に対する現代の疼痛管理アプローチでは，オピオイドや NSAIDs，アセトアミノフェンなどの鎮痛薬に加えて，区域麻酔を活用する多角的鎮痛法（multimodal analgesia）が広く採用されている．活用される区域麻酔には，より脊髄に近い近位部の手技，限りなく創部に近い遠位部の手技に分かれる．膝関節周辺の神経支配は，膝前方の大腿神経領域，膝後方の坐骨神経領域，膝内側の閉鎖神経領域に分かれるが，これら領域の区域麻酔を一度に行うには，脊髄神経根レベルの区域麻酔（脊髄くも膜下麻酔・硬膜外麻酔）が必要になる．脊髄中枢幹よりも末梢の領域で区域麻酔を行うには，それぞれに神経について疼痛緩和の手段を講じる必要がある．

膝関節前方に関与する大腿神経領域については，中枢側から末梢側に向かって，腰神経叢ブロック，大腿神経ブロック（もしくは腸骨筋膜下ブロック），大腿三角ブロック，内転筋管ブロック，伏在神経ブロック，関節周囲注射（前方の膝関節包）が疼痛緩和方法としてあげられる．膝関節後方部の知覚を司る坐骨神経領域については，坐骨神経ブロック，選択的脛骨神経ブロック，そして関節周囲注射（後方の膝関節包）が選択されるが，関節周囲注射の代替として，膝関節包を支配する知覚神経を選択的にブロックする手段が，iPACK block である．膝関節包後面を支配する神経枝について，カダバー研究により明らかにされ，その効果が解剖学的に示された[3]．この神経枝には，膝窩神経叢を形成する閉鎖神経と脛骨神経の分枝，総腓骨神経からの分枝が含まれる．過去の臨床研究で，TKA 後の術後疼痛コントロールに，大腿三角ブロックや内転筋管ブロックに加えて，閉鎖神経ブロックや膝窩坐骨神経ブロックを併用することが有用であるということが明らかになった[4]．これは，閉鎖神経や坐骨神経の末梢枝である後脛骨神経の分枝によって形成された膝窩神経叢が，膝関節包の知覚を司っているからである．iPACK block の標的は，これらの細かな神経の終末枝であるため，超音波では明瞭には描出されない．そこで，膝窩動脈と膝関節包の間隙に局所麻酔薬を広範囲に投与することで，膝窩神経叢周辺に局所麻酔薬を浸潤させる．

このブロック単独では膝周囲の下肢手術を行うことはできないため，必ず全身麻酔，脊髄くも膜下麻酔などと併用する．また，大腿神経もしくはその遠位部のブロック（大腿三角ブロック，内転筋管ブロック）と併用することで，下肢手術の術後鎮痛に活用する．膝関節の慢性疼痛に応用できる[5]．

また，近位 iPACK block 遠位 iPACK block のいずれも，選択的脛骨神経ブロックと比較して，足関節運動の低下が有意に少なかった．また，近位 iPACK block よりも遠位 iPACK block のほうが，24 時間後の疼痛スコアが低く，総腓骨神経の運動・感覚ブロックと脛骨神経の感覚ブロックは少なくなった[4]．

基本的にカテーテル挿入は想定しない．2023 年現在，iPACK block に持続カテーテルを挿入して効果を検証した論文は見当たらない．

⓭ 内転筋管から膝窩神経叢をブロックできる？

著者が 2019 年 ESRA 年次総会に参加した際に，iPACK block に代わる膝窩神経叢のブロック方法をワークショップで学んだ．インストラクターは Popliteal plexus block via the adductor canal と呼称していた．訳すのであれば経内転筋管膝窩神経叢ブロックであろうか．内転筋管遠位で浅大腿動脈周囲に局所麻酔薬を投薬することで，膝窩神経叢をブロックするという方法である．ここでは膝窩神経叢ブロック（popliteal plexus block: PPB）と称する．

内転筋管内を走行する浅大腿動脈と大腿静脈は，内転筋管の出口である大内転筋の内転筋腱裂孔を通過し膝窩に至り，その名称を膝窩動静脈に変える．カダバーを用いた研究で内転筋管の遠位で染色液を 10 mL 注入すると，膝窩神経叢と膝窩動脈が染色された報告がある[6]．このことから，遠位内転筋管で浅大腿動脈周囲に局所麻酔薬を注入すると，膝窩神経叢がブロックされることが示唆された．

薬液が充分に膝窩に広がれば，iPACK block に準じた効果を示す可能性がある．臨床上の有効性を報告した文献や発表もあるが[7,8]，最近，ランダム化比較試験の結果が発表され，TKA の術後鎮痛への有用性が示された[9]．

前述の iPACK block では膝裏にプローブを当てたが，PPB では仰臥位で，大腿内側に **図2** の黒■■のような位置にリニアプローブを当て，代表的な内転筋管ブロックのエコー画像を描出する．大腿神経由来の伏在神経は浅大腿動脈の外側を伴走するが，浅大腿動脈が内転筋腱裂孔に向けて深部に移行する近傍で血管の表層を内側に移行し，その後は下腿内側へ走行する．浅大腿動脈を描出しながらプローブを遠位に動かすと，エコー画像上で浅大腿動脈が深部に移行する位置があり，円形の動脈が楕円形になり急峻に深部に至る．その部位が内転筋腱裂孔に入り込む位置である．血管穿刺を避けるため，動脈がぎりぎり円形に描出される部位で運針を行う．縫工筋下に針先を誘導し，動脈周囲に 20〜25 mL ほどの局所麻酔薬を注入すると，画面上での 2 次元的な広がりは明瞭ではないものの，カラーを載せると深部に浸潤する様子が観察できる[10]．

考えられる合併症は動静脈穿刺，血管近傍に投与することによる局所麻酔薬中毒のリスク，伏在神経穿刺である．今後の研究次第では，選択的脛骨神経ブロックや iPACK block に次ぐ，膝窩の鎮痛の選択肢となるだろう．

JCOPY 498-05620

【文献】

1) Dunworth S, Gadsden J. How I do it: genicular nerve blocks for acute pain. ASRA Pain Medicine News. 2022; 47.
2) Sreckovic SD, Tulic GDZ, Jokanovic MN, et al. Delayed foot drop after a combination of the adductor canal block and IPACK block following total knee arthroplasty. J Clin Anesth. 2021; 73: 110363.
3) Tran J, Giron Arango L, Peng P, et al. Evaluation of the iPACK block injectate spread: a cadaveric study. Reg Anesth Pain Med. 2019; 44: 689-94.
4) Kampitak W, Tanavalee A, Ngarmukos S, et al. Motor-sparing effect of iPACK（interspace between the popliteal artery and capsule of the posterior knee）block versus tibial nerve block after total knee arthroplasty: a randomized controlled trial. Reg Anesth Pain Med. 2020; 45: 267-76.
5) Kim J, Lee K, Kim Y, et al. Using the iPACK block to reduce chronic pain in a patient with knee osteoarthritis: a case report. J Clin Anesth. 2021; 74: 110476.
6) Runge C, Moriggl B, Børglum J, et al. The spread of ultrasound-guided injectate from the adductor canal to the genicular branch of the posterior obturator nerve and the popliteal plexus: a cadaveric study. Reg Anesth Pain Med. 2017; 42: 725-30.
7) Runge C, Bjørn S, Jensen JM, et al. The analgesic effect of a popliteal plexus blockade after total knee arthroplasty: a feasibility study. Acta Anaesthesiol Scand. 2018; 62: 1127-32.
8) Sakai N, Sudani T, Taruishi C. B299 A randomized trial for time to achieve discharge criteria after total knee arthroplasty with popliteal plexus block compared with tibial nerve block. Reg Anesth Pain Med. 2022; 47: Suppl 1.
9) Sørensen JK, Grevstad U, Jaeger P, et al. Effects of popliteal plexus block after total knee arthroplasty: a randomized clinical trial. Reg Anesth Pain Med. 2024 Jul 16: rapm-2024-105747. Epub ahead of print.
10) 森本康裕，編．レベルアップ超音波ガイド下末梢神経ブロック．東京; 医学書院: 2021．p.113-20.

〈津久井亮太　酒井規広〉

11 坐骨神経ブロック（傍仙骨）

❶ 総説

仙骨神経叢は L4〜S4 から構成され，主たる末梢枝には上臀神経（L4-S2），下臀神経（L4-S2），坐骨神経（L4-S3），大腿方形筋枝（L4-S1），後側大腿皮神経（S1-S3），陰部神経（S2-S4）がある 図1 [1].

これらの神経は大坐骨孔から骨盤外に表出するため，近傍でブロックすることで，これらの神経をまとめてブロックできる.

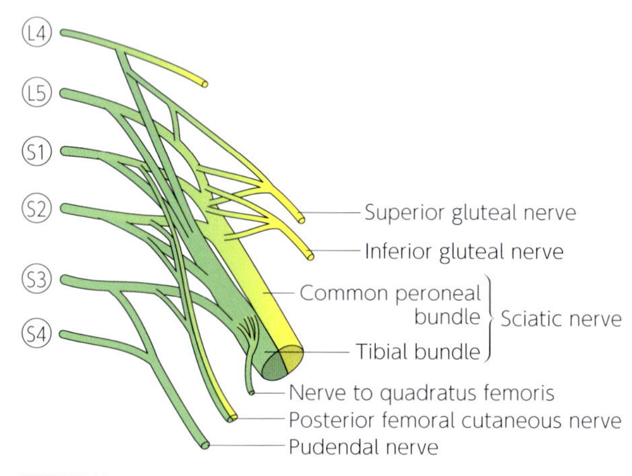

図1 仙骨神経叢
（Shevlin S, et al. BJA education. 2020; 20: 312 より作成）

❷ 効果範囲

大腿後面〜下腿の内側以外の領域

❸ 適応

下肢切断術（特に膝上）など坐骨神経領域の手術

❹ 合併症

- 下臀動静脈誤穿刺
- 仙骨神経叢穿刺
- 骨盤腔への針先の迷入

❺ 体位

術側を上にした側臥位で，股関節と膝関節をやや屈曲させる

❻ 体表のランドマーク

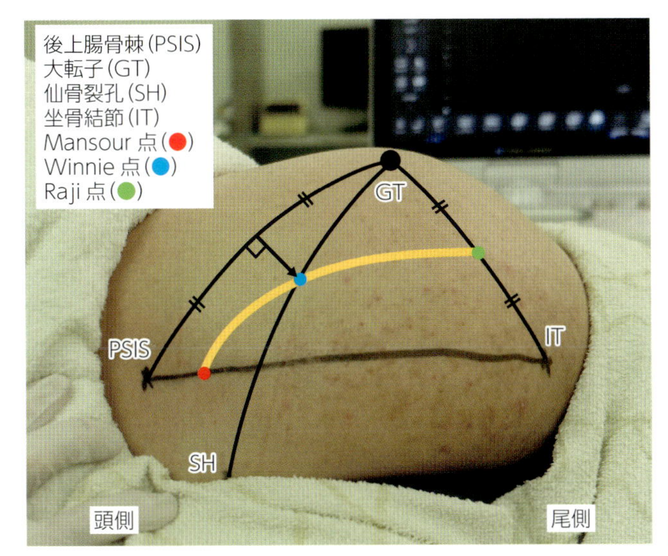

図 2 体表のランドマーク

❼ 穿刺時の写真

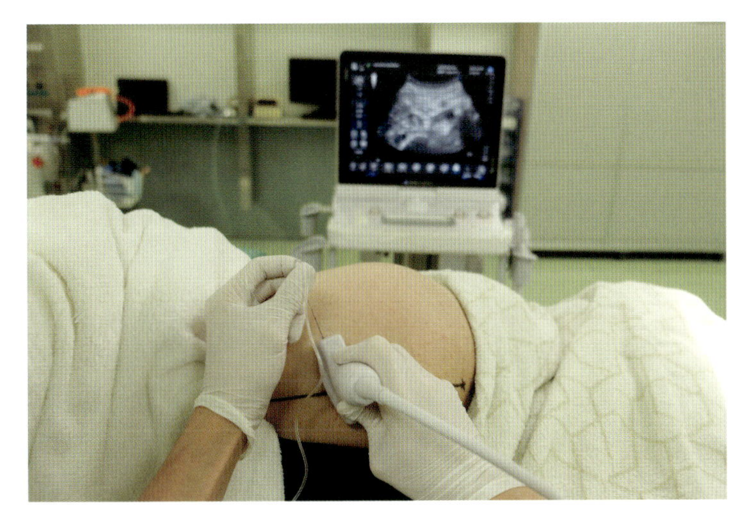

図 3 穿刺時の写真

❽ 超音波解剖

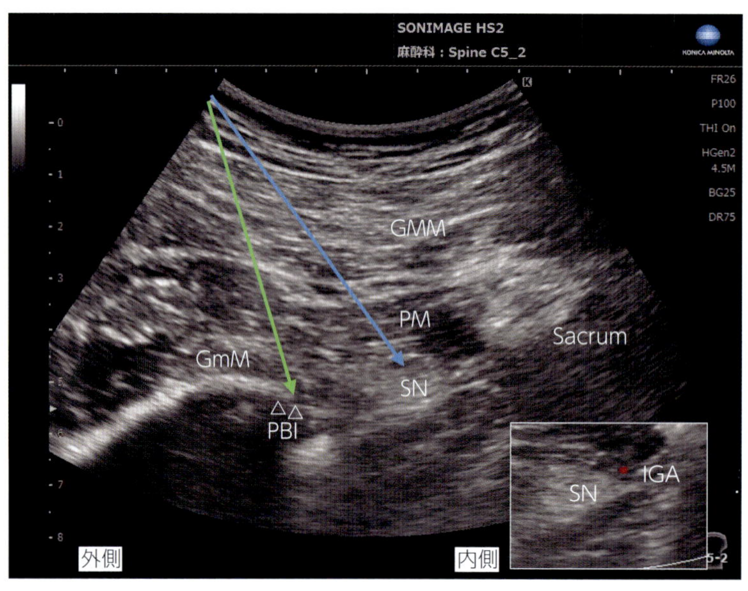

図 4 超音波解剖
GMM（大臀筋），GmM（小臀筋），IGA（下臀動脈），PBI（坐骨後縁），Sacrum（仙骨），SN（坐骨神経），PM（梨状筋）
青矢印: 傍仙骨坐骨神経ブロック
緑矢印: Parasacral ischial plane（PIP）block（後述）

❾ 描出のポイント

- コンベックスプローブを大腿短軸方向にして，図 2 の黄線上をスライドする
- 頭側から尾側に向けて動かすと，滑面に描出される腸骨像 図 5B から，徐々に大坐骨孔が出現する 図 5C ．さらに尾側にスライドすると，Winnie 点～大転子のあたりで坐骨後縁（posterior border of ischium: 以下 PBI）が明瞭になる．坐骨神経は見えないこともある[2) 図 5A, D ．

❿ 穿刺のポイント

- 超音波ガイド下に神経刺激装置も併用する．大坐骨孔へ向けて外側から内側方向に平行法で刺すか，交差法で刺す
- 針先を大臀筋に刺入すると，まず大臀筋の直接刺激が起こるが，そのまま運針を続ける．大臀筋を貫通すると，大臀筋の刺激は消失し，続いて針先は梨状筋に入る．梨状筋を貫き，坐骨神経の近傍になると，坐骨神経成分である脛骨神経刺激（腓腹筋・ヒラメ筋収縮による足関節底屈・内反）もしくは腓骨神経刺激（による足関節背屈・外反）が現れる
- 坐骨神経の近傍に下臀動静脈があるため，誤穿刺に注意する

⓫ 薬液投与のポイント

- 坐骨神経刺激が出たら電流の設定値を下げ，刺激の消失を確認してから神経内注入を除外し，局所麻酔薬

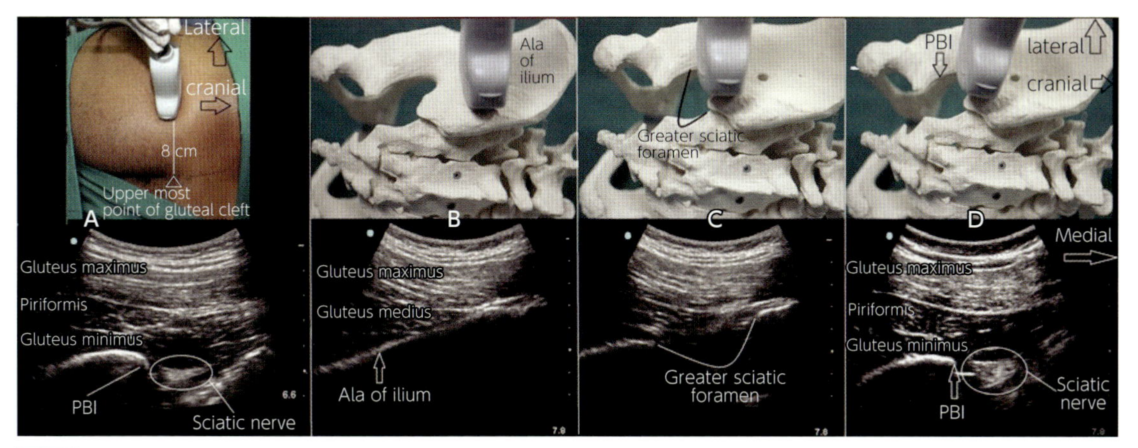

図 5 **描出のポイント**
（Taha AM. Can Anesth. 2012; 59: 263-7[2)]）

を注入する
- 血液の吸引がないことを確認する
- 神経内注入を避けるために，初回注入圧が高くないことを確認する
- 20 mL 程度の局所麻酔薬を注入する

⑫ 文献考察

従来，傍仙骨坐骨神経ブロックは腰神経叢ブロックと組み合わせて，THA の管理などに用いられており，筆者が 2017 年にフランクフルト整形外科病院に短期研修（B. Braun 社提供）に行った際も，麻酔前室で上記ブロックを施行後に全身麻酔を導入していた．しかし，現在の ESRA の PROSPECT THA 2019 では腰神経叢ブロックと傍仙骨坐骨神経ブロックは推奨から除外され，脊髄くも膜下麻酔と全身麻酔が Grade A 推奨となっている．次いで，Grade D 推奨には腸骨筋膜下ブロック，局所注入，脊髄くも膜下麻酔へのモルヒネ 0.1 mg 添加などがあげられているが，その他のブロックは非推奨となっている[3)]．

坐骨神経ブロックにはさまざまな体表ランドマークでの報告があるが，それぞれの穿刺点は，坐骨神経の走行を理解するために重要であるので，古典的なアプローチを確認しておく．最も近位で坐骨神経ブロックを行うのが傍仙骨で行う **Mansour's 法**（1993）で，後上腸骨棘から坐骨結節方向に 6 cm 尾側が刺入点である．次いで近位の経臀部法と称されていた Labat 法（1923）は，大転子と後上腸骨棘の中点から，尾側に垂線を 3 cm 引く位置が刺入点となる．**Winnie 法**（modified Labat 法，1975）は大転子と後上腸骨棘の中点から，大転子と仙骨裂孔を結ぶ線に対して垂線を引き，その交差点が刺入点となるが，その刺入位置は中点から 3～5 cm であった[1)]．なお，Labat 法での後大腿皮神経のブロック率は 90%以上といわれているが，これより遠位ではブロック率が下がるため，必要に応じて単独ブロックを加えることを検討してもよい[4)]．

さらに遠位になると，大転子と坐骨結節の中点である臀下部から刺入する **Raji 法**（1975）があり，この位置のエコー画像では坐骨神経は大臀筋と大腿方形筋に挟まれる．他にも前方アプローチ Beck 法（1963）などがある．なお，筆者は穿刺前に毎回 **図 2** のようにマーキングを行っている．

穿刺方法は前述の通りであるが，針先が梨状筋を通過し終える前に坐骨神経刺激が出現する経験があった．それには坐骨神経と梨状筋の走行のバリエーションを理解する必要がある．

⑬ 坐骨神経と梨状筋の位置関係

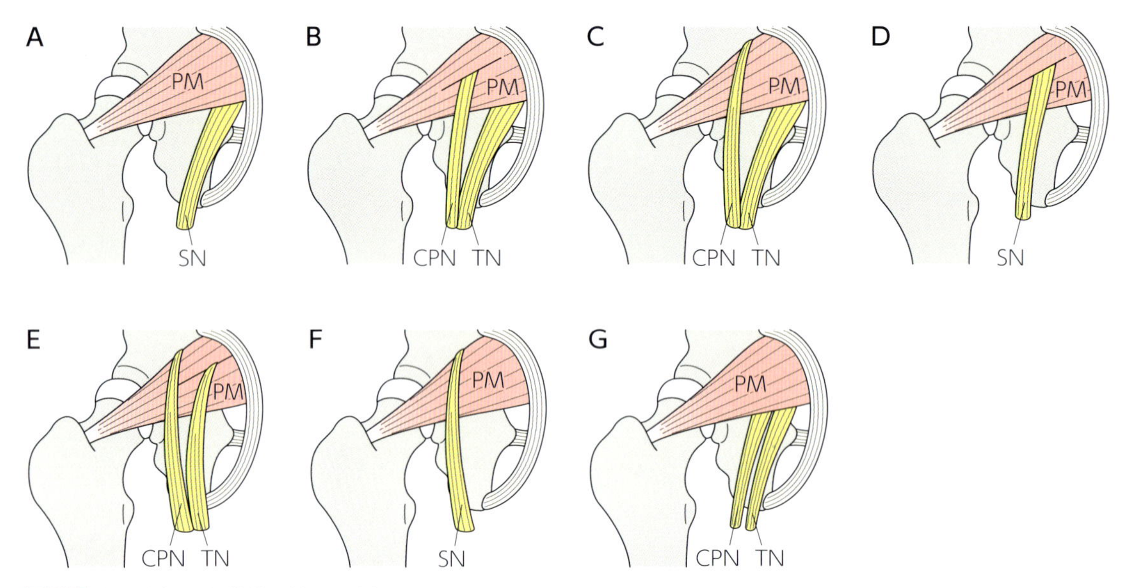

図6 坐骨神経と梨状筋の位置関係

CPN（総腓骨神経），PM（梨状筋），SN（坐骨神経），TN（脛骨神経）
（Tomaszewski KA, et al. J Orthop Res. 2016; 34: 1820-7[5]）

坐骨神経と梨状筋には複数のバリエーションが報告されている．最も多い形状は梨状筋の尾側から坐骨神経分岐せずに出てくるAタイプで85.2%，次いで骨盤腔内で分岐したのち，総腓骨神経は梨状筋を貫通し，脛骨神経は梨状筋尾側から表出するBタイプで9.8%となっている．これは，坐骨神経は梨状筋の深部という認識で穿刺を行うと，約15%で神経穿刺のリスクが伴うことを示唆している．なお，傍神経膜の分岐位置は膝窩から65.43 mmとの報告もされている[5] 図6 ．

これらの解剖から，坐骨神経穿刺を回避するためには，エコー画像に加えて，神経刺激装置の併用と初回注入圧に注意するトリプルガイダンス法が重要であると考えられる．

⑭ Parasacral ischial plane (PIP) block

梨状筋表層での坐骨神経穿刺を懸念していたところ，parasacral ischial plane（PIP）blockというアプローチの報告を知り，用いるようになった．これは坐骨神経でなく，梨状筋下のPBI（posterior border of ischium）に針先を誘導する方法である[6]．坐骨後縁の骨表面に注入した局所麻酔薬は梨状筋下に広がり大坐骨孔に流れて，坐骨神経に効果を及ぼす．

筆者は超音波ガイド下に神経刺激を併用し，坐骨神経刺激が出現しないことを確認しながらPBIまで運針し，薬液を注入している．薬液が梨状筋下に広がると，梨状筋が浮き上がる様子が観察される．梨状筋内の筋注になるときや，針先を骨面に押し付けすぎて注入圧が高い時は，針先位置を修正する．なお，穿刺位置が尾側になると坐骨外縁上に坐骨神経が出てくるので注意が必要である．

経験上はTHAの際に，腰神経叢ブロックもしくは腸骨筋膜下ブロックとPIP blockの併用で，通常の坐骨神経ブロックと同様の鎮痛効果の印象を受けている．ただし，意識下での下肢切断術などで，区域麻酔主体の術中鎮痛で管理する場合は，局所麻酔薬の極量制限があるため，坐骨神経をターゲットにして確実性を優先すべきであろう.

【文献】

1) Shevlin S, Johnston D, Turbitt L. The sciatic nerve block. BJA education. 2020; 20: 312.
2) Taha AM. A simple and successful sonographic technique to identify the sciatic nerve in the parasacral area une technique échographique simple pour identifier avec succes le nerf sciatique dans la région parasacrée. Can J Anesth. 2012; 59: 263-7.
3) ESRA Europe. Pre-/Intra-operative Interventions. https://esraeurope.org/prospect/procedures/total-hip-arthroplasty-2019/pre-intra-operative-interventions-12/
4) Johnson CS, Johnson RL, Niesen AD, et al. Ultrasound-guided posterior femoral cutaneous nerve block: a cadaveric study. J Ultrasound Med. 2018; 37: 897-903.
5) Tomaszewski KA, Graves MJ, Henry BM, et al. Surgical anatomy of the sciatic nerve: A meta-analysis. J Orthop Res. 2016; 34: 1820-7.
6) Venkataraju A, Narayanan M, Phillips S. Parasacral ischial plane（PIP）block: An easy approach to sacral plexus. J Clin Anesth. 2019; 59: 103-5.

〈津久井亮太〉

12 坐骨神経ブロック（臀下部・前方・膝窩部）

❶総説

坐骨神経は仙骨神経叢に由来し，第４腰神経〜第３仙骨神経の前枝により構成される 図１．人体において最長かつ最大の神経である．中枢においてその太さは 2 cm に及ぶ．坐骨神経は外側から分岐し，末梢の感覚を担う神経は神経の中心部に存在する．近位部で行うブロックは，特に遠位部での効果発現に時間を要し，持続時間も末梢で行うブロックより短い．臀下部アプローチは体位変換が必要であるが，坐骨神経のプローブからの距離が比較的浅く描出がしやすいこと，チュービングが可能であることなどの利点は大きい．前方アプローチは体位変換のできない患者において有用である．深部のブロックであり，比較的難易度は高い．膝窩アプローチは浅部の神経ブロックであり，手技も他のアプローチと比較し容易である．膝より末梢の鎮痛を得たいのであれば，膝窩アプローチで行うのがよいだろう．坐骨神経が脛骨神経と総腓骨神経に分岐した直後では，脛骨神経と総腓骨神経は同一の神経鞘（paraneural sheath）内に存在する．paraneural sheath 内での薬液投与により効果発現時間が短縮し，効果持続時間が延長することが知られている．本稿では，臀下部アプローチ・前方アプローチ・膝窩部アプローチについて解説する．

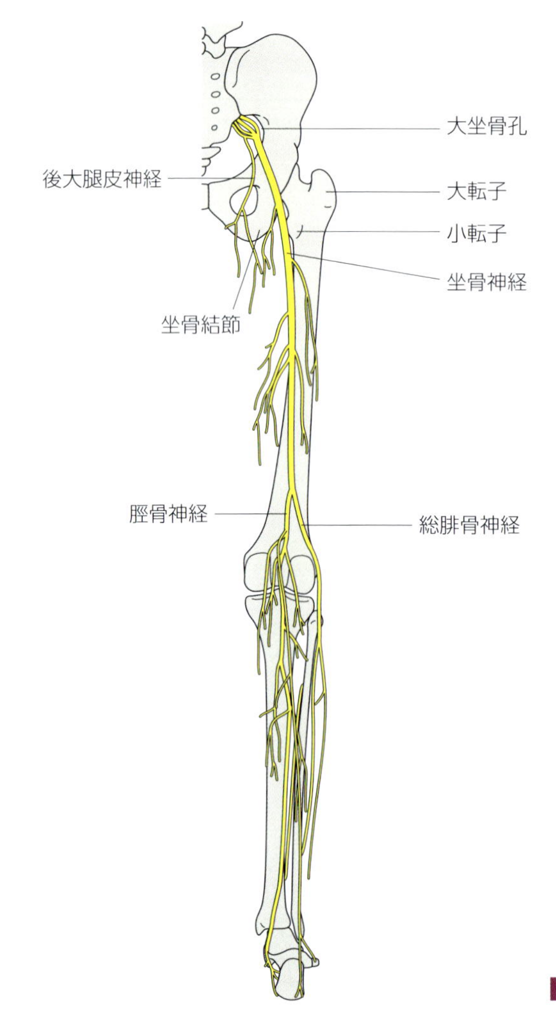

図１ 後方から見た坐骨神経の解剖図

JCOPY 498-05620

臀下部アプローチ

❷ 効果範囲

- 伏在神経領域である下腿内側を除いた，下腿外側，足背，足底
- 臀部アプローチでは後大腿皮神経もブロックされるが，後大腿皮神経は既に坐骨神経から離れており，ブロックされないことが多い．臀下部アプローチにおける後大腿皮神経の感覚遮断率は68%との報告がある[1)]

❸ 適応

膝上での下肢切断術，膝手術，足関節手術

❹ 合併症

動脈穿刺，血腫，感染，局所麻酔薬中毒

❺ 体位

- ブロック側を上にした半側臥位
- ブロック側の脚を少し屈曲させ，下半身をやや前方に傾ける
- ブロック中に患者の体位が変化しないように，大きなクッションを使用するとよい

❻ 体表のランドマーク

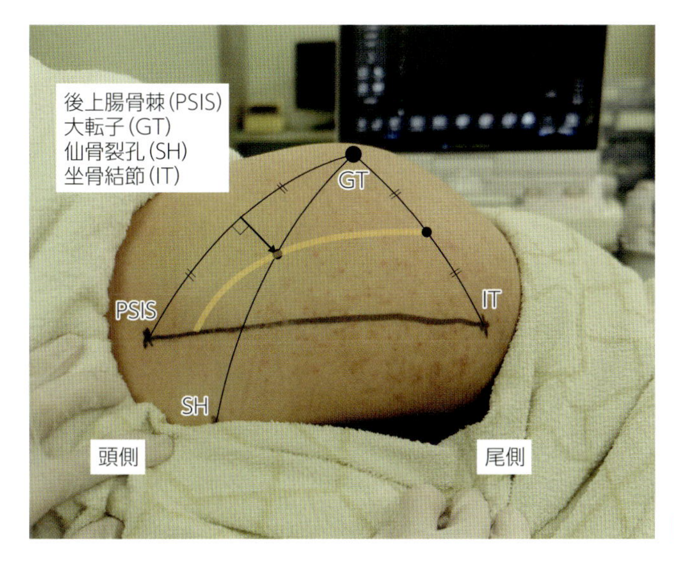

図2 体表のランドマーク

❼ 穿刺時の写真

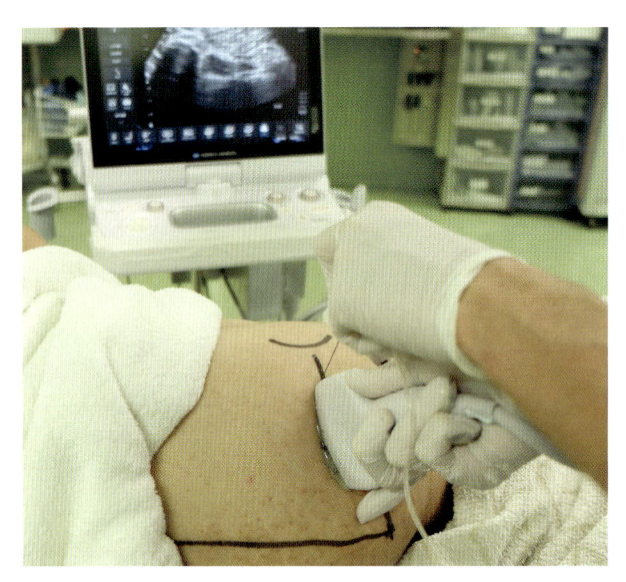

図 3 穿刺時の写真

❽ 超音波解剖

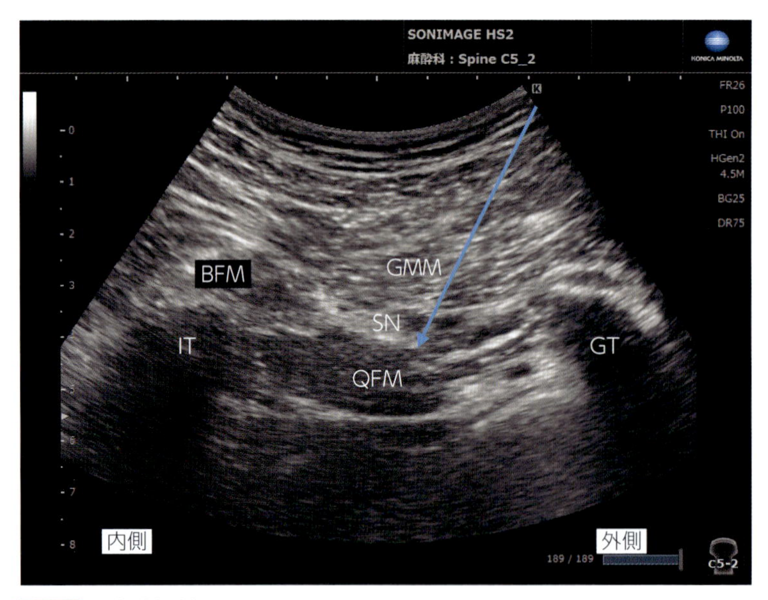

図 4 超音波解剖

SN（坐骨神経），GMM（大臀筋），BFM（大腿二頭筋），QFM（大腿方形筋），GT（大転子），IT（坐骨結節）

❾ 描出のポイント

- 体格の小さい患者においてはリニアプローブでの施行も可能だが，広い視野を得るためにコンベックスプローブのほうがよい
- 大転子と坐骨結節を触れ，2 点を結ぶ線上（大腿骨の長軸とほぼ垂直）で皮膚に直角にプローブを当てる
- 正しい体位をとると大臀筋が伸展するため，坐骨神経の位置が浅くなり，描出がしやすくなる
- 坐骨神経は体表から 3〜5 cm 程度の比較的浅い場所を走行しており，高輝度な楕円形の像が得られる
- プローブを頭尾側方向に動かしながら正しく筋膜面を同定することで，坐骨神経の位置を把握しやすくなる

❿ 穿刺のポイント

- 穿刺は 80〜100 mm の穿刺針を用いて，外側から内側に向けて平行法で行う
- 神経刺激は神経の同定に有用であるが，針が適切な位置にあっても運動反応が得られないことがあるため注意する
- 坐骨神経の内側には下臀動脈が並走していることが多く，外側からの穿刺が安全である
- 大臀筋腹側筋膜を穿刺すると穿通感が得られる

⓫ 薬剤投与のポイント

- 薬液は 0.25〜0.5%ロピバカインもしくはレボブピバカインを 10〜20 mL 程度使用する
- 坐骨神経に向けて穿刺をし，はじめに深部から局所麻酔薬を注入する
- 液性剥離ができたら，続いて神経表層側に注入し，ドーナツサインを得られるよう針を動かしながら局所麻酔薬を注入する
- 脛骨神経領域が不十分になりやすいので，内側にも十分な局所麻酔薬を投与する

⓬ カテーテル挿入のポイント

- カテーテルを挿入する場合は，深部を十分に液性剥離し，スペースを作ってから挿入する
- 下臀動脈を損傷しないように注意する
- カテーテルを進めすぎると坐骨神経から離れてしまう可能性があるため，神経直下で薬液が注入される位置に調整する

⓭ 文献考察

▶ 臀下部アプローチにおける薬液投与方法

超音波ガイド下坐骨神経ブロック臀下部アプローチにおいて，エピネフリン入り 1.5%メピバカイン 20 mL を用いて，1 回穿刺により坐骨神経背側に広がるように薬液投与を行う方法（single-injection）と複数回の穿刺により坐骨神経周囲にドーナツ状に広がるように薬液投与を行う方法（multiple-injection）による効果の違いを比較した研究がある[2]．手技時間は single-injection 群で有意に短かったが〔276±95 vs 318±90（秒，mean±SD，p=0.037）〕，薬液投与 30 分後における感覚遮断率・運動遮断率はともに multiple-injection 群で有意に高いという結果であった．臀下部アプローチにおいては薬液は全周性に投与したほうがよさそうだ．

▶ 前方アプローチ vs 臀下部アプローチ

超音波ガイド下坐骨神経ブロック前方アプローチと臀下部アプローチを比較した文献を紹介する．足関節内顆骨折の手術を受ける患者 58 名を対象に前方アプローチと臀下部アプローチの効果の違いを比較した文献だ[3]．臀下部アプローチにおいて感覚遮断の発現時間は有意に早かったが，感覚遮断の持続時間，運動遮断の発現・持続時間に有意差はなかった．また，臀下部アプローチにおける，手術中のフェンタニル消費量は少なく，患者の満足度，麻酔科医の満足度，外科医の満足度は高かった．一方，神経ブロック中のフェンタニル消費量は臀下部アプローチで上回り，骨折患者の体位変換による痛みに起因すると考えられた．

体位変換可能な患者においては，手技の難易度や患者満足度を考慮すると臀下部アプローチの選択がよさそうである．効果に関しては，後大腿皮神経の遮断率をのぞいてはそれほど差はなさそうである．

前方アプローチ

⓮ 効果範囲

- 伏在神経領域である下腿内側を除いた，下腿外側，足背，足底
- 後大腿皮神経が坐骨神経から離れていることが多く，大腿後面皮膚の鎮痛が得られないことに注意する．後大腿皮神経の感覚遮断率は 15%程度とされている[1]

⓯ 適応

体動困難な患者における膝上での下肢切断術，膝手術，足関節手術

⓰ 合併症

動脈穿刺，血腫，感染，局所麻酔薬中毒

⓱ 体位

- 仰臥位
- 股関節と膝関節をやや屈曲し，股関節を外転・外旋する

⑱ 体表のランドマーク

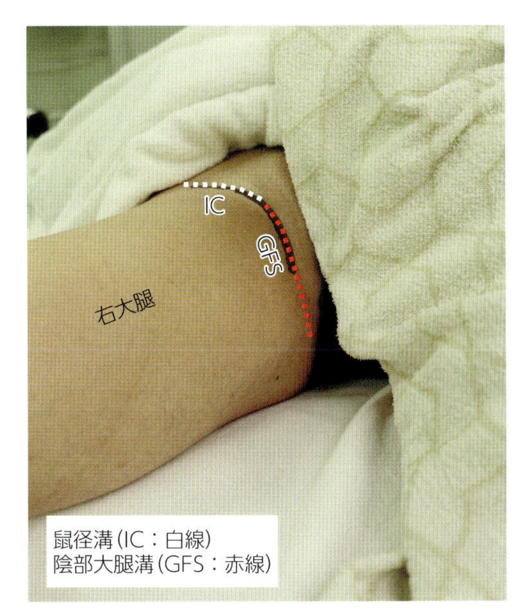

図 5 体表のランドマーク

⑲ 穿刺時の写真

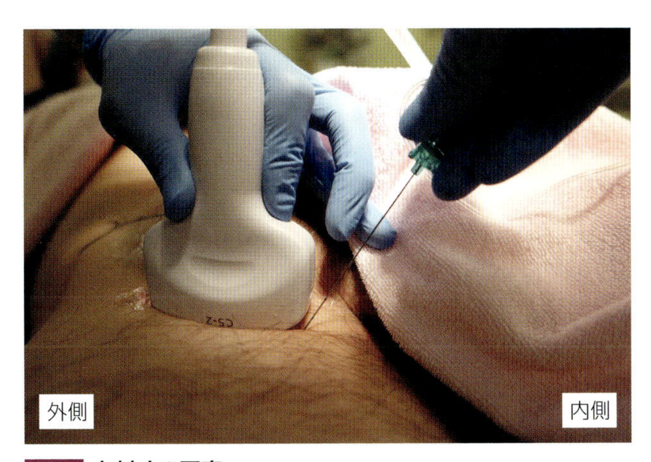

図 6 穿刺時の写真

⑳ 超音波解剖

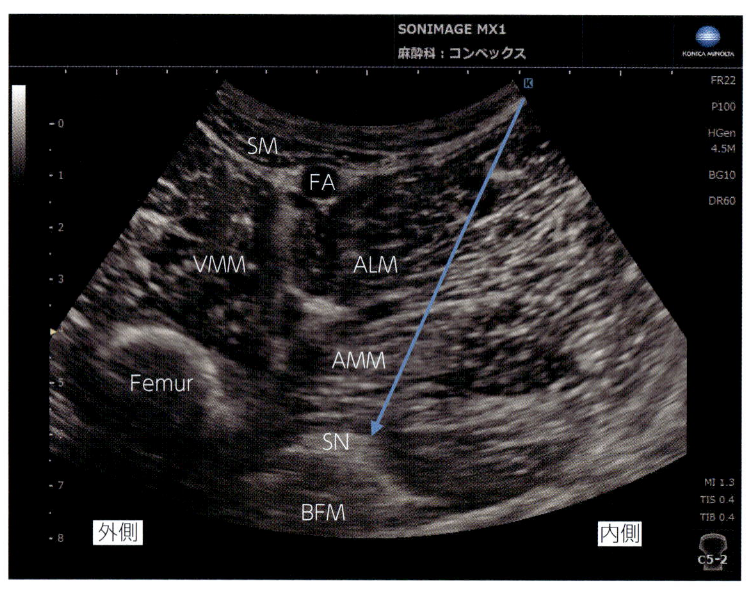

図 7 超音波解剖
FA（大腿動脈），SN（坐骨神経），SM（縫工筋），VMM（内側広筋），ALM（長内転筋），AMM（大内転筋），BFM（大腿二頭筋），Femur（大腿骨）

㉑ 描出のポイント

- コンベックスプローブを用いる
- 坐骨神経の深さは皮膚から 5～7 cm 程度である
- 鼠径溝から約 8 cm 遠位で大腿骨小転子の高さに大腿骨と直行する向きに置く
- 大内転筋の下方に高エコー性の構造として同定できる
- 周囲の筋肉とのエコー輝度が近く神経を認識しにくい場合は，プローブを 90 度回転し，長軸像を描出すると周囲の筋層との境にわずかにスペースが見られ識別しやすい
- 患者に足関節の背屈・底屈をしてもらうと，エコー画面上の神経に動きが見られ，同定に役立つ

㉒ 穿刺のポイント

- 外側浅層に大腿動静脈や大腿神経があり，穿刺経路に脈管構造が多い場合があるので，穿刺は内側から平行法で行うほうが安全である．穿刺の前に，カラードプラで血管の有無を確認する
- 大腿神経や閉鎖神経の分枝が穿刺経路に走行し得るため，神経刺激装置の併用が推奨されている
- 1～2 mA で刺激を行うと，はじめは大腿の筋収縮が見られるが，大内転筋の筋膜を越えると足関節の底屈もしくは背屈が見られる
- 神経が深部にあり，針の穿刺角度が急峻になるため，針の描出が困難なこともある．1～2 mL の薬液投与を行い針先位置を確認する

㉓ 薬剤投与のポイント

0.25〜0.5%ロピバカインもしくはレボブピバカインを10〜20 mL程度使用し，坐骨神経を囲むように薬液投与を行う．

㉔ カテーテル挿入のポイント

持続神経ブロックは鼠径部に近く感染のリスクがあることや，さまざまな組織を通過する必要があり，血腫形成のリスクもあるため行わない．

㉕ 文献考察

▶ 前方アプローチの針の穿刺点について

超音波ガイド下坐骨神経ブロックの前方アプローチにおける平行法による内側からの穿刺は，神経が深部にあり，針の穿刺角度が急になるため針の描出がしにくいことや，穿刺経路付近に大腿動静脈や閉鎖神経が存在するため難しいことが多い．そのため，プローブの当て方は同様のまま，穿刺点をプローブから5 cm程度離すことで針の描出がしやすくなると報告されている 図8 [4]．この穿刺方法では，大腿動静脈の穿刺も避けることができる．120名の患者を対象に本アプローチによる穿刺を行い，手技にかかった時間は4分32秒±1分52秒（mean±SD）であり，血管穿刺等の合併症もなかったようだ．

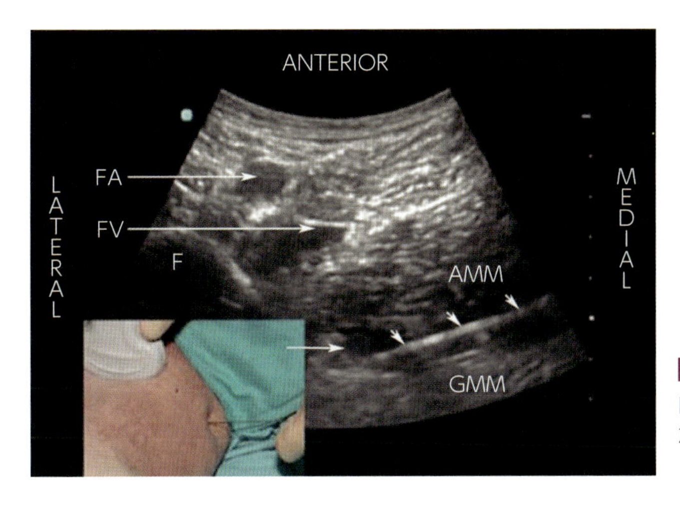

図8 前方アプローチ
FA（大腿動脈），FV（大腿静脈），AMM（大内転筋），GMM（大臀筋），F（大腿骨）
（Dolan J. Br J Anaesth. 2013; 110: 319-20[2]）

▶ 大内転筋アプローチ

超音波ガイド下坐骨神経ブロックの前方アプローチにおいては，坐骨神経の視認が難しい場合も多い．一方で，重要なメルクマールである大内転筋と大腿骨の超音波での視認はしやすい．坐骨神経は大内転筋の下に位置しており，必ずしも坐骨神経が描出できていなくても，大内転筋と大腿骨の確認できるviewにおいて大内転筋後面に薬液を投与することで，効果的な坐骨神経ブロックを行うことができる大内転筋アプローチが報告されている[5]．26名の患者を対象に0.4%ロピバカインを用いて大内転筋アプローチを行った研究では，全症例において坐骨神経ブロックは成功し，26名中19名（19.2%）においては1回穿刺のみでブロックを完遂していた．

▶ 側方アプローチ

仰臥位のままで行える近位の坐骨神経ブロックの1つに側方アプローチがある．1959年にランドマーク法が報告され，2018年に超音波ガイド下の側方アプローチと前方アプローチを比較した論文が報告された[6)]．

患者を仰臥位にして両脚を伸ばし，手術側の股関節をわずかに内旋させた状態で，コンベックスプローブを手術側の大転子のすぐ下に当てる **図9**．超音波で大転子と坐骨結節が確認できたら，超音波画像装置の中心に坐骨結節が見えるようにプローブの位置を調整すると，大腿二頭筋の起始部と大臀筋の間に坐骨神経が見える．側方アプローチのほうが，前方アプローチと比較し，薬液投与30分後の後大腿皮神経の感覚遮断率が高く（60% vs 15%，p＝0.008），プローブから神経の距離も浅かった〔3.97±0.99 vs 5.24±0.94（cm，mean±SD，p＝0.0002）〕．肥満患者ではより恩恵を受けるかもしれない．

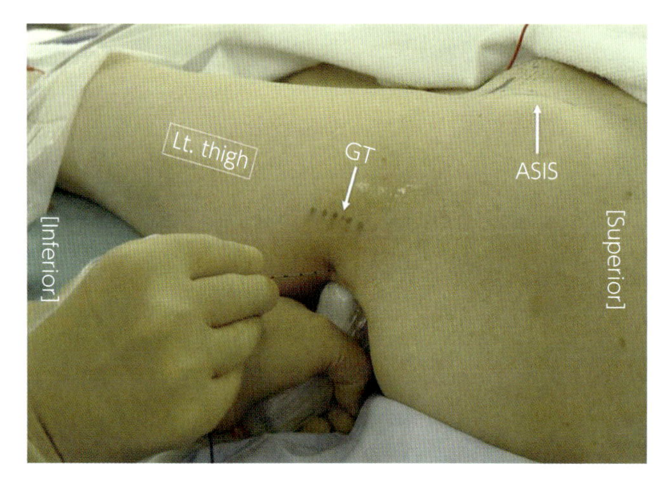

図9 側方アプローチ
ASIS（上前腸骨棘），GT（大転子）
（Yoshida T, et al. Reg Anesth Pain Med. 2018; 43: 712-9[6)]）

膝窩部アプローチ

㉖ 効果範囲

伏在神経領域である下腿内側を除いた，下腿外側，足背，足底

㉗ 適応

足関節手術，膝下の下腿切断術，アキレス腱手術

㉘ 合併症

動脈穿刺，血腫，感染，局所麻酔薬中毒

㉙ 体位

- 仰臥位もしくは腹臥位で施行
- 仰臥位で行う場合は下腿の下に枕を入れ，膝窩部にスペースを確保する
- 腹臥位で行う場合は両足を伸ばした状態でよいが，神経刺激を併用する場合は足関節の動きを邪魔しないようにする

JCOPY 498-05620

㉚ 体表のランドマーク

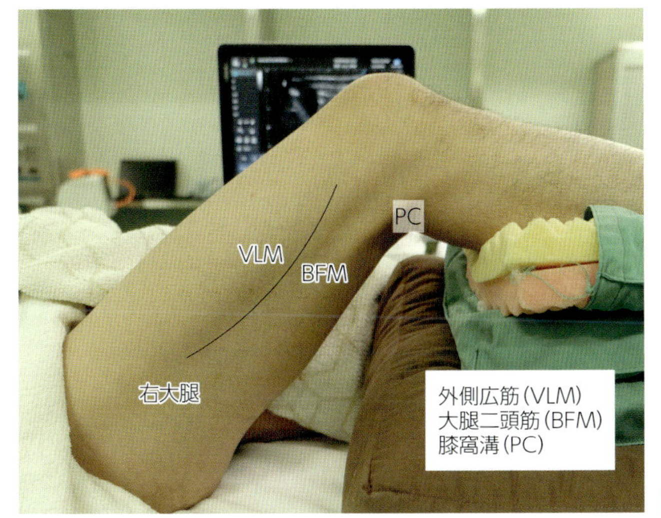

図 10 体表のランドマーク

㉛ 穿刺時の写真

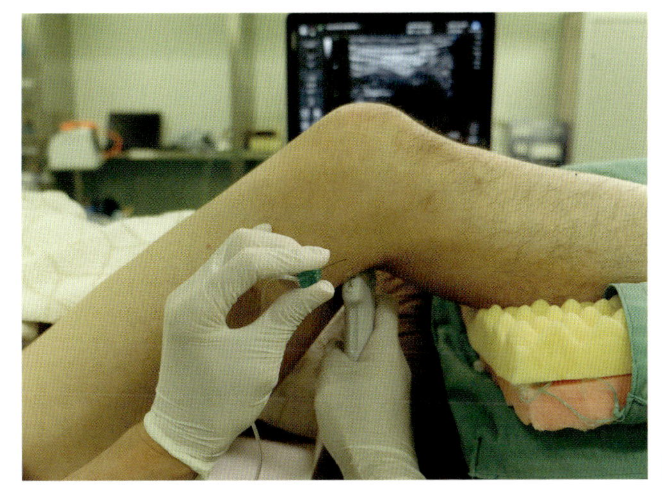

図 11 穿刺時の写真

㉜ 超音波解剖

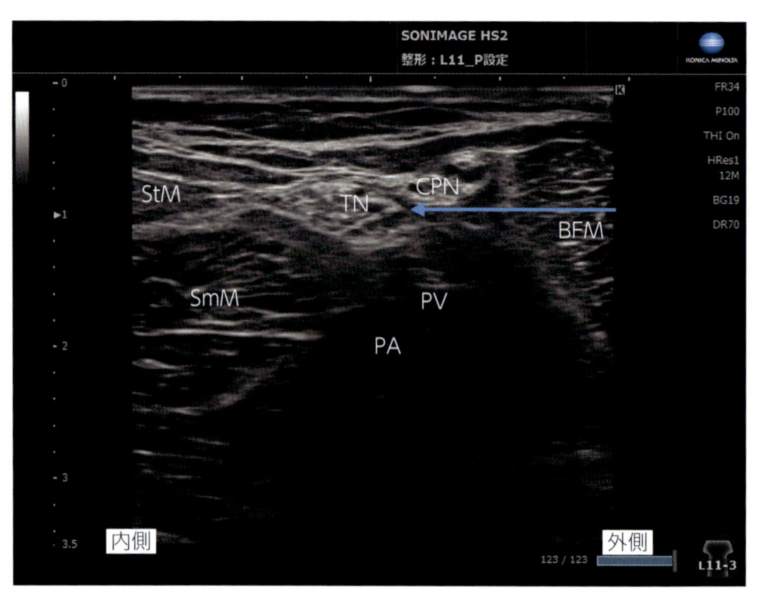

図 12 超音波解剖
PA（膝窩動脈），PV（膝窩静脈），TN（脛骨神経），CPN（総腓骨神経），BFM（大腿二頭筋），StM（半腱様筋），SmM（半膜様筋）

㉝ 描出のポイント

- 膝窩皺のあたりにプローブを当て膝窩動脈を描出する
- 圧迫を弱め，カラードプラを使用すると，膝窩静脈も確認できる
- このレベルでは坐骨神経は比較的浅い位置に存在しており，すでに脛骨神経と総腓骨神経に分かれている
- 脛骨神経は膝窩動脈よりも浅層で膝窩動脈と伴走しているか，膝窩動脈より外側を走行しており，最初に同定できる
- 総腓骨神経は，脛骨神経よりもさらに外側〜外側浅層に認められる
- 膝窩から頭側に追っていくと，8〜10 cm の地点で脛骨神経と総腓骨神経が合流する
- 坐骨神経は頭側に向かうにつれ体表から離れ深くなるため，プローブのビームをやや尾側に傾けると神経に垂直にプローブを当てられ，描出がしやすくなる
- 坐骨神経が脛骨神経と総腓骨神経に分岐した直後では，同一の paraneural sheath 内に存在し，画面上では脛骨神経と総腓骨神経を取り囲むような白い膜として描出できるが，はっきりと描出できないこともある
- 足関節の底屈・背屈を行うと，脛骨神経と総腓骨神経が交互に動くシーソーサインが見られる

㉞ 穿刺のポイント

- 坐骨神経が脛骨神経と総腓骨神経に分岐した直後の画面で穿刺を行う
- 坐骨神経の深さをエコー画面上で確認し，プローブからその深さだけ離して穿刺すると針の描出がしやすい

- Paraneural sheath 内に針先を進めるためには，paraneural sheath に対して少し鋭角に針を進めると穿刺がしやすい
- 穿刺経路に総腓骨神経が存在する場合は神経損傷に留意し，避けることが難しい場合は脛骨神経と総腓骨神経の合流部より頭側で穿刺する
- Paraneural sheath を穿刺した際には穿通感が得られることが多い
- 血管穿刺のリスクを下げるために，手技の間を通してプローブによる圧迫の程度は変えないよう注意する

㉟ 薬剤投与のポイント

- エコー画面上で paraneural sheath 内に針先を確認したら，薬液を投与する
- 神経刺激装置を併用していると，paraneural sheath 内に針先が進んだ際に足関節の背屈もしくは底屈運動が見られることがある
- Paraneural sheath 内での薬液投与であれば，10～15 mL で穿刺部において脛骨神経と総腓骨神経が離れる像と，穿刺部より頭尾側 5 cm 程度の坐骨神経周囲に薬液の広がりが見られる
- 通常は 0.25～0.5%ロピバカインもしくはレボブピバカインを 10～15 mL 程度使用する

㊱ カテーテル挿入のポイント

- 仰臥位で施行した場合には単回法で広げたスペースに平行法でカテーテルを挿入する
- 腹臥位で施行した場合には交差法でもよい
- 交差法の場合は，針先が頭側に向かうようにし，脛骨神経と総腓骨神経の間に挿入する

㊲ 文献考察

▶ Paraneural sheath 内への薬液投与による効果

下肢手術を受ける患者を対象に，0.3 mL/kg のメピバカインを使用し，paraneural sheath 内への薬液投与（subparaneural 群）と，坐骨神経周囲の薬液投与（extraneural 群）による効果の違いを検討した前向きランダム化比較試験がある[7]．subparaneural 群は 26 名，extraneural 群は 22 名が解析の対象となった．効果発現は subparaneural 群で早く〔11（3～21）vs 17（6～30）（分，median（interquartile)，p=0.002)〕，脛骨神経領域の感覚遮断時間は subparaneural 群で長いという結果であった〔397（178～505）vs 265（113～525）（分，median（interquartile)，p=0.04)〕．一方で神経内注入が疑われた症例は，extraneural 群で 1 例，subparaneural 群で 3 例であった．Paraneural sheath 内の薬液投与は効果発現が早く，感覚遮断持続時間が長いという利点がある一方で，一過性の神経障害の報告もあり，十分注意が必要である．

▶ カテーテルの挿入位置

上述の通り，単回の坐骨神経ブロックにおいては paraneural sheath 内の薬液投与により効果発現が早く，感覚遮断の持続時間は長い．それでは，持続カテーテルの使用においてはどうだろうか．従来通り坐骨神経の分岐部より近位で坐骨神経の表層にカテーテルを挿入した場合（superficial 群）と，坐骨神経分岐部で脛骨神経と総腓骨神経の間にカテーテルの挿入を行った場合（deep 群）で術後の鎮痛の質に違いがあるかどうかを検討した研究がある[8]．Superficial 群と deep 群で術翌朝の疼痛スコアに差はなかった〔1.5（0.0～3.5）vs 1.5（0.0～4.0）（NRS: 0～10 scale，median（interquartile)，p=0.927)〕．また，カテー

JCOPY 498-05620

テルの挿入時間，術後のオピオイド消費量，カテーテル挿入部位の薬液漏れの頻度，下肢の痺れの程度なども有意差はなかった．現時点では，持続カテーテルの挿入位置に関しては差を示すエビデンスはないため，どちらでもよいといえる．

▶坐骨神経ブロック施行中のインピーダンス値の変化

神経ブロックの際に針先位置を正確にモニタリングすることが効果的で安全な手技につながり，超音波機器・神経刺激装置・注入圧計を用いた穿刺（トリプル・ガイダンス）が推奨されている．しかしこれらを用いても常に針先端の位置を正しく把握できない場合がある．神経刺激装置を用いて針先端の電気抵抗を示す電気インピーダンス（EI）値を測定することが可能であり，EI 値は組織の水分保持量によって変化することが報告されている．下肢切断術を受けた患者の切断肢において，坐骨神経にブロック針を挿入し EI 値を測定した研究[9]では，針先端が神経内に挿入されると EI 値が上昇すると報告されている．EI 値は今後，神経内注入の予防に有用な指標となるかもしれない．

▶iPACK との比較

術後の早期離床や，神経障害のリスクなどの観点から，膝の手術において坐骨神経ブロックが選択される機会は減ってきたかもしれない．しかし，手術後の入院期間が比較的長い日本においては術後鎮痛の質や鎮痛効果の持続時間に重点を置き，坐骨神経ブロックを用いている施設もまだ多いのではないだろうか．人工膝関節置換手術において全身麻酔に大腿神経ブロック＋坐骨神経ブロックもしくは内転筋管ブロック＋iPACK を併用し，両者の術後鎮痛効果を比較した前向きランダム化比較試験がある[10]．術後 24 時間のレスキュー鎮痛薬であるモルヒネ（0.05 mg/kg）の消費量は大腿神経ブロック＋坐骨神経ブロックで有意に低く〔6.57±1.6 vs 8.87±2.3（mg，mean±SD，$p<0.01$）〕，鎮痛効果においては勝る結果となった．一方で，修正 Bromage スコアを用いた術後 24 時間の筋力低下は，内転筋管ブロック＋iPACK 群で少なかった．強い痛みも術後のリハビリテーションの妨げとなり得るため，術式や患者に応じた神経ブロックの選択が必要かもしれない．

▶Hi-PAC block

2021 年に high-volume adductor canal（Hi-PAC）block が報告された[11]．Hi-PAC ブロックは大腿三角の頂点から 2～3 cm 末梢の近位内転筋管で，30～40 mL の局所麻酔薬を投与することで，伏在神経ブロック＋坐骨神経ブロック膝窩アプローチの効果が得られるというブロックである．坐骨神経ブロックに伴う体位変換は不要で 1 回の穿刺でよく，伏在神経ブロックにより下腿内側の鎮痛効果が得られるといった利点があり，今後の臨床応用が注目される．

【文献】

1) Ota J, Sakura S, Hara K, et al. Ultrasound-guided anterior approach to sciatic nerve block: a comparison with the posterior approach. Anesth Analg. 2009; 108: 660-5.
2) Yamamoto H, Sakura S, Wada M, et al. A prospective, randomized comparison between single- and multiple-injection techniques for ultrasound-guided subgluteal sciatic nerve block. Anesth Analg. 2014; 119: 1442-8.
3) Yektaş A, Balkan B. Comparison of sciatic nerve block quality achieved using the anterior and posterior approaches: a randomized trial. BMC Anesthesiol. 2019; 19: 225.
4) Dolan J. Ultrasound-guided anterior sciatic nerve block in the proximal thigh: an in-plane approach improving the needle view and respecting fascial planes. Br J Anaesth. 2013; 110: 319-20.

5) Liwei W, Yinyin Q, Ying D, et al. Evaluation of a new method of sciatic nerve block: a prospective pilot study. J Pain Res. 2023: 16; 2091-9.
6) Yoshida T, Nakamoto T, Hashimoto C, et al. An ultrasound-guided lateral approach for proximal sciatic nerve block: a randomized comparison with the anterior approach and a cadaveric evaluation. Reg Anesth Pain Med. 2018; 43: 712-9.
7) Choquet O, Brault G, Abbal B, et al. Subparaneural versus circumferential extraneural injection at the bifurcation level in ultrasound-guided popliteal sciatic nerve blocks: a prospective, randomized, double-blind study. Reg Anesth Pain Med. 2014; 39: 306-11.
8) Sztain JF, Finneran JJ 4th, Monahan AM, et al. Continuous popliteal-sciatic blocks for postoperative analgesia: traditional proximal catheter insertion superficial to the paraneural sheath versus a new distal insertion site deep to the paraneural sheath. Anesth Analg. 2019; 128: e104-8.
9) Vydyanathan A, Kosharskyy B, Nair S, et al. The use of electrical impedance to identify intraneural needle placement in human peripheral nerves: a study on amputated human limbs. Anesth Analg. 2016; 123: 228-32.
10) Hussien R, Ismail M, Salah A, et al. Postoperative analgesic effectiveness of ultrasound guided combined femoral-sciatic nerve block versus combined adductor canal block-I PACK block in patients undergoing total knee arthroplasty: a double-blind randomized study. Egyptian Journal of Anaesthesia. 2023; 39: 610-8.
11) Sonawane K, Dixit H, Mistry T, et al. A high-volume proximal adductor canal（Hi-PAC）block-an indirect anterior approach of the popliteal sciatic nerve block. J Clin Anesth. 2021; 74: 110348.

〈村木真美〉

13 足関節ブロック

❶ 総説

足関節ブロック（ankle block）とは足関節周辺の末梢神経を個別にブロックすることで，足関節の可動性を維持したまま足関節より末梢の鎮痛を得るブロックである．膝窩部坐骨神経ブロックのようなより中枢でのブロックと比べると，5本の末梢枝をブロックするために複数回の穿刺が必要で時間を要するが，術後の運動機能を保持できる点で優れたブロックといえる．

❷ 効果範囲

各神経のデルマトームは 図1 の通りである．

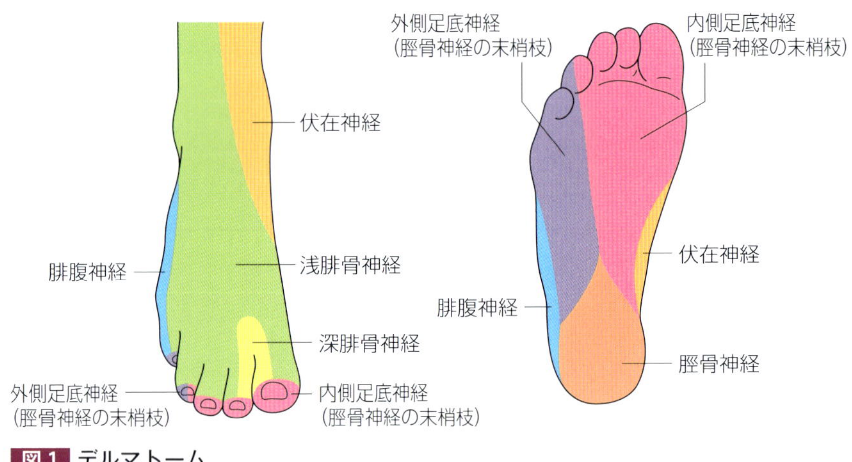

図1 デルマトーム

（Drake RL, et al. Gray's atlas of anatomy. Third ed, 6. p.293-384 より作成）

❸ 適応

足趾形成術，足関節より遠位の足趾切断術，足底の腫瘍切除（悪性黒色腫など）

❹ 合併症

神経障害（運動枝の神経障害は理論上起こりえないのがメリット），血管穿刺

❺ 体位

患側下腿の下に枕を入れ，足関節以遠を浮かせた状態での仰臥位

❻ 描出のポイント 図2

- 各神経の局在が浅いため，高周波プローブの使用を推奨する
- 骨に囲まれた曲面で大きなプローブでは全体を描出しにくい．また，穿刺痛緩和のため運針距離は短いほうが望ましくホッケースティック型のような小さいプローブの使用を推奨する

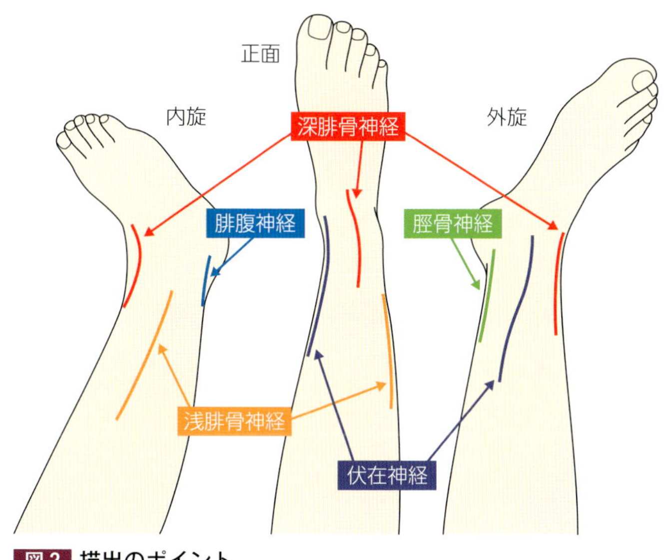

図2 描出のポイント

- 足首は腱が多く超音波画像では神経と誤認することが多いが，腱は頭尾側に追うと筋腹に変化することで神経と区別できる．まずは神経に伴走する血管などの解剖学的指標を描出することを目標にする[1)]
- 静脈を解剖学的指標とする場合にはプローブを優しく当て，プローブで静脈を潰さないように注意する
- 神経とおぼしき構造物を見つけたら，頭尾側に走行を辿って連続性の有無を確認する
- 解剖学的指標からおおよその神経の走行を予測しプローブを当てると，施行時間の短縮につながる

❼ 穿刺のポイント

- 平行法でも交差法でも可．交差法では直接神経を穿刺しないよう注意する
- 覚醒下で行う場合には，痛みが強いので細い針（25～27 G）や鋭針の使用を考慮する
- 手技中の疼痛緩和を目的に鋭針を使用する場合には，神経損傷に注意する

❽ 薬液投与のポイント

- 神経自体が描出できなくても，解剖学的指標となる血管の周囲に薬液を投与することで作用が見込める
- 小さなコンパートメントに注入するので各神経に対して 3～5 mL の薬液投与で十分である．正しいコンパートメント内への注入がなされていれば，画像上の神経への全周性投与を目指す必要はないとする報告もある[2)]が，脛骨神経は他の神経よりも太いので 5 mL 投与し，可能な限り神経周囲に全周性に投与することを目指す．
- 足関節の運動障害は理論上発生しないので高濃度の局所麻酔薬の投与が許容される（0.5%ロピバカインなど）
- 虚血を防ぐため 1 カ所あたり 10 mL 以上の投与は推奨されない

▶ 深部を支配する神経

深腓骨神経 図3, 4

解剖とブロックのポイント

- 第一趾と第二趾の骨の間を頭側に辿っていくと足背動脈を触れる
- 足背動脈をエコーで確認したら，頭側に辿り，前脛骨動脈になるまで遡る
- 下腿前面にある 2 つの筋腱（長趾伸筋と長母趾伸筋）の間，前脛骨動脈の外側に深腓骨神経が確認できる
- 末梢に向かうほど神経が分枝し効果が不十分となること，長趾伸筋や長母趾伸筋が腱となって神経との鑑別も難しくなることから，可能な限り中枢の足関節のあたりでブロックする

体表のランドマーク

- 前脛骨動脈

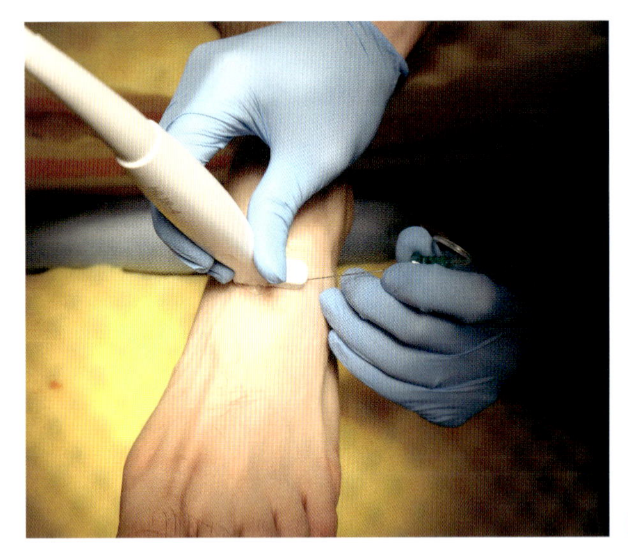

図3 穿刺時の写真

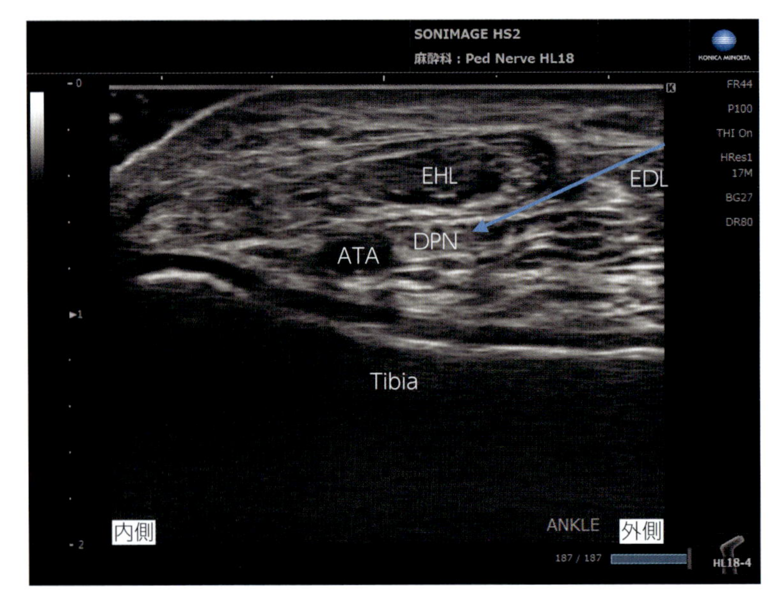

図4 超音波解剖
DPN（深腓骨神経），EDL（長趾伸筋），EHL（長母趾伸筋），ATA（前脛骨動脈），Tibia（脛骨）

脛骨神経 図5, 6

解剖とブロックのポイント

- 脛骨神経は内果後方で脛骨に沿うように走行する
- 足を外旋させ，超音波プローブを内果後方で横向きに当てる
- 解剖学的指標となる後脛骨動脈は，後脛骨静脈と隣接してミッキーマウスの耳と顔のように並んでいる場合が多い
- 平行法で穿刺する場合には，アキレス腱側から内果側に向かうように運針することで，上記の複数の動静脈を避けて穿刺することができる 図5．さらに，穿刺部直下に骨組織がないので運針が容易である．一方，針の刺入点が手術台に近くなるため，不潔になりやすいので注意が必要となる
- 内果側からアキレス腱側に向かって平行法で穿刺する場合には，動静脈を避けて運針する必要がある．内果が運針の邪魔にならないように写真の超音波画像の位置からプローブをさらに頭側に移動し，動静脈より深い部分を通って運針する．小さなコンパートメントなので 0.5 mL ほど少量の局所麻酔薬で液性剥離しながら運針し，安全な運針経路を得ることもできる
- 内果後方は狭いコンパートメントのため，局所麻酔薬投与で内圧が高まり虚血に至る可能性がある．加えて，内果に針がぶつかるため運針の難易度が上がる．内果よりもやや頭側までプローブで神経を追いかけブロックすると虚血のリスクを低下させる上，運針もしやすい
- 患者の足側に立ち交差法でブロックすれば，上記のいずれの平行法での穿刺の問題も解決できる．ただし，針先端が神経を誤穿刺しないよう，神経の接線側面方向への運針とこまめな液性剥離を心がける．

体表のランドマーク

- 後脛骨動脈

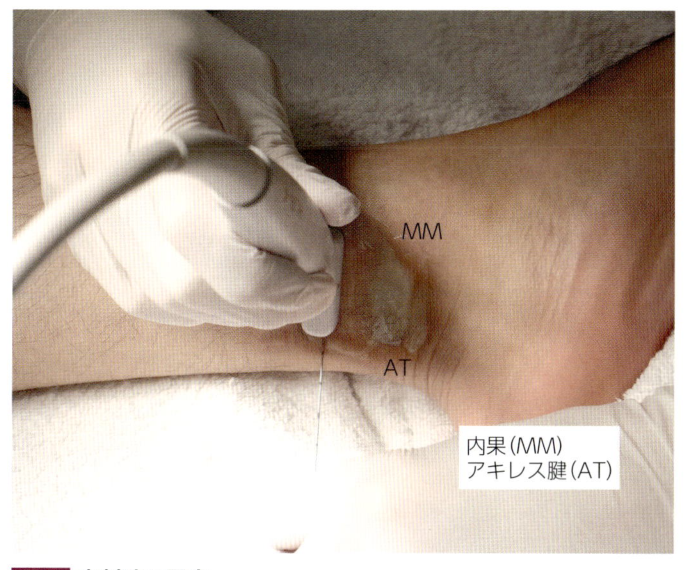

図5 穿刺時の写真

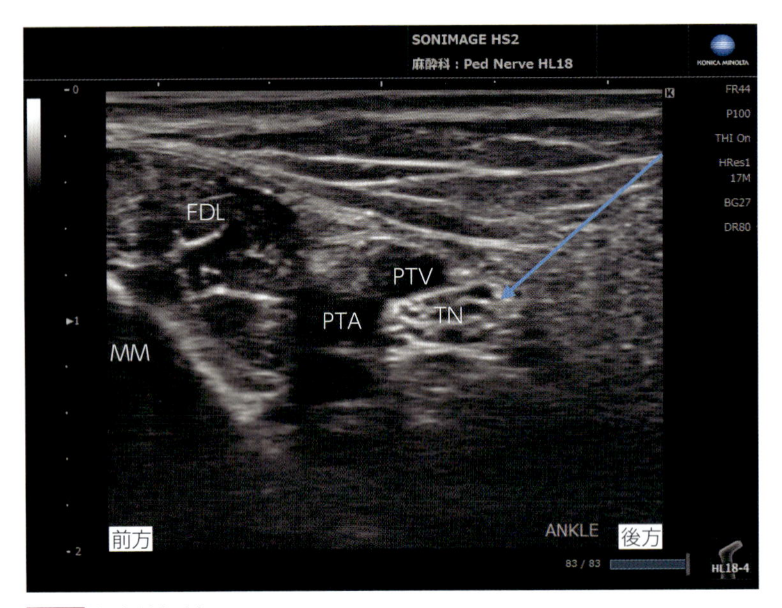

図6 超音波解剖

TN（脛骨神経），PTA（後脛骨動脈），PTV（後脛骨静脈），FDL（長趾屈筋），MM（内果）

▶ 浅部を支配する神経

浅腓骨神経 図7，8

解剖とブロックのポイント

- 下腿前面遠位 1/3 にプローブを当て，脛骨をエコー画像上確認したら外側にスライドして腓骨を描出する．腓骨がサメのヒレのような形に変化するまでプローブを頭側にスライドし腓骨筋と長趾伸筋を描出する
- 腓骨筋と長趾伸筋の間，下腿筋膜の下に浅腓骨神経が存在する
- おおよそ腓骨の「サメのヒレ」の先端に浅腓骨神経が現れる

体表のランドマーク

- 腓骨筋，長趾伸筋

JCOPY 498-05620

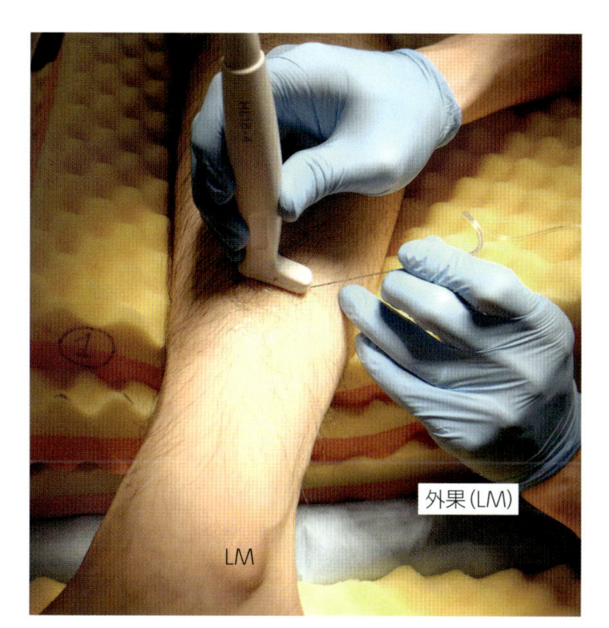

図7 穿刺時の写真

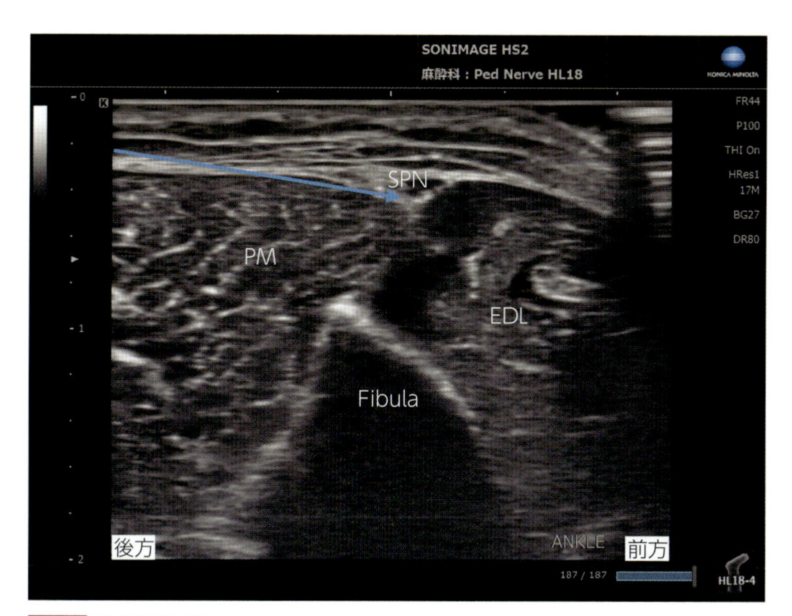

図8 超音波解剖

SPN（浅腓骨神経），PM（腓骨筋），EDL（長趾伸筋），Fibula（腓骨）

伏在神経 図 9，10

解剖とブロックのポイント

- 伏在神経は大伏在静脈に伴走する
- 大伏在静脈は下腿の脛骨内側を走行し，末梢に向かうにつれて内果前面を通る
- 内果前面にプローブを当てて確認できる，太い静脈が大伏在静脈である
- 他の表在静脈と比べて深部に位置するため，軽度の圧迫では潰れない場合がある．血管の太さと走行から，前脛骨動脈と誤認しやすいので注意が必要である．カラードップラーで静脈のフローパターンを確認したり，頭側にスライドして下腿内側を走行することを確認したりするとよい（一方，前脛骨動脈は下腿前面を通り，拍動を確認できる）

体表のランドマーク

- 大伏在静脈に伴走する

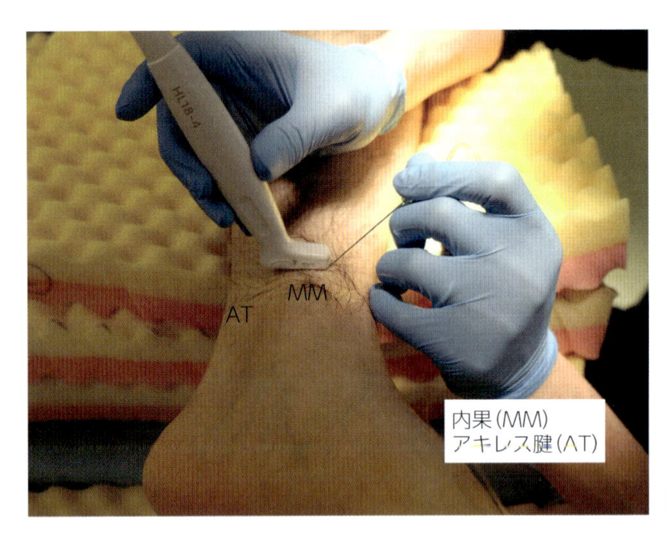

図 9 穿刺時の写真

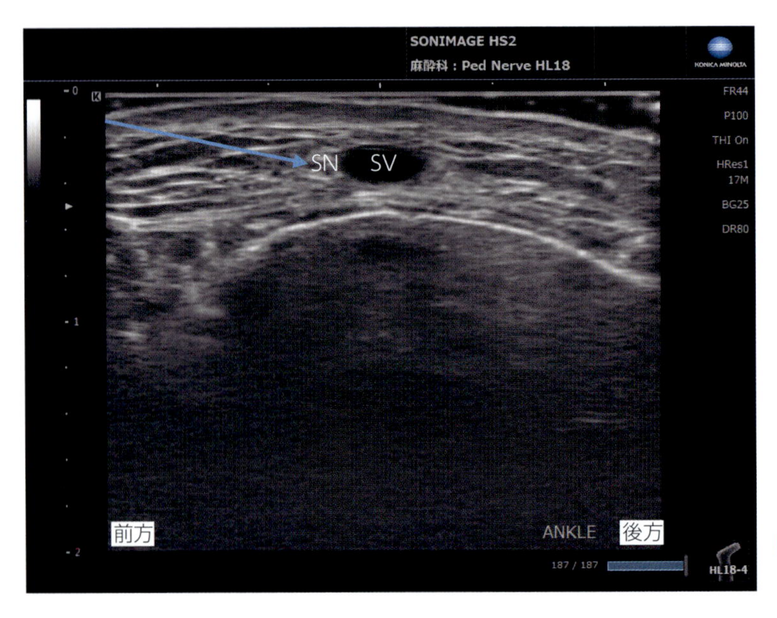

図 10 超音波解剖
SN（伏在神経），SV（大伏在静脈）

JCOPY 498-05620

腓腹神経経 図 11，12

解剖とブロックのポイント

- 小伏在静脈に隣接する
- アキレス腱と外果のおおよそ中央を通るので，アキレス腱と外果の間にプローブを当てる

体表のランドマーク

- アキレス腱と外果の間

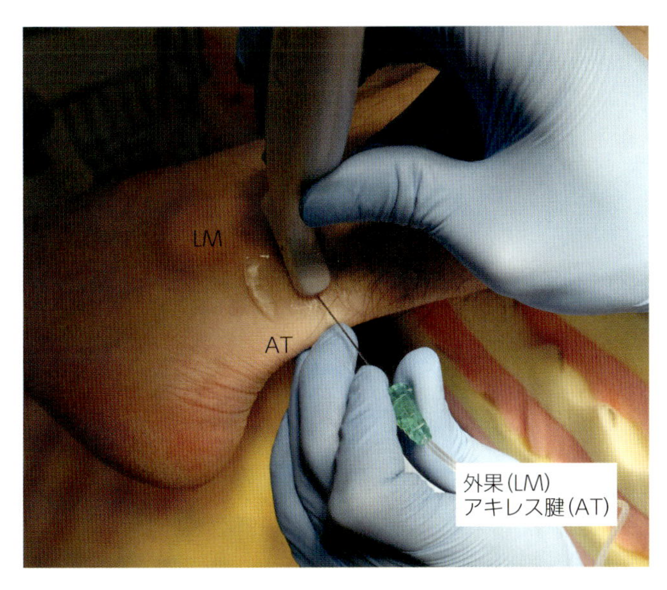

図 11 穿刺時の写真

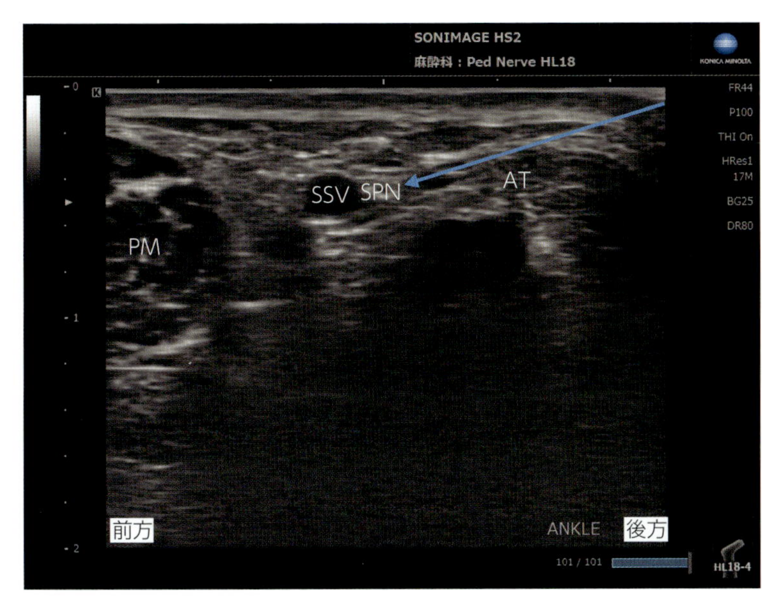

図 12 超音波解剖
SSV（小伏在静脈），SPN（浅腓骨神経），AT（アキレス腱），PM（腓骨筋）

❾ 文献考察

▶ 外反母趾手術の PROSPECT（周術期鎮痛戦略法）について

足関節ブロックは欧州区域麻酔学会の PROSPECT（Procedures Specific Postoperative Pain Management）にて外反母趾手術における術後疼痛管理のための神経ブロックとして推奨されている．ちなみに坐骨神経ブロックは，PROSPECT の包含基準を満たした関連の研究がないため，推奨されていない[3]．

▶ 坐骨神経ブロック膝窩法との比較

足関節ブロックの適応症例は坐骨神経ブロックの効果範囲内でもあるため，その比較は注目に値する．坐骨神経ブロックとの大きな違いは，足関節ブロックでは足関節の可動性が保たれるため，患者は術後早期から自身の体重を支えて歩くことができ，安全性が向上する．坐骨神経ブロックと伏在神経ブロックの併用を術後鎮痛として行う場合には，患者のリハビリ計画と術後の荷重制限の程度を考慮する必要がある．

アンクルブロックと坐骨神経ブロック膝窩法を比較した研究はいくつか確認される[4]が，超音波ガイド下で施行している論文は数少ない．今回紹介する 2 つの論文はどちらも深部の神経（脛骨神経および深腓骨神経）について超音波ガイド下で施行されたものである．

> 1 つ目の論文は，どちらのブロックにも 0.5%ロピバカイン 30 mL を使用した 60 名の RCT である．鎮痛効果および鎮痛持続時間ともに有意差は出ず，患者の満足度も差はなかったというものである．ただし，神経ブロックによる運動機能障害を示す Kaplan-Meier 曲線からは，アンクルブロックのほうが明らかに運動機能の回復が早かった[5]．
>
> 2 つ目の論文は，アンクルブロックに 0.25%ポプスカイン® 50 mL（各神経に 10 mL ずつ），坐骨神経ブロックに 20 万倍エピネフリン入り 0.25%ポプスカイン® 20 mL を用いた 167 名の RCT である．鎮痛効果および鎮痛持続時間については坐骨神経ブロックに軍配があがったものの，患者の感じるブロックの有効性に差はないという結果であった．
>
> 特筆するべきは全身麻酔への移行率について有意差がなかったという点で，足趾手術において，アンクルブロックは麻酔として十分な鎮痛を提供できることを示している[6]．

筆者は足関節以遠の手術に対してアンクルブロックを選択している．足趾形成術では術後患側の荷重制限は課せられるものの，DVT 予防のためベッド上での足関節の運動が推奨されている．また，患側足関節のギプスの装着はないため，腓骨神経障害による下垂足の出現は，患側免荷とはいえ術後の移動の不便に影響する．

足関節の運動にアンクルブロックは関与しないため，当院では 0.5%ロピバカインを 5 カ所各 3～5 mL ずつ使用している．穿刺箇所が多いため，坐骨神経ブロックと比較するとブロック施行時間が長くなるが，浅い部分のブロックのため 1 つの神経に対する神経ブロック時間は短く 1～2 分程度で済み，計 5～10 分で終了できる．

局所麻酔薬の投与量については，運動障害が理論上起きないため，高濃度で持続時間を優先してよい．ただし，両側同時手術の際は極量に注意する．

▶ 全身麻酔と足関節ブロックの併用が術後の運動機能を改善する

全身麻酔のみか，全身麻酔に足関節ブロックを併用するかで 2 群を比較した 60 名の RCT がある．この研究では，術後の運動機能と痛みが 1 年にわたって観察され，この結果によると足関節ブロックは長期の鎮痛と運動機能の改善にも影響を与えた[7].

▶ 超音波ガイド下のアンクルブロックは従来のランドマーク法よりも確実である

片側のアンクルブロック 655 症例に関して，超音波ガイド法 518 例とランドマーク法 121 例を比較した 6 年間の後ろ向きコホート研究が報告されている．この研究では，深腓骨神経および脛骨神経にのみ超音波ガイド法を使用したにもかかわらず，麻酔の成功率は超音波ガイド法が高く全身麻酔への移行率を半分に抑えた．加えて，追加の創部局所麻酔やフェンタニルの使用量も，超音波ガイド法のほうが少なかった．以上の結果，超音波ガイド法はランドマーク法よりも有用である[8].

【文献】

1) Schabort D, Boon JM, Becker PJ, et al. Easily identifiable bony landmarks as an aid in targeted regional ankle blockade. Clin Anat. 2005; 18: 518-26.
2) Spence BC, Beach ML, Gallagher JD, et al. Ultrasound-guided interscalene blocks: understanding where to inject the local anaesthetic. Anaesthesia. 2011; 66: 509-14.
3) Korwin-Kochanowska K, Potié A, El-Boghdadly K; PROSPECT/ESRA Working Group Collaboration. PROSPECT guideline for hallux valgus repair surgery: a systematic review and procedure-specific postoperative pain management recommendations. Reg Anesth Pain Med. 2020; 45: 702-8.
4) McLeod DH, Wong DH, Vaghadia H, et al. Lateral popliteal sciatic nerve block compared with ankle block for analgesia following foot surgery. Can J Anaesth. 1995; 42: 765-9.
5) Olofsson M, Nguyen A, Rossel JB, et al. Duration of analgesia after forefoot surgery compared between an ankle and a sciatic nerve block at the popliteal crease: A randomised controlled single-blinded trial. Eur J Anaesthesiol. 2023 Nov 17. doi: 10.1097/EJA.0000000000001929. Epub ahead of print. PMID: 37972929.
6) Schipper ON, Hunt KJ, Anderson RB, et al. Ankle block vs single-shot popliteal fossa block as primary anesthesia for forefoot operative procedures: prospective, randomized comparison. Foot Ankle Int. 2017; 38: 1188-91.
7) Kir MC, Kir G. Ankle nerve block adjuvant to general anesthesia reduces postsurgical pain and improves functional outcomes in hallux valgus surgery. Med Princ Pract. 2018; 27: 236-40.
8) Chin KJ, Wong NW, Macfarlane AJ, et al. Ultrasound-guided versus anatomic landmark-guided ankle blocks: a 6-year retrospective review. Reg Anesth Pain Med. 2011; 36: 611-8.

〈加賀屋菜々　笹川智貴〉

CHAPTER 2

下肢手術 術式の解説

Chapter 2 のねらい

Chapter 2 では，より実践的な内容について考えていきます．

それぞれの神経ブロックは使える道具の 1 つにすぎず，個別の症例ごとに**神経ブロックの適応や組み合わせを考える**ことがとても大切になってきます．その参考になるように，下肢手術の代表的な術式を 5 つあげて整形外科・麻酔科の両面から解説しています．

下肢手術ではリハビリテーションや術直後の運動機能温存も大切なテーマで，執筆者の先生方には可能な範囲で言及していただきました．そんな神経ブロックのエキスパートや執刀医の目線にも注目してみてください．

1 | 大腿骨近位部骨折 整形外科

❶ 疾患情報

大腿骨近位部骨折は骨折部位により，1）大腿骨骨頭骨折，2）大腿骨頸部骨折，3）大腿骨頸基部骨折，4）大腿骨転子部骨折，5）大腿骨転子下骨折に分類される 図1 ．このなかでも高齢者の低エネルギー外傷により発生する大腿骨頸部骨折，大腿骨転子部骨折が大半を占めており，国内での発生数は 2012 年には

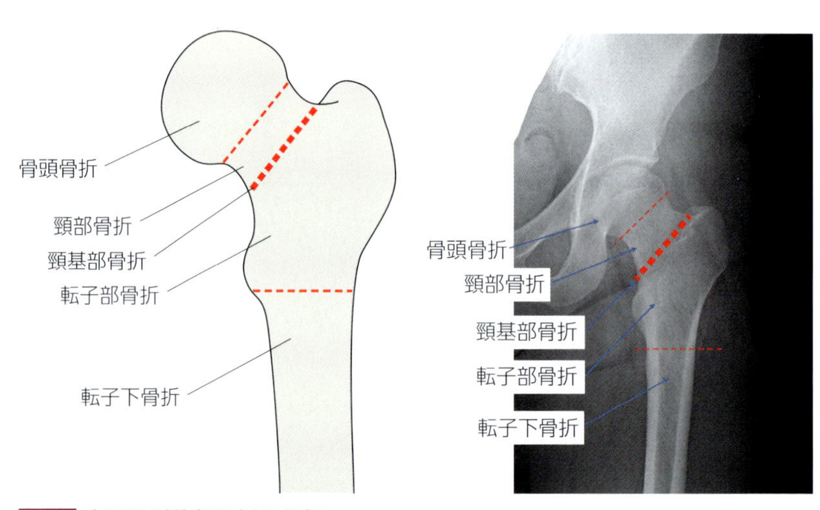

図1 大腿骨近位部骨折の分類

JCOPY 498-05620

175,700 件と推計されており，将来人口推計に基づくと今後の発生件数の増加が予想されている[1,2]．

関節包内骨折である大腿骨頸部骨折と，関節包外骨折である大腿骨転子部骨折は解剖学的な血行動態の点から骨癒合率や骨壊死発生率が異なり，それぞれで治療選択方法も変わる．

❷ 手術適応

転位型大腿骨頸部骨折は骨癒合が得られにくいことや身体機能面で保存療法では成績が悪い[3,4]．保存治療の場合，経過中の骨折部転位や偽関節形成，廃用の進行などが考慮される．また大腿骨転子部骨折は骨折部周囲の外転筋や腸腰筋の作用により転位することが多く保存療法で整復位を保持することは困難である．大腿骨近位部骨折の多くが高齢者に発生しており，歩行能力の低下や入院期間短縮のために全身状態が手術に耐えうる状況であれば手術が第一選択となる．

❸ 手術法・使用デバイス・展開のアプローチの種類

▶ 大腿骨頸部骨折

骨折形態，術前身体状況，年齢を加味し各症例に対応した手術方法を選択する．

骨接合術

牽引手術台を使用し骨折部転位を整復する．内固定材料は主に cannulated cancellous screw 図2 や hook pin，sliding hip screw 図3 が用いられるが，術後成績に有意な差はない．小転子レベル外側を数 cm（sliding hip screw は約 10 cm）切開し腸脛靱帯，外側広筋筋膜を切開し，大腿骨外側骨皮質へアプローチする．透視下にガイドピンを骨頭下まで挿入し，ガイドピン越しに screw を挿入する．sliding hip screw は骨頭内に挿入したラグスクリューが大腿骨外側に固定されたバレルプレート内をスライドすることで骨折部に圧迫がかかる仕組みである．

人工骨頭置換術，人工股関節置換術（THA）

人工骨頭置換術は，臼蓋側関節面を温存し骨頭側のみインプラント挿入を行う．対して THA は臼蓋関節

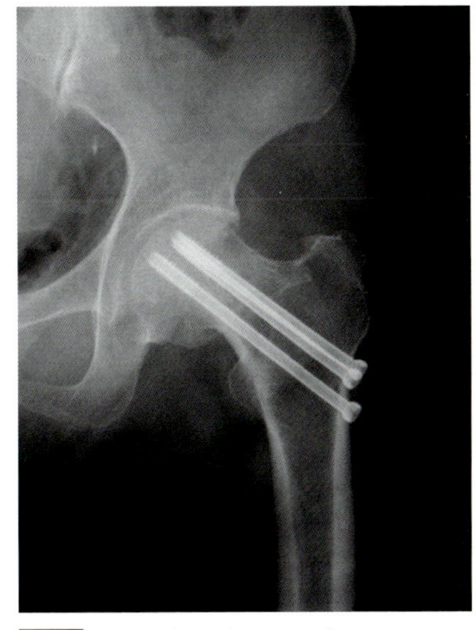

図2 cannulated cancellous screw 使用症例

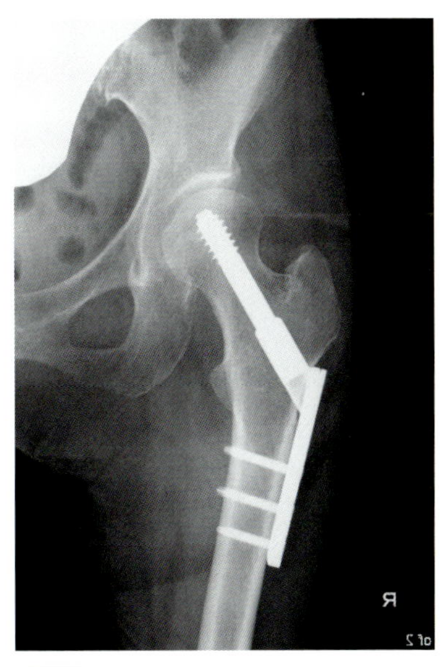

図3 sliding hip screw 使用症例

面も人工臼蓋に置換する手術である.

人工骨頭置換術は術後の臼蓋軟骨の変性進行や疼痛点が高いことからTHAへの再置換が必要となることがある[5,6]. しかしTHAのほうが侵襲が大きく脱臼率も高いことから手術適応については明確な基準はない. 本邦では活動性が低い高齢者においては臼蓋の変性所見がなければ人工骨頭置換術を選択されることが多い.

手術アプローチは, 前方アプローチ, 前外側アプローチ, 外側アプローチ, 上方アプローチ, 後方アプローチがあげられる. 手術方法については別章（THA）に記載する.

▶ 大腿骨転子部骨折

牽引台を使用する. 内固定材料は主にshort femoral nail 図4, sliding hip screwが用いられる. short femoral nailは大腿骨髄腔内に挿入した髄内釘と骨頭内へのラグスクリューで構成される. 大転子上方に数cmの切開を置き, 透視下に大転子頂部にガイドピンを刺入し髄内釘挿入部を作成, 髄内に髄内釘を挿入する. 小転子レベル外側に数cmの切開を行い骨頭内にラグスクリューを刺入する. short femoral nail, sliding hip screwのいずれの使用にも術中の骨折整復操作が必須であり, そのために前方からの小皮切を追加することがある.

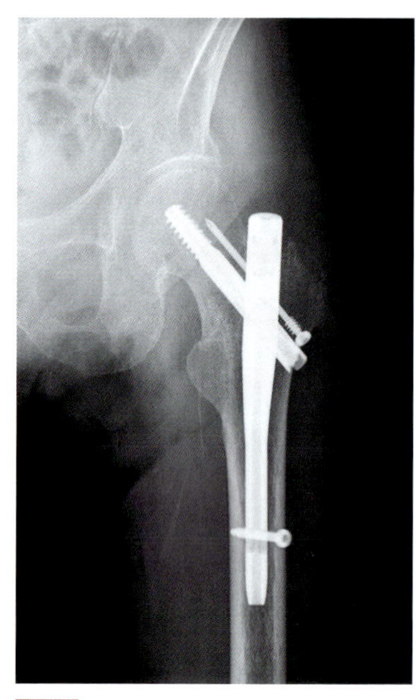

図4 short femoral nail 使用症例

❹ 手術体位

骨接合は牽引台を使用する. 人工骨頭置換術, THAは仰臥位もしくは側臥位

❺ 手術による合併症

▶ 大腿骨頸部骨折

骨接合術

- 偽関節: 転位型では骨癒合不全による偽関節となる確率が高い
- 大腿骨頭壊死症: 転位型は骨折部での血行障害により遅発性骨頭圧潰の頻度が高い
- 人工骨頭置換術などの再手術が必要となることがある

人工骨頭置換術, THA

脱臼, 感染, インプラント周囲骨折

▶ 大腿骨転子部骨折

ラグスクリューのカットアウトが起こり, 内固定力が保持されず骨折部が転位する可能性がある.

❻ 術後リハビリ

術後より全荷重での歩行訓練を開始する. 骨折型によっては部分荷重より開始することもある. 人工骨頭置換術, THAが行われた場合は脱臼肢位への生活指導が行われる.

❼ 麻酔科に要望すること

多くが高齢者の転倒による外傷であるため術後歩行能力の低下が常に危惧されるため，術後リハビリを可能な限り早く行いたい．また，骨折部周囲の軟部組織内での出血・腫脹が強い場合，手術を行っても強い疼痛がしばらく持続することが多いことから，可能であれば疼痛緩和に協力いただきたい．

【文献】

1) Orimo H, Yaegashi Y, Hosoi T, et al. Hip fracture incidence in Japan: Estimates of new patients in 2012 and 25-year trends. Osteoporos Int. 2016; 27: 1777-84.
2) 日本整形外科学会，日本骨折治療学会，監修．日本整形外科学会診療ガイドライン委員会，大腿骨頸部/転子部骨折診療ガイドライン策定委員会，編．大腿骨頸部/転子部骨折診療ガイドライン 2021 (改訂第 3 版)．東京: 南江堂; 2021.
3) Xu DF, Bi FG, Ma CY, et al. A systematic review of undisplaced femoral neck fracture treatments for patients over 65 years of age, with a focus on union rates and avascular necrosis. J Orthop Surg Res. 2017; 12: 28.
4) Raaymakers EL, Marti RK. Non-operative treatment of impacted femoral neck fractures. A prospective study of 170 cases. J Bone Joint Surg. 1991; 73B: 950-4.
5) Yu L, Wang Y, Chen J. Total hip arthroplasty versus hemiarthroplasty for Displaced femoral neck fractures. Clin Orthop Relat Res. 2012; 470: 2235-43.
6) Zi-Sheng A, You-Shui G, Zhi-Zhen J, et al. Hemiarthroplasty vs primary total hip arthroplasty for displaced fractures of the femoral neck in the elderly. A meta-analysis. J Arthroplasty. 2012; 27: 583-90.

〈小助川維摩〉

2 | 大腿骨近位部骨折 麻酔科

❶ 術後痛の程度

術後痛の程度は骨折型や術式によって異なり，骨折型では転子部骨折＞頚部骨折，術式では髄内釘＞人工骨頭置換術＞ピンニングとなる[1]．大腿骨頚部骨折に対するピンニングによる骨接合術は，軟部組織の損傷も少なくもっとも低侵襲である．人工骨頭置換術は軟部組織への大きな侵襲を伴うが，骨折部を人工物で置換するため術後痛の持続期間は短いとされている．一方，大腿骨転子部骨折に対する骨接合術では，インプラントによる固定後も骨折部の痛みが残存する．さらに，複雑な骨折型では軟部組織の損傷も伴うため，リハビリ開始による動作時痛がしばしば問題となる．術後早期のリハビリが予後に直結するため[2]，遅滞なくリハビリを開始できるように適切な疼痛管理が重要である．末梢神経ブロックは質の高い鎮痛を可能とし，リハビリ促進ひいては予後を改善する可能性が期待できる[3]．

❷ 必要となる麻酔・神経ブロック

▶ 麻酔法の選択

全身麻酔あるいは脊髄くも膜下麻酔が適用される場合が多い．近年の報告では，いずれの方法でも周術期予後に大きな違いはないが[4,5]，なるべく早期の手術が推奨されている[2]．併存症や内服薬（とくに抗血栓薬），全身状態など迅速に術前評価を行い，適切な麻酔方法を選択する．

▶ 神経支配

皮膚

大腿骨近位部骨折術における皮切部の皮膚感覚は，その大部分が外側大腿皮神経によって支配されている．Nielsen ら[6]の報告では，外側大腿皮神経による皮膚感覚の支配領域は，大転子部の遠位 6.8 cm から膝関節の近位 7.6 cm までの大腿骨軸前後 20 cm 程度の範囲だった．つまり，大腿骨頚部骨折に対する骨接合術の皮切部，大腿骨転子部骨折手術のラグスクリューおよびロッキングスクリュー刺入のための皮切部の皮膚感覚については，外側大腿皮神経の支配領域に含まれる．一方で，人工骨頭置換術や THA の皮切部，大腿骨転子部骨折手術の髄内釘挿入のための皮切部の皮膚感覚については，一部あるいはその全てが外側大腿皮神経の支配領域外となる．それらについては腸骨下腹神経，肋下神経，下臀神経などの支配領域となっている[7]．

骨

大腿骨の大部分は大腿神経が支配している．内側は閉鎖神経，後面は坐骨神経や仙骨神経叢からも支配を受ける．股関節部の骨頭や頚部については，後述の関節枝から支配を受ける．

関節

股関節は，寛骨臼縁と大腿骨近位を連結する関節包によって被われており，前面の感覚は大腿神経関節枝，閉鎖神経関節枝，副閉鎖神経が，後面の感覚は坐骨神経や他の仙骨神経叢（上臀神経，大腿方形筋枝など）に支配されている[8] **図1** ．関節包前面は，後面に比べて侵害受容器が豊富に存在するため[9]，周術期の鎮痛の標的となる．大腿神経関節枝の大部分は鼠径靱帯中枢で分枝後，下前腸骨棘と腸恥隆起間の骨膜上を通過して関節包に至る．閉鎖神経関節枝は閉鎖管中枢で本幹から，あるいは末梢で後枝から分枝する．副閉鎖

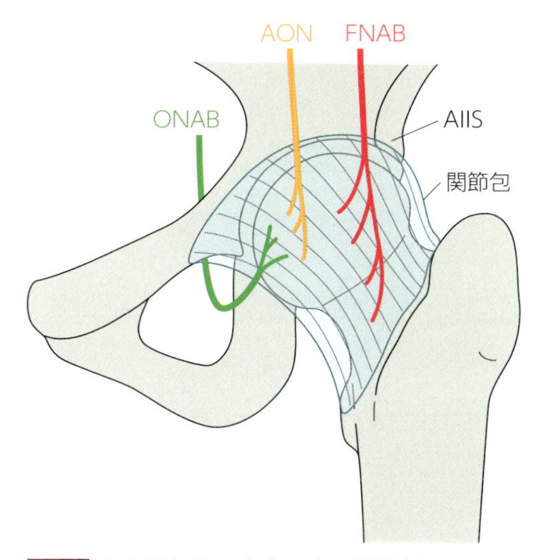

図1 股関節包前面を支配する関節枝

FNAB（大腿神経関節枝），ONAB（閉鎖神経関節枝），
AON（副閉鎖神経），AIIS（下前腸骨棘）

神経は10～30%の症例で認め，腰神経叢から分枝した後に腸恥隆起内側の骨膜上を下行して関節包に至る．

▶ 神経ブロックの選択

前述の皮膚・骨・関節の神経支配を念頭に，骨折型や術式，さらには全身状態に応じた最適な神経ブロックを選択する．全身麻酔あるいは脊髄くも膜下麻酔で手術を行う場合は，鼠径上腸骨筋膜下ブロック（suprainguinal fascia iliaca compartment block: SFICB），あるいはpericapsular nerve group（PENG）ブロックの併用が有用である．一方で，全身麻酔も脊髄くも膜下麻酔もリスクが高い症例については，末梢神経ブロックによる麻酔管理を検討する．

SFICB vs PENG ブロック

SFICBは，鼠径靱帯より頭側に局所麻酔薬を投与することで，大腿神経と外側大腿皮神経を高率にブロックできる．鼠径溝レベルで行う従来のFICBよりも中枢に局所麻酔薬が到達するため，股関節枝もブロック可能である[10]．PENGブロックは，2018年にGirón-Arangoら[11]によって報告された．下前腸骨棘と腸恥隆起間の骨膜上で局所麻酔薬を投与することで，関節包前面の関節枝をブロックする方法である．最大の利点は運動麻痺をほとんど生じないことで，股関節手術における有効な鎮痛手段として注目されている[12]．

大腿骨近位部骨折手術についての両者の比較は，Jadonら[13]によって報告されており，術後24時間の体動時痛はSFICB群で有意に低かった．この研究では大腿骨転子部骨折手術が大半を占めていた．術後の体動時痛として骨折部（大腿神経支配）や軟部組織の痛み（外側大腿皮神経支配）が想定され，SFICBがより有効だったと考えられる．また，Linら[14]は，大腿骨近位部骨折手術を受ける患者を対象にPENGブロックと大腿神経ブロックで術後痛の程度を比較し，PENGブロックが有意に優れていたと報告している．しかし，その後のletterへのreply[15]で術式別のサブグループ解析を行い，人工骨頭置換術やTHAではPENGブロックの有効性が高かったものの，大腿骨転子部骨折手術ではPENGブロックの優位性は示されなかった．

これらのことから，骨折型や術式によって異なる術後痛に対して，それらに応じた適切な神経ブロックの選択が重要である．PENGブロックはあくまで関節枝のみブロック可能であり，人工骨頭置換術あるいは

表1 術式・部位別の侵襲度と神経支配

	大腿骨頸部骨折		大腿骨転子部骨折
	ピンニング	人工骨頭置換術	髄内釘
皮膚	＋	＋＋	＋
	LFCN	LFCN, IHN, T12	LFCN
骨	＋	＋	＋＋
	関節包	関節包	FN
関節	＋	＋＋	＋
	前面（FN, ON, AON）＞後面（SN, 仙骨神経叢）		
筋肉	−	＋＋	±
	−	仙骨神経叢	仙骨神経叢

LFCN（外側大腿皮神経），IHN（腸骨下腹神経），T12（肋下神経），FN（大腿神経），ON（閉鎖神経），AON（副閉鎖神経），SN（坐骨神経）

THA など股関節への侵襲が大きい手術について多角的鎮痛の一角として有用である．大腿骨転子部骨折手術については，前述のように骨折部や軟部組織など関節包外の術後痛が問題となる．大腿神経や外側大腿皮神経を同時にブロック可能な SFICB が術後鎮痛の観点ではより適切といえる 表1 ．

末梢神経ブロックによる麻酔管理

Mounet ら[16]は，高齢者の大腿骨近位部骨折手術に対して腰神経叢ブロックと傍仙骨坐骨神経ブロックを併用した麻酔管理を行い，全身麻酔や脊髄くも膜下麻酔に比べて血行動態の変動が少なかったと報告している．筆者は腰神経叢ブロックが深部ブロックであることを忌避して，大腿神経ブロック，近位閉鎖神経ブロック，外側大腿皮神経ブロック，傍仙骨坐骨神経ブロックなどを組み合わせて実施している[17]．複雑な骨折で関節包への侵襲が大きい場合は，PENG ブロックの追加を考慮する．この場合の PENG ブロックは，大腿神経関節枝と副閉鎖神経をブロックする目的で局所麻酔薬 10 mL 程度を使用する[18]．閉鎖神経関節枝については，近位閉鎖神経ブロックで鎮痛可能である．ブロック部位が多くなるため，合計で 50 mL 程度の局所麻酔薬が必要となる．局所麻酔薬中毒を避けるために，局所麻酔薬の総量に注意して濃度調整を行う．また，各神経ブロックに使用できる局所麻酔薬の用量は多くないため，プレスキャンによる神経の同定や局所麻酔薬注入後のドーナッツサイン形成の確認など確実なブロック手技を心がける．

一方で，人工骨頭置換術や THA は，仙骨神経叢支配の軟部組織や靱帯への侵襲が大きく，末梢神経ブロックによる麻酔管理は困難である．全身状態などのために手術が困難な場合は，整形外科医，患者と協働して意思決定を行う必要がある．保存療法が選択された場合は，除痛を目的に股関節枝への永久ブロックを検討する[19,20]．

【文献】

1) Foss NB, Kristensen MT, Palm H, et al. Postoperative pain after hip fracture is procedure specific. Br J Anaesth. 2009; 102: 111-6.
2) Hankins ML, Moloney GB. Early initiation of physical therapy after geriatric hip fracture surgery is associated with shorter hospital length of stay and decreased thirty-day mortality. Injury. 2022; 53: 4086-9.
3) Guay J, Kopp S. Peripheral nerve blocks for hip fractures in adults. Cochrane Database Syst Rev. 2020 25; 11: CD001159.
4) Neuman MD, Feng R, Carson JL, et al. Spinal anesthesia or general anesthesia for hip surgery in older adults. N Engl J Med. 2021; 385: 2025-35.
5) Li T, Li J, Yuan L, et al. Effect of regional vs general anesthesia on incidence of postoperative delirium in

older patients undergoing hip fracture surgery: the RAGA randomized trial. JAMA. 2022; 327: 50-8.
6) Nielsen TD, Moriggl B, Barckman J, et al. The lateral femoral cutaneous nerve: description of the sensory territory and a novel ultrasound-guided nerve block technique. Reg Anesth Pain Med. 2018; 43: 357-66.
7) Nielsen TD, Moriggl B, Barckman J, et al. Cutaneous anaesthesia of hip surgery incisions with iliohypogastric and subcostal nerve blockade: a randomised trial. Acta Anaesthesiol Scand. 2019; 63: 101-10.
8) Short AJ, Barnett JJG, Gofeld M, et al. Anatomic study of innervation of the anterior hip cap- sule: implication for image-guided intervention. Reg Anesth Pain Med. 2018; 43: 186-92.
9) Laumonerie P, Dalmas Y, Tibbo ME, et al. Sensory innervation of the hip joint and referred pain: a systematic review of the literature. Pain Med. 2021; 22: 1149-57.
10) Vermeylen K, Desmet M, Leunen I, et al. Supra-inguinal injection for fascia iliaca compartment block results in more consistent spread towards the lumbar plexus than an infra-inguinal injection: a volunteer study. Reg Anesth Pain Med. 2019: rapm-2018-100092.
11) Girón-Arango L, Peng PWH, Chin KJ, et al. Pericapsular nerve group (PENG) block for hip fracture. Reg Anesth Pain Med. 2018; 43: 859-63.
12) Aliste J, Layera S, Bravo D, et al. Randomized comparison between pericapsular nerve group (PENG) block and suprainguinal fascia iliaca block for total hip arthroplasty. Reg Anesth Pain Med. 2021; 46: 874-8.
13) Jadon A, Mohsin K, Sahoo RK, et al. Comparison of supra-inguinal fascia iliaca versus pericapsular nerve block for ease of positioning during spinal anaesthesia: a randomised double-blinded trial. Indian J Anaesth. 2021; 65: 572-8.
14) Lin DY, Morrison C, Brown B, et al. Pericapsular nerve group (PENG) block provides improved short-term analgesia compared with the femoral nerve block in hip fracture surgery: a single-center double-blinded randomized comparative trial. Reg Anesth Pain Med. 2021; 46: 398-403.
15) Lin DY, Morrison C, Brown B, et al. In reply to: 'towards precision regional anesthesia: is the PENG block appropriate for all hip fracture surgeries?' Reg Anesth Pain Med. 2022; 47: 77-8.
16) Mounet B, Choquet O, Swisser F, et al. Impact of multiple nerves blocks anaesthesia on intraoperative hypotension and mortality in hip fracture surgery intermediate-risk elderly patients: a propensity score-matched comparison with spinal and general anaesthesia. Anaesth Crit Care Pain Med. 2021; 40: 100924.
17) 石岡慶己．重症大動脈弁狭窄症を合併した患者の大腿骨近位部骨折手術に対する末梢神経ブロックによる麻酔管理は血行動態を安定化させる．麻酔．2024; 73: 401-5.
18) Tran J, Agur A, Peng P. Letter to the editor: Is pericapsular nerve group (PENG) block a true pericapsular block? Reg Anesth Pain Med. 2019; 44: 257.
19) 石岡慶己．保存療法が選択された大腿骨頸部骨折患者に対する股関節枝高周波熱凝固法の有効性．麻酔．2022; 71: 1330-2.
20) Kwun-Tung Ng T, Chan WS, Peng PWH, et al. Chemical hip denervation for Inoperable hip fracture. Anesth Analg. 2020; 130: 498-504.

〈石岡慶己〉

3 人工股関節全置換術（THA）整形外科

❶ 疾患情報

人工股関節全置換術（total hip arthroplasty: THA）は変形性股関節症や特発性大腿骨頭壊死症，関節リウマチなどによる関節変形から疼痛をきたした症例に対し，関節をインプラントに置き換えることで疼痛を軽減させることを目的としている．国内での手術件数は年々増加傾向にあり，現在では年間約 7 万件の手術件数が報告されており，高齢化社会の背景から今後もさらなる増加が想定されている．

❷ 手術適応

変形性股関節症，関節リウマチ，特発性大腿骨頭壊死症，外傷など

❸ 手術法・使用デバイス・展開のアプローチの種類

手術アプローチは，主に前方アプローチ[1]，前外側アプローチ[2]，外側アプローチ[3-5]，後方アプローチ[6]があげられる 図1 ．現在では，侵襲の軽減のため皮切を小さくし手術操作を工夫した minimally invasive surgery（MIS）法が多く行われるようになっている．

▶ 前方アプローチ

縫工筋と大腿筋膜張筋の間の筋膜を切開し，筋間を展開する．外側大腿皮神経は上前腸骨棘の約 2～3 cm 遠位で縫工筋上を走行し大腿外側面の皮膚に達するので同定する．**外側大腿皮神経損傷**が術後合併症としてあげられるため，神経保護のための筋膜処置など工夫が行われている．大腿直筋を内側へ避けると関節包を確認できる．関節包を切開し大腿骨頸部の骨切りを行い骨頭を抜去し臼蓋，大腿骨コンポーネントの設置操作を行う．

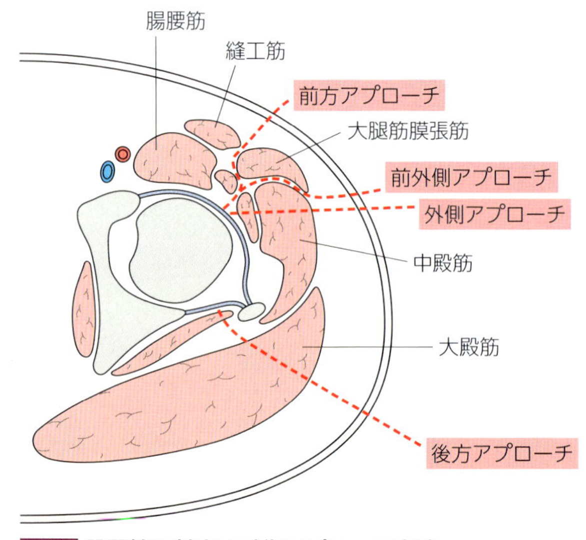

図1 股関節に対する手術アプローチ方法

JCOPY 498-05620

▶ 前外側アプローチ

大腿筋膜張筋と中殿筋間に沿って切開する．大腿筋膜張筋を前方へ，中殿筋を後方へ避けて関節包を確認，切開する．大腿骨頸部を骨切りし骨頭を抜去する．寛骨臼へレトラクターをかけ臼蓋コンポーネントの設置操作を行う．大腿骨は，骨切部にレトラクターをかけ患肢を内転外旋伸展位とし大腿骨コンポーネントの設置操作を行う．

▶ 外側アプローチ

大転子を中心とした縦切開を行う．中殿筋の前方成分を筋線維に沿って割く．外側広筋も連続させて骨膜下に大転子より剝離，もしくは骨切りしフラップ状に前方へ剝離する．上殿神経の損傷を避けるために中殿筋の展開範囲は大転子より近位 5 cm が推奨される．筋の剝離量，展開の違いなどでいくつかのアプローチ方法が報告されている．

▶ 後方・後外側アプローチ

大腿骨操作が容易であり寛骨臼の広範囲で視認することが可能で，広く行われており，再置換術にも有用である．大転子後方を中心とした斜め切開を加える．大腿骨骨軸に合わせ遠位への延長展開が可能である．大殿筋を鈍的に裂き下肢を内旋させることで短外旋筋群を確認できる．短外旋筋群を付着部より切離し後方へ翻転することで後方にある**坐骨神経**を保護することができる．短外旋筋群の処置により後方関節包が広く露出される．関節包を切開し骨頭切除ののちにコンポーネント設置操作を行う．

THA におけるインプラント固定様式は骨セメントを使用したセメント固定とインプラント表面に骨を直接結合させるセメントレス固定がある．現在ではセメントレス固定が広く行われるようになっているが，セメントによるステム固定も術後成績は良好であり，特に骨脆弱性のため術中骨折が懸念される症例などで選択されることがある．骨セメントの使用では術中血圧低下，脂肪塞栓などの合併症があげられるため術中のセメント操作に十分な注意が必要である[7-9]．

❹ 手術体位

仰臥位もしくは側臥位

❺ 手術による合併症

脱臼，感染，インプラント周囲骨折，VTE（静脈血栓塞栓症）

❻ 術後リハビリ

術後より全荷重での歩行訓練を開始する．骨欠損の状態，術中のインプラント初期固定性によって免荷を要することもある．脱臼肢位への生活指導が行われる．

❼ 麻酔科に要望すること

アプローチの違いにより侵襲，疼痛部位が異なることについて情報共有が必要と考える．

【文献】

1) Smith-Pertersen MN. Approach to and exposure of the hip joint for mold arthroplasty. J Bone Joint Surg Am. 1949; 31: 40-6.
2) Bertin KC, Röttinger H. Anterolateral mini-incision hip replacement surgery. Clin Orthop Relat Res. 2004; 429: 248-55.
3) Hardinge K. The direct lateral approach to the hip. J Bone Joint Surg Br. 1982; 64: 17-9.
4) Dall D. Exposure of the hip by anterior osteotomy of the greater trochanter. A modified anterolateral approach. J Bone Joint Surg Br. 1986; 68: 382-6.
5) Bauer R, Kerschbaumer F, Poisel S, et al. The transgluteal approach to the hip joint. Arch Orthop Trauma Surg. 1978; 95: 47-9.
6) Moore AT. The self-locking metal hip prosthesis. J Bone Joint Surg Am. 1957; 39: 811-27.
7) Clark DI, Ahmed AB, Baxendale BR, et al. Cardiac output during hemiarthroplasty of the hip. A prospective, controlled trial of cemented and uncemented prostheses. J Bone Joint Surg Br. 2001; 83: 414-8.
8) Olsen F, Hård Af Segerstad M, Nellgård B, et al. The role of bone cement for the development of intraoperative hypotension and hypoxia and its impact on mortality in hemiarthroplasty for femoral neck fractures. Acta Orthop. 2020; 91: 293-8.
9) Parvizi J, Holiday AD, Ereth MH, et al. The Franck Stinchfield Award. Sudden death during primary hip arthroplasty. Clin Orhtop Relat Res. 1999; 369: 39-48.

〈小助川維摩〉

JCOPY 498-05620

4 人工股関節全置換術（THA）麻酔科

❶ 術後痛の程度

人工股関節置換術（total hip arthroplasty: THA）の術後痛は，中等度から高度にわたると systematic review で報告されている[1]．適切な術後鎮痛が行われなければ在院日数の延長につながり，また術後回復の質にも影響を及ぼしていく．

従来，術後鎮痛として使用されていたのは morphine や fentanyl といった opioid であったが，opioid は術後悪心嘔吐（postoperative nausea and vomiting: PONV）のリスクを高め患者満足度の低下につながる．また近年特に欧米諸国では opioid crisis といった麻薬の過剰処方が問題となっている[2]．

末梢神経ブロックは手術部位に合わせて選択的に優れた鎮痛効果をもたらし，術後痛を抑えることで opioid の使用量も抑え，ひいては術後回復の質を高めていくことが期待される．

❷ 必要となる麻酔・神経ブロック

▶ 麻酔法の選択――全身麻酔か脊髄くも膜下麻酔か

2022 年に Mayo Clinic の整形外科チームから興味深い報告がなされていた．2001 年から 2016 年までの同院での THA を受けた 13730 人を対象として全身麻酔と脊髄くも膜下麻酔で術後アウトカムを比較したところ，術後 numeric rating scale（NRS），在院日数，せん妄発生率，輸血を要した割合，さらに術後 ICU 入室割合について脊髄くも膜下麻酔のほうが少なかったという結果であった[3]．しかし，術後尿閉となる患者は脊髄くも膜下麻酔で有意に多く，また深部静脈血栓症・肺炎の発症率は差がなかった．

この報告はサンプルサイズこそ大きいがあくまで単施設の後ろ向き研究であり，期間も長いことから術式や麻酔管理法の変化を受けている可能性がある．今後大規模なランダム化比較試験が行われた場合には大腿骨頸部骨折の麻酔のように全身麻酔でも脊髄くも膜下麻酔でもアウトカムは変わらないという結果が出るかもしれない[4]．ただ，術後の合併症が強く懸念される場合に脊髄くも膜下麻酔で麻酔管理を行うことも各麻酔科医の判断で検討してもいいかと考える．

また，近年抗凝固薬が広く使用されており，脊髄くも膜下麻酔などの深部の区域麻酔が施行できない患者が増えていることや，施設によっては手術が脊髄くも膜下麻酔でカバーできる時間内に終わらないこともあるかもしれない．

以上を踏まえて，筆者は麻酔法の選択は各自の施設の実情に合わせて全身麻酔，脊髄くも膜下麻酔どちらを選択してもよいと考える．

▶ 股関節の神経支配と必要な神経ブロック

股関節包前方の神経分布について解剖学的に詳細な報告がなされている．股関節包を上下・内側外側に 4 分割した際に，個体差はあるが多くの領域で鼠径靱帯より頭側で分枝する大腿神経の高位枝が分布しており，上下内側に半数程度の割合で副閉鎖神経が分布し，下方内側の多くと下方外側の一部に閉鎖神経が分布していた．大腿神経の遠位枝も一部分布しているが，その割合は少ないという報告であった[5]．この研究の結果から THA の術後鎮痛に必要とされるブロックは大腿神経高位枝，副閉鎖神経，閉鎖神経のブロックであると考えられる．

しかし，多角的鎮痛が主流となっている現在ではこれら全ての神経遮断をする必要は少なく，さまざまな鎮痛手段を組み合わせて副作用を低減させながら術後アウトカムの改善を目指すべきであると考える．また股関節の支配神経は上記であるが，手術の際には股関節に達するまでの皮切や筋肉への影響なども考慮する必要がある．

▶ アプローチごとの神経ブロック

前方アプローチ，前外側アプローチ，外側アプローチ

→ 単回鼠径靱帯上腸骨筋膜下ブロック，または単回 PENG ブロック＋単回外側大腿皮神経ブロック

皮切領域は外側大腿皮神経の範囲である．前外側アプローチ，外側アプローチで股関節包までに展開する大腿筋膜張筋・中殿筋は仙骨神経叢由来の上殿神経支配であるが，筋間を分け入っていくため切離するような侵襲が加わるわけではなくブロックする必要性は低いと考える．

ヨーロッパ区域麻酔学会の提唱する THA の周術期疼痛管理（procedure specific perioperative pain management: PROSPECT）では腸骨筋膜下ブロックおよび創部浸潤麻酔が Grade D ではあるが推奨されている[6]．

もし下腿の運動機能を温存したい場合には PENG ブロックに加え皮切領域をカバーする目的で外側大腿皮神経ブロックを合わせることも考慮される．後ろ向き研究で腸骨筋膜下ブロックと比較して良好な鎮痛効果であったという報告もあり[7]，今後ランダム化比較試験での検討が期待される．

上記ブロックに加えて，アセトアミノフェンや NSAIDs の定時投与，opioid をレスキューとして使用するなど多角的な鎮痛を行うことが必要である．上記は PROSPECT guideline で Grade A となっている．

後方アプローチ

→ 単回腸骨筋膜下ブロック＋または単回 PENG ブロック，レスキューとして単回上殿皮神経ブロックまたは単回坐骨神経ブロック

他のアプローチと比較して後方アプローチは異質である．皮切範囲は胸椎神経由来の上殿皮神経，刺入する経路の大臀筋は下殿神経，そして股関節包後方の神経支配は坐骨神経である．よってこれらの領域の鎮痛が求められる．

しかし，大腿骨を骨切りする，関節包を切除するといった点はこれまでのアプローチと同様であり，やはりメインとなるのは大腿神経高位枝である．このため単回の腸骨筋膜下ブロックや PENG ブロックは必要と考える．

加えて，後方アプローチでは特に坐骨神経の損傷のリスクもあることから，安易に神経ブロックを行うことは憂慮される．以上を踏まえ，術後に疼痛が強い場合に，皮切範囲をカバーする目的で上殿皮神経ブロックの施行や[8]，股関節包後方の鎮痛目的に坐骨神経ブロックを行うのがいいのではないかと考える．坐骨神経ブロックを行う際には，足底背屈など坐骨神経が問題ないことを確認後に神経ブロックを施行するのがいいのではないかと考える．前述した PROSPECT では坐骨神経ブロックは THA の推奨・非推奨の記載の項目にすら入っていないことも留意していただきたい．

上記は筆者が考える一例であり，繰り返しになるが自身の施設の現状，術式などに合わせて最適な神経ブロックおよび麻酔管理を選択してほしい．

【文献】

1）Peder A, Karlsen H, Geisler A, et al. Postoperative pain treatment after total hip arthroplasty: a systematic review. 2015; 156: 8-30.
2）Larach DB, Hah JM, Brummett CM. Perioperative opioids, the opioid crisis, and the anesthesiologist. Anesthesiology. 2022; 136: 594-608.
3）Owen AR, Amundson AW, Fruth KM, et al. Spinal versus general anesthesia in contemporary revision total hip arthroplasties. J Arthroplasty. 2023; 38: S184-8.e1.
4）Neuman MD, Feng R, Carson JL, et al. Spinal anesthesia or general anesthesia for hip surgery in older adults. N Engl J Med. 2021; 385: 2025-35.
5）Short AJ, Barnett JJG, Gofeld M, et al. Anatomic study of innervation of the anterior hip capsule: implication for image-guided intervention. Reg Anesth Pain Med. 2018; 43: 186-92.
6）Anger M, Valovska T, Beloeil H, et al. PROSPECT guideline for total hip arthroplasty: a systematic review and procedure-specific postoperative pain management recommendations. Anaesthesia. 2021; 76: 1082-97.
7）Gupta A, Barik AK, Mohanty CR, et al. Pericapsular nerve group block and lateral femoral cutaneous nerve block versus fascia iliaca block for multimodal analgesia after total hip replacement surgery: a retrospective analysis. Saudi J Anaesth. 2024; 18: 466-7.
8）Grinman L, Elmore B, Ardon AE, et al. Use of peripheral nerve blocks for total hip arthroplasty. Curr Pain Headache Rep. 2024 Jun 22. Online ahead of print.

〈菊池 賢〉

5 人工膝関節全置換術 (TKA) 整形外科

❶ 疾患情報 (概要)

末期の変形性膝関節症，関節リウマチ，骨壊死など

❷ 手術適応

上記疾患が進行すると膝関節の疼痛や変形，可動域制限などが生じ，歩行や階段，家事といった日常生活動作が徐々に困難となる．保存治療により除痛や機能改善が得られない場合，手術適応となる．

❸ 手術法

▶ 概要

本邦では年間約 10 万件行われる手術であり，対象年齢は 70 歳代が最も多く，手術時間は 1.5～2 時間，手術中はターニケットを使用すると出血量は少量だが，術後に 400～800 mL 程度出血する．変形や関節拘縮の程度により手術の難易度（所要時間）も変化する．

▶ 皮切

膝蓋骨を中心とした 10～15 cm 程度の正中縦皮切が基本となるが，術後に膝立ての姿勢が困難となる場合が多いため，内外側に数 cm ずらすこともある．皮切による伏在神経膝蓋下枝の障害によって膝～下腿外側の知覚障害を訴える患者は一定数みられるが，多くは軽症状であり，また数カ月～1 年前後で改善する．

▶ 展開アプローチ

最も一般的な medial parapatellar approach では，膝蓋腱・膝蓋骨・大腿直筋腱の内側縁を切開し関節を展開する．より低侵襲な方法としては mid-vastus approach（内側広筋を線維方向に切開），sub-vastus approach（内側広筋の遠位～内側縁に沿って切開）などが提唱されている．外反変形膝の場合，外側から進入する（lateral parapatellar approach）こともある．

▶ 骨切り，軟部組織処理

大腿骨，脛骨表面をインプラントの厚み分（9 mm 前後）切除し，膝蓋骨は疾患や変性の程度，術者により置換・非置換が選択される．半月板は切除し，十字靱帯は変性の程度，選択する機種により温存または切除する．内外側側副靱帯は基本的には操作を加えないが，拘縮している場合に剥離操作を加えることがある．

▶ ナビゲーションシステム，ロボットシステム

正確な骨切りだけではなく，近年は良好な軟部組織バランスの達成を支援する目的もある．これらを使用する際は，関節近傍～骨幹部中央までの範囲で大腿骨と脛骨にピンを刺入する．ピン刺入，レジストレーション（骨形態を登録），バランス評価などに時間を要するため一般的に手術時間は延長する．

▶ インプラント固定法

骨セメント（ポリメタクリル酸メチル polymethylmethacrylate: PMMA）を用いることが多い（本邦では 80%以上）が，近年は超長期安定性を目指して骨-インプラント間の生物学的固着を期待するセメントレスタイプの割合が徐々に増加している．人工股関節と異なりターニケットを使用することが多いため，セメントによる手術中の副作用（bone cement implantation syndrome: BCIS）の報告は少ない．

▶ 再置換術

感染や弛み，骨折に対して行われる．感染の場合は一度インプラントを抜去して抗菌薬含有セメントモールドを留置し，数カ月の抗菌薬治療期間を経て再置換に至る（二期的再置換術）ことが多い．初回 TKA と比較すると，関節内の癒着剝離，骨欠損に対する補強部品の使用などにより手術時間が延長し，また術中骨折などのリスクも高くなる．特に感染の場合は関節内の滑膜や瘢痕を全周性にデブリドマンするため出血量が多くなり，術後疼痛も初回 TKA より強くなる可能性がある．

▶ ターニケット

使用時間は術者によりさまざまであり，① 手術開始から閉創まで通して使用する，② 手術開始から使用しインプラント挿入後に解除し止血する，③ インプラント挿入（セメント使用）時のみ使用する，などである．再置換などで手術時間が延長する場合は，2 時間前後で一度解除する．

❹ 手術体位

仰臥位

❺ 手術による合併症

重大合併症は，骨切り時の**膝窩動脈・脛骨神経損傷**である．膝窩動脈が損傷すると以遠が阻血となるため，緊急で血管縫合を要する（多くは心臓血管外科に依頼する）．**総腓骨神経の損傷**にも注意を要するが，これは骨鋸などによる直接損傷だけでなく，屈曲外反変形膝を矯正する際の牽引や圧迫によっても生じ得る．腓骨神経麻痺の多くは術後一過性であるが，改善しない場合には神経剝離術が考慮される．

❻ 術後リハビリ

近年は enhanced recovery after surgery（ERAS）の概念が整形外科にも広まりつつある．諸外国と比較すると本邦の TKA 後在院日数は未だ長いが，早期回復や合併症軽減のために早期離床，早期リハビリテーション開始が望まれる．術翌日から車椅子乗車，および立位訓練を開始する．施設によっては手術当日からリハビリ介入を開始する．

❼ 麻酔科に要望すること

まずは確実な除痛である．TKA を受ける患者の最大の心配事は，手術後の痛みと報告されている．確実な除痛が保証されれば，術後痛のために手術を躊躇することなく適切なタイミングで手術加療を受けることができ，また反対膝（患者の多くは両側の疾患を抱えている）の手術を受けるモチベーションにもつながる．

次に，筋力低下がないことである．術翌日からのリハビリに際し，大腿四頭筋に力が入らないことによるリハビリの遅れや，転倒事故の危険がある．

最後に，整形外科とのコミュニケーションである．近年は整形外科医が術野で関節包や周囲筋に直接局所麻酔薬などを注射する，いわゆるカクテル注射が広く行われており，使用する局所麻酔薬の用量や部位（神経ブロックでカバーされない領域など）を相談する場合がある．また特殊症例（挿管困難，高度肥満，上述の腓骨神経麻痺が危惧される症例など）においては適宜麻酔法を相談する必要がある．

〈岡田葉平〉

6 人工膝関節全置換術（TKA）麻酔科

人工膝関節置換術において，整形外科医が最も重視する要素は，1）インプラントデザイン，2）靱帯バランス，3）アライメント，である．これらの要素を高度に組み合わせながら，患者それぞれの最適な膝を作成することになる．この考えを踏まえ，適切な術後鎮痛を行い，手術アウトカムを向上させる疼痛管理をすることが求められる．

人工膝関節置換術には，大別して 2 つの術式が存在する．全置換術（total knee arthroplasty: TKA）と単顆置換術（unicompartmental knee arthroplasty: UKA）である．現在の TKA は術後成績が改善しており，90%以上の確率で，20 年以上再置換する必要がないといわれている[1]．また，UKA の成績も向上しているが，TKA よりもさらに厳密な適応基準と正確な手技が求められる．

❶ 想定される術後痛の程度

TKA の後には，中程度から重度の術後痛を伴うとされている[2]．TKA を受けた患者の 60%が重度の術後膝痛を経験し，30%が中等度の痛みを経験する[3]．この急性の術後痛を恐れて，手術を先延ばしにする者もいる[4]．さらに，術後痛は早期の歩行と可動域を阻害し，血栓塞栓症の危険性を上昇させ，リハビリテーション，患者の満足度，および全体的な転帰に影響を与えうる．文献的には，UKA が TKA に比べて痛みスコアが低く，オピオイドの使用量も少ないことがマッチドペア解析から明らかとなっているが，リハビリテーション活動中の疼痛は UKA，TKA ともに NRS4 を超えており，UKA の術後はそれなりに痛い（TKA よりもやや痛みが少ない程度）[5]．

さらに，TKA，UKA など人工膝関節置換術の術後は，高い確率で慢性疼痛化することが知られている．TKA 術後患者の系統的レビューでは，患者の 10～34%が手術後 3 カ月から 5 年の間に望ましからぬ疼痛転帰を報告している[6]．多施設共同で行われた研究では，患者の 20%に 6 カ月後の望ましくない疼痛転帰を認めている[7]．

これらを踏まえれば，周術期の TKA/UKA の疼痛管理は，周術期の手術アウトカムを向上させるうえで重要な要素であることがわかる．

❷ 必要となる麻酔・神経ブロック

▶ 周術期の麻酔方法

周術期の麻酔維持は，全身麻酔（general anesthesia: GA）でも脊髄くも膜下麻酔（spinal anesthesia: SA）でも，いずれでも慣れている方法でよい．

イギリスにおけるデータベース研究では，SA 後の患者の経口モルヒネ使用量，精神状態の変容（せん妄を含む），術後の再入院のいずれのリスクも，GA 単独の手術に比べて削減させると論じている[8]．また，再置換術の場合，入院期間の延長や輸血の可能性の上昇などを示した調査報告もある[9]．しかし，ここには末梢神経ブロックを組み合わせた場合の研究結果は含まれていない．

2022 年の術後疼痛管理の重要なレビューである「PROSPECT（PROcedure SPEcific Postoperative Pain ManagemenT）」においても，GA と SA，いずれが適切な麻酔維持方法かについては議論されていない[10]．

なお，地球環境問題に直面する現在の社会において，カーボンオフセット社会への推移は重要と考えられているが，GA と SA において，二酸化炭素排出量の違いは大きくない．むしろ GA において低流量麻酔を行うことのほうが重要であると論じている[11]．

SA を選択した場合

世界的には，TKA の周術期管理には，手術室使用効率を高められ，麻酔管理コストが低廉な SA が選ばれる傾向がある．末梢神経ブロックや関節内注射などの区域麻酔手技を併用することができない状況の時には，脊髄くも膜下麻酔にくも膜下腔モルヒネ投与（100 mcg）を行うことが考慮されるが，区域麻酔手技を用いることができる場合，くも膜下モルヒネ投与が優れていることを示すエビデンスはない[10]．SA を選択した場合，長時間の麻酔効果を期待するならブピバカイン，短時間で麻酔効果が消失し，早期歩行訓練を行うなら 2-クロロプロカインを用いることが考慮されるが，いずれも各施設で慣れている方法で行うことが望ましい．

GA を選択した場合

本邦においては，TKA の周術期管理には，患者の要望（術中に適切な鎮静を受けたい），整形外科主治医の手術効率の改善，および健康保険への請求点数と病院収益の観点から，GA を選択されることが多い．GA を行う際に特記すべき手法はない．SA と異なり，GA は術直後から下肢運動が可能である．早期離床および術後手術アウトカムの向上を目指すために，早期覚醒，早期経口摂取，早期運動を目指した麻酔管理が望まれる．早期覚醒に貢献するデスフルランやプロポフォールの活用，嘔気嘔吐の低減のためのデキサメタゾン（炎症抑制効果にも役立つ），ドロペリドールやオンダンセトロンの使用および笑気不使用，声門上器具の使用などの工夫があげられる．

▶ 周術期に適切な末梢神経ブロック

股関節・膝関節を含む人工関節手術に対して，末梢神経ブロックを併用することで，術後のオピオイド使用量の減少，創部感染症発生の低減に貢献することが示されているが，交絡因子が多いため，現時点で末梢神経ブロックが確実に有害事象を減らすとはいえない[12]．

しかし，PROSPECT によるレビューでは，内転筋管ブロック（adductor canal block: ACB），関節周囲浸潤麻酔（peri-articular injection: PAI）および術中のデキサメタゾン静脈内投与が術後鎮痛に適切であると示されている[10]．

ACB は大腿中間部，内転筋管に大腿神経が進入する前後で，分枝である伏在神経および内側広筋枝を特異的にブロックする方法であり，大腿神経から分岐する他の分枝（大腿直筋枝，外側広筋枝，中間広筋枝）への局所麻酔薬浸潤を防いで，大腿四頭筋筋力の温存，および創部への限局的な鎮痛を得る．

PAI は，直接整形外科医が関節周囲に局所浸潤麻酔を行うことで，疼痛の強い膝関節包への強力な鎮痛を得ることが目的である．展開された術野に直接行うため，浸潤部位を目視し，安全に局所麻酔薬を投与することが可能であるうえ，薬液にオピオイドやステロイドを混合することで，鎮痛の補助や炎症の抑制を期待することもできる．また，末梢神経ブロックでカバーできない部位も直接浸潤麻酔を行うことが可能である．

A）GA＋ACB＋iPACKB もしくは PPB

ACB は膝表面の切開，および膝関節包前面に効果を発揮する[13]．また，iPACK ブロック（block for interspace between the popliteal artery and the capsule of the posterior knee: iPACKB）および膝窩神経叢ブロック（popliteal plexus block: PPB）はいずれも，膝窩動脈と膝関節包後方の空間をターゲットとして，局所麻酔薬を事前に投与し，膝関節包に特異的に効果を発揮させる方法である **図1** [14,15]．ACB，iPACKB，PPB ともに膝表面の切開創近隣と関節包に限定したブロック効果を期待する手法であり，

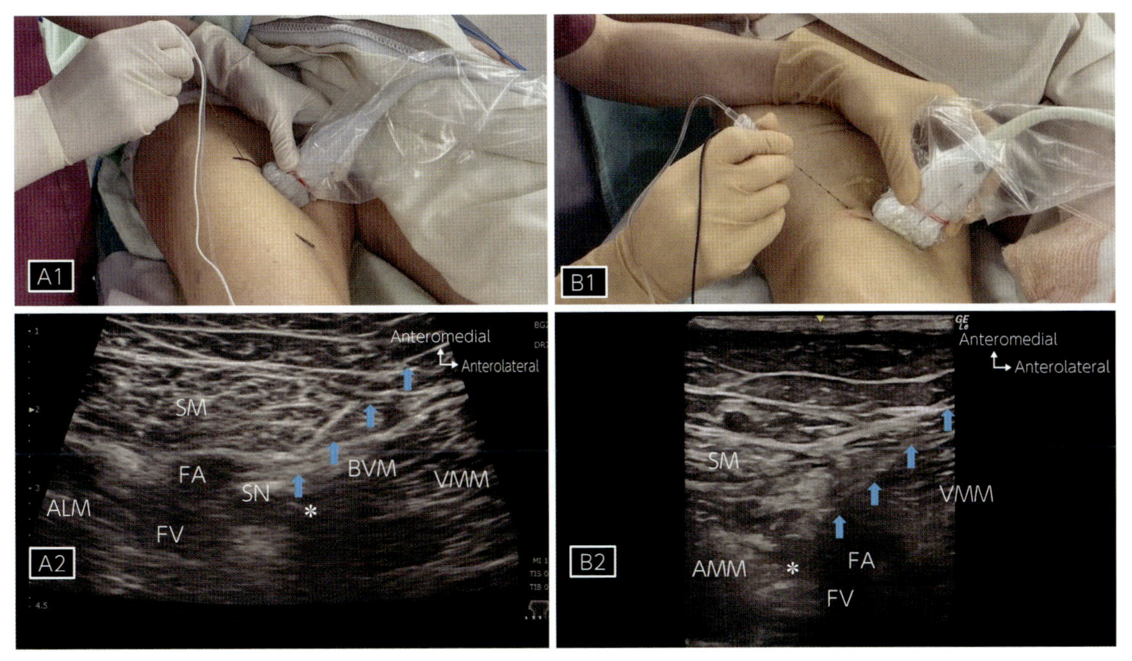

図1 末梢神経ブロックの実際

A1: 内転筋管ブロック，A2: 内転筋管ブロックの超音波画像，
B1: 膝窩神経叢ブロック，B2: 膝窩神経叢ブロックの超音波画像
*: 局所麻酔薬の広がり，青矢印: 神経ブロック針
FA（大腿動脈），FV（大腿静脈），SM（縫工筋），SN（伏在神経），BVM（内側広筋枝），VMM（内側広筋），
ALM（長内転筋），AMM（大内転筋）

いかに術後の運動機能温存を意識しているかがわかる．これらを活用することで，術早期からの膝屈曲・伸展運動，および大腿四頭筋筋力向上運動のリハビリテーションメニューを進め，できるだけ早い段階での機能改善を目指している 図2 （手術の内容により，リハビリテーション進捗は変更している）．

TKA はもちろんのこと，より侵襲性の低い UKA でも，この手法は有効である．再置換手術であっても，一般的に用いられるデザインの人工関節を再挿入する場合は，A）のメニューで適切に管理できる．また，インサート入れ替えのみで終了する場合も同様に A）の方法で管理する．

B）SA＋ACB＋PAI

気道管理の問題で GA が不適切，あるいは患者から SA での麻酔管理を要望されたとき，この方法で管理をしている．SA で管理することが定型的に行われている施設には，無理に GA を推奨せず，いままで行ってきた SA の管理に，迅速に導入できる区域麻酔の技術の組み合わせを提言する．

区域麻酔手技を併用するため，くも膜下モルヒネの投与はしない．SA 完了後，速やかに ACB を行う．手術中に整形外科執刀医に PAI を施行してもらうが，関節包の後面に局所麻酔薬を注入する際には，総腓骨神経ブロックにならないように，あまり深くまで薬剤投与をしないように指導している[16]．

C）GA＋FNB＋popliteal SNB

現在の PROSPECT では，大腿神経ブロック（femoral nerve block: FNB）も膝窩アプローチ坐骨神経ブロック（popliteal approach of Sciatic Nerve Block: popliteal SNB）のいずれも推奨されていない[10]．上述の A）の通り，TKA の周術期管理には，術後早期の運動機能温存が重要視されているため，神経本幹である FNB は大腿四頭筋の筋力低下を，popliteal SNB は下肢，特に足関節運動の低下をもたらす

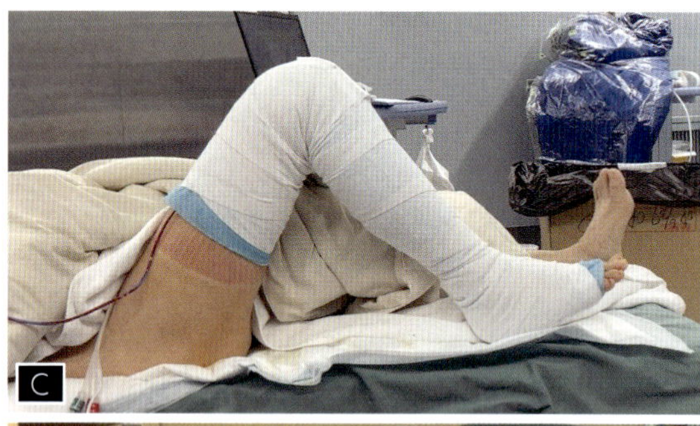

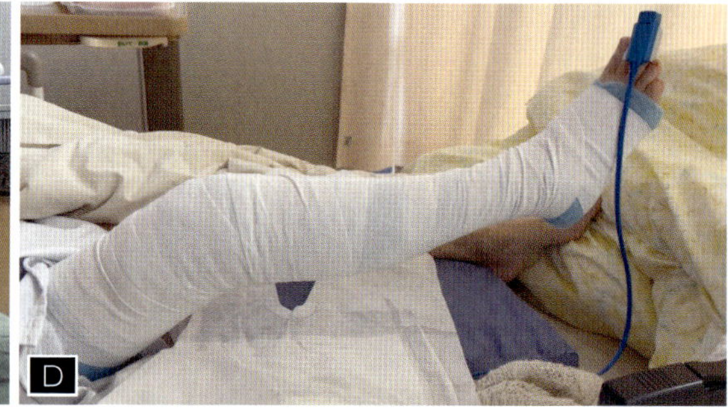

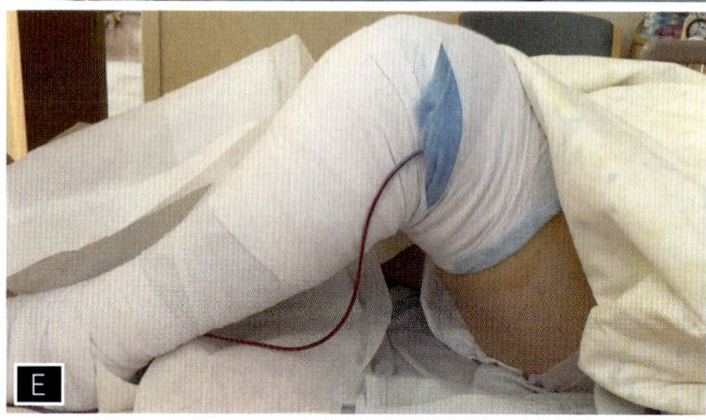

図2 手術後の膝自動運動の様子

C: 手術終了直後（全身麻酔からの覚醒直後）の膝自動屈曲，D: 手術2時間後の膝伸展挙上運動，E: 手術24時間後の膝自動屈曲
いずれも患者はほぼ痛みを訴えることなく（Numerical Rating Scaleで1～2相当）いずれの運動もできている．

ことから，現時点では推奨されない方法である．筆者がこの方法を選択するのは，手術侵襲が一般的なTKAよりもはるかに侵襲性の高い，より拘束性の高いデザインの人工関節を挿入する場合に限る．一般的にもちいられるCR型（cruciate retaining），PS型（PCL substituting）や，症例に合わせて選択されるBCS型（bi-cruciate stabilized），CS型（cruciate sacrficing），MP型（medial pivot），BCR型（bi-cruciate retaining）のいずれも，その侵襲の度合いが大きく異なるとは考えられず，対象にはならない．関節動揺性が高かったり，再置換が必要となったりして，従来のデザインでは不安定となることが予想される場合は，condylar-constrained，rotating-hinge型などのより拘束性が高い人工関節（特に骨腫瘍性疾患に対する腫瘍用の人工関節）を選択することになる．この際，軟部組織を大きく剥離したり，大腿骨や脛骨の骨切離量を増やしたりする必要があり，このような過大な侵襲が初めから想定される場合に限って，C）のメニューで管理をしている．

D）持続カテーテルの挿入の可否について

筆者らは，現在TKAの術後管理に，持続神経ブロックは用いていない．上述のA）の手法による麻酔管理では，持続カテーテルを挿入する場合はACBの持続注入を行うことが想定される．しかし，持続カテーテルによって術後連続して局所麻酔薬を投与しても，術後48時間の疼痛持続効果が単回注入とほとんど変わりがないとされ，持続投与の有効性は疑問視されている[17]．むしろ，カテーテルの脱落や挿入失敗，血管損傷などのトラブルを引き起こす可能性があるため，ルーチンには行わない．

持続カテーテルを挿入するのは，手術の前後ではなく，術後数日経過してから疼痛管理に難渋しているケースである．術後3日後以降（周術期のブロックの有効性が完全に消失したのち），内服薬では管理しきれず，繰り返しレスキュー鎮痛薬を必要とする場合，かつリハビリテーションの進捗に支障が出ていることが確認された症例を確認し，持続ACBのカテーテル挿入を行っている．また，若年性リウマチの患者や外傷によってTKAを行うことになった場合，患者年齢が一般的なTKAを受ける年齢に比べて若年である50歳以下であれば，術後の痛みレベルが高いことと，持続ブロックを行っていても運動機能の低下が相対的に少ないことから，術後すぐに持続カテーテルを挿入している．

ACBはブロック施行部位がターニケットよりも末梢側であり，カテーテル留置が手術の妨げになることを想定して，単回注入ACB（+iPACKBもしくはPPB）を術前に行い，術後に持続ACBカテーテル挿入を行っている．

ACBにおいては持続ブロックのメリットであると考えられていた疼痛緩和効果がさほど強くないこと，現在では多角的鎮痛が普及していることから，持続ブロックのメリットは低いと考えている．さらに，持続投与装置の装着が必要であり，歩行リハビリテーションの時に煩雑であること，持続カテーテル本体や持続投与装置自体にコストがかかること，カテーテル管理中の管理そのものに人件費もかかること，そして持続大腿神経ブロックを使用した場合，大腿四頭筋筋力は著しく低下することから，現在ではメリットよりもデメリットのほうが多い[18]．ただし近年，カテーテルを伏在神経に平行に挿入する工夫をして，持続ACBカテーテルの逸脱を防ぎ，術後の関節可動域を改善した報告もある[19]．

❸ 術後のリハビリテーションへの対応と介入——麻酔科医の視点から

術後早期からの膝関節可動域の獲得と，歩行機能の回復を得るためには，より遠位での末梢神経ブロックを意識し，大腿四頭筋や足関節可動に関連する下腿筋群の筋力低下を予防することが重要である．整形外科医が許すのであれば，手術終了直後からでも下肢運動を促進すべきである．膝屈曲・伸展運動は手術終了直後から少しずつ自動運動（外力からでなく，自力で行う運動）を促し，膝関節の可動域を患者自身に体感させる．足関節の底屈・背屈運動も同様に積極的に促してゆく．これは足関節運動によって血流を改善し，下肢静脈血栓形成の予防につながるためである[20]．

❹ 整形外科医・麻酔科医——お互いへの期待と要望

- 迅速かつ安全な手術の励行
- 過剰なターニケット加圧，およびその時間延長を防ぎ，短時間で開放する，もしくは一時的な再灌流時間を設けて下肢血流の連続的な遮断時間の短縮に努める
- 術野における関節内局所麻酔薬投与は，量の制限を守り，局所麻酔薬中毒の予防に努める
- 原則として麻酔手法は固定する（手技手法の標準化は技術の全体的レベルの向上と医療安全につながる）
- 術前リスク・特殊症例患者の情報は早めに麻酔科と共有する．気道・呼吸に重大な問題がある場合は脊髄幹麻酔を活用する．抗血栓薬の使用状況によっては区域麻酔が制限される可能性があるが，膝手術における末梢神経ブロックはほとんどのケースで活用できる

【文献】

1）岡崎　賢．適応（TKAかUKAかHTOか）．松田秀一，岡崎　賢，編．TKA/UKA人工膝関節置換術パーフェクト．東京: 羊土社; 2021．p.10-2.
2）Aso K, Izumi M, Sugimura N, et al. Additional benefit of local in filtration of analgesia to femoral nerve block in total knee arthroplasty: double-blind randomized control study. Knee Surg Sports Traumatol Arthrosc. 2019; 27: 2368-74.
3）Seo SS, Kim OG, Seo JH, et al. Comparison of the effect of continuous femoral nerve block and adductor canal block after primary total knee arthroplasty. Clin Orthop Surg. 2017; 9: 303-9.
4）Gaffney CJ, Pelt CE, Gililland JM, et al. Perioperative pain management in hip and knee arthroplasty. Orthop Clin North Am. 2017; 48: 407-19.

5) Leiss F, Götz JS, Maderbacher G. et al. Pain management of unicompartmental (UKA) vs. total knee arthroplasty (TKA) based on a matched pair analysis of 4144 cases. Sci Rep. 2020; 10: 17660.
6) Beswick Ad, Wylde V, Gooberman-Hill R, et al. What proportion of patients report long-term pain after total hip or knee replacement for osteoarthritis? A systematic review of prospective studies in unselected patients. BMJ Open. 2012; 2: e000435.
7) Jones CA, Voaklander DC, Johnston DWC, et al. Health related quality of life outcomes after total hip and knee arthroplasties in a community based population. J Rheumatol. 2000; 27: 1745-52.
8) Owen AR, Amundson AW, Larson DR, et al. Spinal versus general anaesthesia in contemporary primary total knee arthroplasties. Bone Joint J. 2022; 104: 1209-14.
9) Wilson JM, Farley KX, Erens GA, et al. General vs spinal anesthesia for revision total knee arthroplasty: do complication rates differ? J Arthroplasty. 2019; 34: 1417-22.
10) Lavand'homme PM, Kehlet H, Rawal N, et al; PROSPECT working group of the European Society of Regional Anaesthesia and Pain Therapy (ESRA). Pain management after total knee arthroplasty: PROcedure SPEcific Postoperative Pain ManagemenT recommendations. Eur J Anaesthesiol. 2022; 39: 743-57.
11) McGain F, Sheridan N, Wickramarachchi K, et al. Carbon footprint of general, regional, and combined anesthesia for total knee replacements. Anesthesiology. 2021; 135: 976-91.
12) Memtsoudis SG, Poeran J, Cozowicz C, et al. The impact of peripheral nerve blocks on perioperative outcome in hip and knee arthroplasty-a population-based study. Pain. 2016; 157: 2341-9.
13) Tran J, Chan VWS, Peng PWH, et al. Evaluation of the proximal adductor canal block injectate spread: a cadaveric study. Reg Anesth Pain Med. 2020; 45: 124-30.
14) Tran J, Peng PWH, Gofeld M, et al. Anatomical study of the innervation of posterior knee joint capsule: implication for image-guided intervention. Reg Anesth Pain Med. 2019; 44: 234-8.
15) Kampitak W, Tanavalee A, Ngarmukos S, et al. Motor-sparing effect of iPACK (interspace between the popliteal artery and capsule of the posterior knee) block versus tibial nerve block after total knee arthroplasty: a randomized controlled trial. Reg Anesth Pain Med. 2020; 45: 267-76.
16) Tsukada S, Wakui M, Hoshino A. Postoperative epidural analgesia compared with intraoperative periarticular injection for pain control following total knee arthroplasty under spinal anesthesia: a randomized controlled trial. J Bone Joint Surg Am. 2014; 96: 1433-8.
17) Hussain N, Brull R, Zhou S, et al. Analgesic benefits of single-shot versus continuous adductor canal block for total knee arthroplasty: a systemic review and meta-analysis of randomized trials. Reg Anesth Pain Med. 2023; 48: 49-60.
18) Sakai N, Nakatsuka M, Tomita T. Patient-controlled bolus femoral nerve block after knee arthroplasty: quadriceps recovery, analgesia, local anesthetic consumption. Acta Anaesthesiol Scand. 2016; 60: 1461-9.
19) Fujino T, Yoshida T, Kawagoe I, et al. Migration rate of proximal adductor canal block catheters placed parallel versus perpendicular to the nerve after total knee arthroplasty: a randomized controlled study. Reg Anesth Pain Med. 2023; 48: 420-4.
20) Sochart DH, Hardinge K. The relationship of foot and ankle movements to venous return in the lower limb. J Bone Joint Surg Br. 1999; 81: 700-4.

〈酒井規広〉

7 外反母趾手術 整形外科

❶ 疾患情報

母趾中足趾節関節（metatarsophalangeal: MTP 関節）で母趾が外反する変形であり，有病率は成人の23%，高齢者の36%と足部において最も頻度の高い変性疾患である[1]．女性における有病率は男性の3倍であり，年齢とともに頻度が増加することが知られている[2]．

❷ 手術適応

第1中足骨骨頭の突出部（バニオン）や足底胼胝などの痛みにより歩行機能障害，活動制限をきたした場合に手術適応となる．変形の重症度に応じて中足骨骨切りの位置（遠位，骨幹部，近位）ならびに外側解離の適応が決定されるが，一般に重度になるにつれ近位側で骨切りし，外側解離を追加することが多い[3]．

❸ 手術法・使用デバイス・展開のアプローチの種類

外反母趾の矯正手術は併存した変形に対するさまざまな術式を組み合わせて行われる．術中視野を確保するためタニケットを用いて手術は行われる．

▶ 骨切り

遠位骨切りは中足骨遠位の背内側，骨幹部骨切りは中足骨内側，近位骨切り術は中足骨近位の内側から背側にかけて皮膚切開，アプローチする 図1 ．母趾基節骨の変形もある場合（趾節間外反母趾），基節骨の骨切りも追加することがある．この場合，母趾基節部の内側からアプローチし骨切りを行うこととなる（Akin 法）．骨切り部の内固定材料としてはプレート，スクリュー，鋼線による固定が多い．脛骨神経，伏在神経，浅腓骨神経，深腓骨神経の領域を操作することとなる．

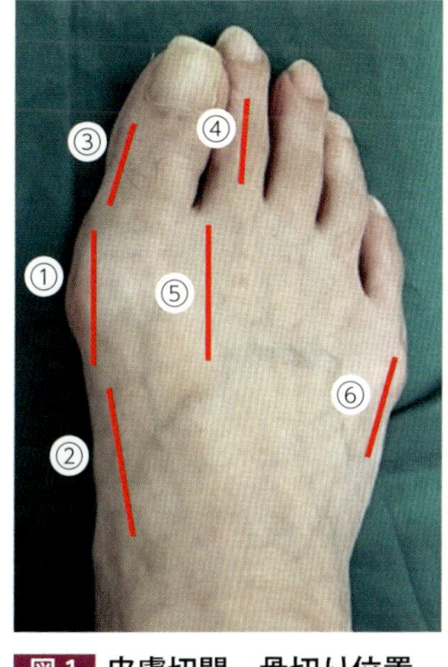

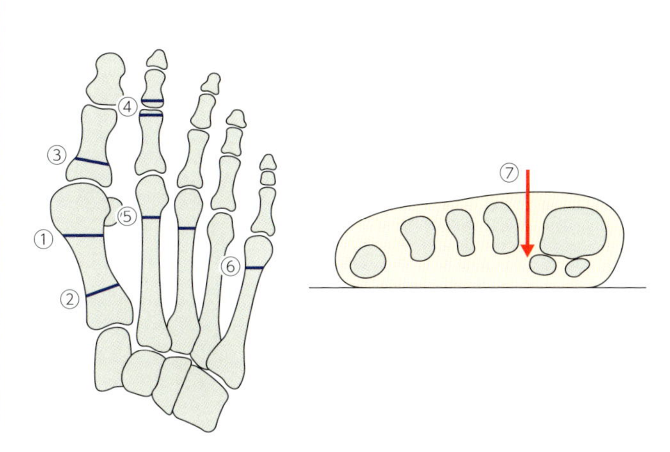

図1 皮膚切開，骨切り位置

① 遠位骨切り，② 近位骨切り，③ Akin 法，④ PIP 関節固定，⑤ 外側解離（第2中足骨骨切り），⑥ 第5中足骨骨切り，⑦ 外側解離のアプローチ

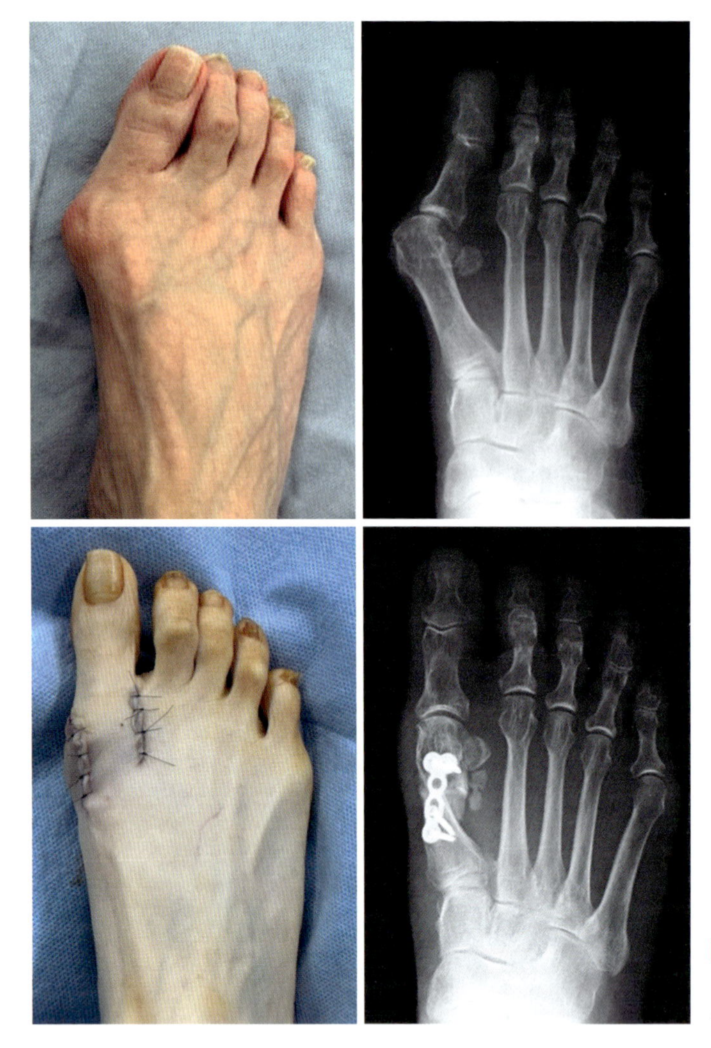

図 2 外反母趾に対する第 1 中足骨遠位斜め骨切り術，外側解離

術前（上図），術後（下図）

▶ 外側解離

重度の変形の場合，骨切りのみでは矯正が不十分となり，中足骨遠位外側の軟部組織解離を追加する場合がある **図 1, 2, 3** ．深腓骨神経の固有知覚領域となる第 1，2 中足骨間遠位背側に皮膚切開をおき，アプローチする．深横中足骨靱帯，母趾内転筋，関節包などを切離し，母趾底側趾神経が露出するところまで展開する **図 1 ⑦** ．浅腓骨神経，深腓骨神経，脛骨神経の領域を操作することとなる．

▶ 第 2〜5 趾変形 (lesser toe deformity) に対する手術

外反母趾は母趾列への荷重分散が働かず第 2〜5 趾の負荷が増大するため，第 2〜5 趾の変形も合併することも少なくない．母趾の矯正手術に加え，ハンマー趾（屈趾症）や内反小趾を同時に矯正する場合がある **図 1, 4** ．

ハンマー趾は第 2 趾が最多ではあるが第 3，4 趾まで及ぶ場合もある．重症度にもよるが罹患趾の中足骨短縮骨切り，長趾伸筋腱延長，MTP 関節底側板修復，長趾屈筋腱背側移行，近位趾節間（proximal inter phalangeal: PIP）関節固定術などを組みわせて行う **図 4, 5** ．中足骨短縮骨切り，長趾伸筋腱延長，MTP 関節底側板修復は罹患趾の中足骨背側に皮膚切開を加え，アプローチする．長趾屈筋腱背側移行は遠位趾節

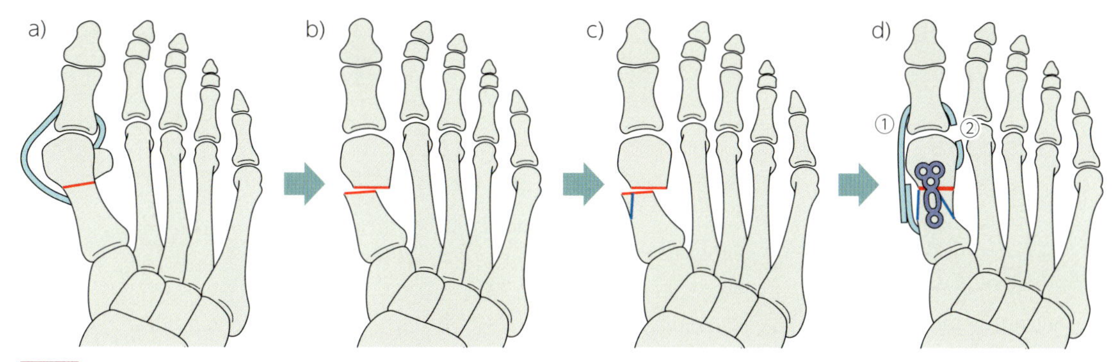

図 3 外反母趾に対する第 1 中足骨遠位斜め骨切り，外側解離

a）第 1 中足骨遠位で斜めに骨切り（赤線），b）遠位骨片を外側に移動，c）近位骨片の突出部を骨切り，d）中足骨背側にプレート固定し，切除骨片を外側に移植．軟部組織解離: ① 内側関節包の縫縮，② 母趾内転筋移行，外側関節包解離

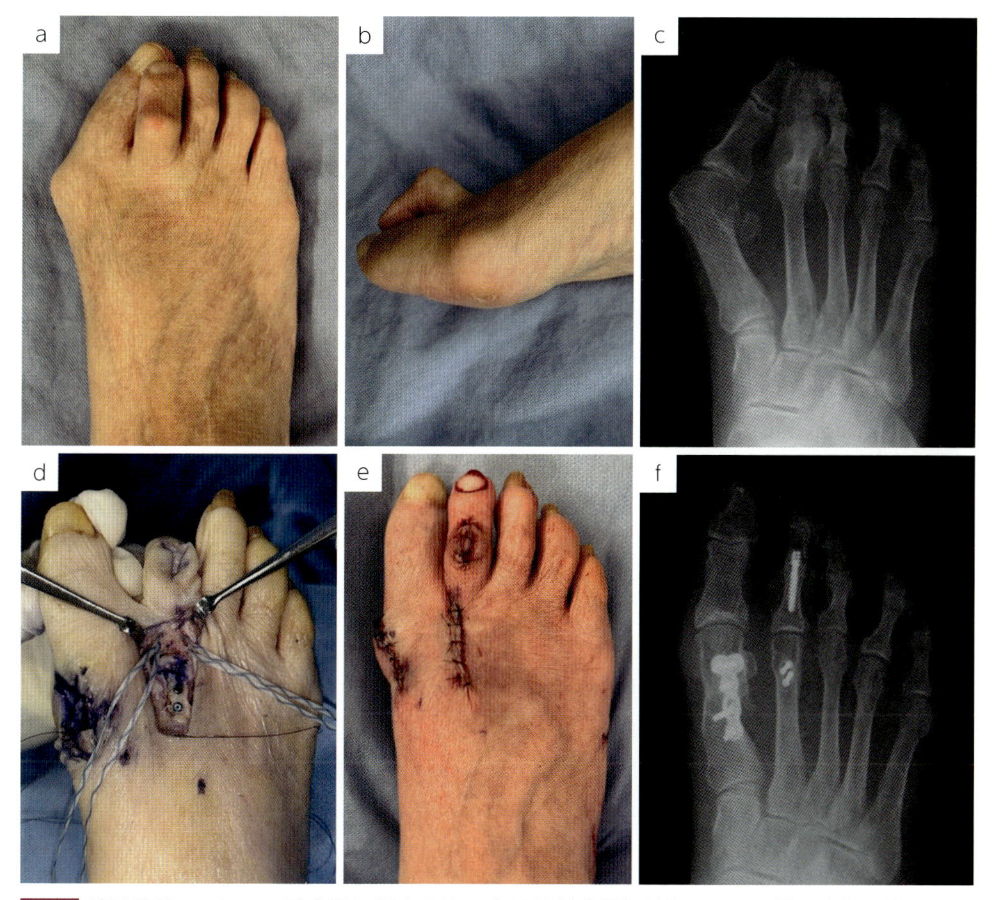

図 4 外反母趾，ハンマー趾変形に対する第 1 中足骨斜め骨切り術，PIP 関節固定術，第 2 中足骨短縮骨切り術

a，b，c）外反母趾，第 2 ハンマー趾変形，d）第 2 MTP 関節底側板修復，e）術後外観，f）術後単純 Xp

間（distal inter phalangeal: DIP）関節の足底側と基節部背側の 2 カ所からアプローチし，屈筋腱を伸筋腱に縫合，腱移行する．PIP 関節固定は同関節背側に皮膚切開を加え，関節面を骨切り後，髄内釘，鋼線などを用いて固定する．脛骨神経，浅腓骨神経，深腓骨神経の領域を操作することとなる．

内反小趾は第 5 中足骨背側もしくは外側に皮膚切開を加え，中足骨の骨切りを行う．脛骨神経，腓腹神経，浅腓骨神経の領域を操作することとなる．内固定材料は通常，プレート，スクリュー，鋼線などを用いる．

❹ 手術体位

仰臥位

❺ 手術による合併症

- 背側趾神経損傷: 中足骨背内側に浅腓骨神経の枝である背側趾神経が術中操作で露出することが多い．神経剝離を行い愛護的に保護するが，外反母趾変形に伴い菲薄化，denervation していることも少なくない．術中操作に伴い，術後神経症状を呈する可能性がある．
- 骨頭壊死: 骨切りに伴う骨頭への血流障害により術後遅発性に骨頭が壊死する可能性がある．

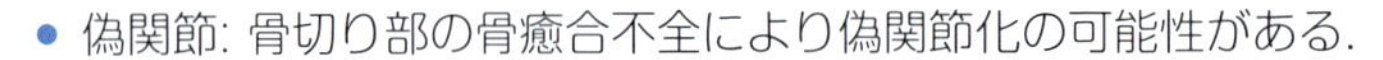

- 偽関節: 骨切り部の骨癒合不全により偽関節化の可能性がある．

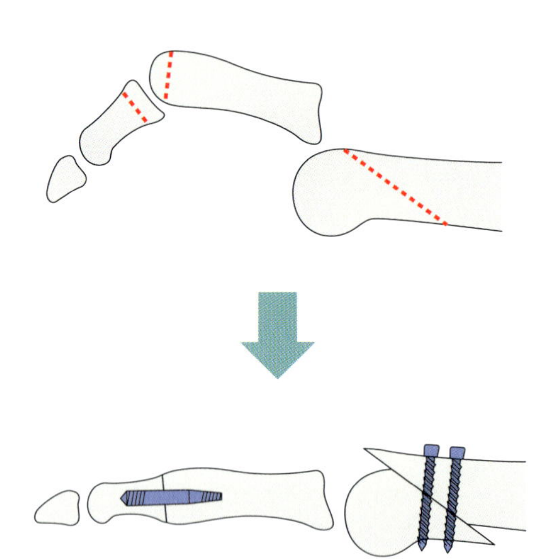

図5 ハンマー趾変形に対する第2中足骨短縮骨切り術，PIP 関節固定術

❻ 術後リハビリ

術後 1 週間前後で装具を用いて荷重歩行訓練を開始する．その際は骨切り部に過負荷がかからないような足部装具（前足部免荷装具など）を用いる．患趾の可動域訓練は患部安静のため 2〜3 週間は制限する場合が多い．術後 1〜3 週間で自宅退院となる．

❼ 麻酔科に要望すること

外反母趾の手術は併用手術を含めると非常に多岐にわたる術式があり，それぞれ皮膚切開，アプローチが異なる．手術野は前足部という狭い領域であるが，脛骨神経，伏在神経，浅腓骨神経，深腓骨神経，腓腹神経といった複数の神経支配領域を操作する可能性があり，術前に麻酔科医と執刀医の双方が確認することが重要である．

足部の末梢における手術ではあるが，骨切りであり術後疼痛は少なくない．外反母趾手術における神経ブロックの有効性は複数報告されており，術野における局所麻酔のみの効果は限局的であることは周知の事実である[4]．特に若年例における外反母趾手術の際は術後の強い痛みの訴えも多いため，神経ブロックに伴う周術期の鎮痛効果の恩恵は大きいと考えられる．他関節と異なり，術後早期から患肢に荷重歩行訓練を開始することは少ないため，麻酔遷延に伴うリハビリテーションの遅延は一般的にはない．

【文献】

1) Nix S, Smith M, Vicenzino B. Prevalence of hallux valgus in the general population: a systematic review and meta-analysis. J Foot Ankle Res. 2010; 3: 21.
2) Roddy E, Zhang W, Doherty M. Prevalence and associations of hallux valgus in a primary care population. Arthritis Rheum. 2008; 59: 857-62.
3) Ray JJ, Friedmann AJ, Hanselman AE, et al. Hallux valgus. Foot Ankle Orthop. 2019; 4: 2473011419838500.
4) Ravanbod HR. Analgesic efficacy of local versus proximal nerve blocks after hallux valgus surgery: a systematic review. J Foot Ankle Res. 2022; 15: 78.

〈村橋靖崇〉

8 外反母趾手術 麻酔科

外反母趾手術は，数ある外科手術の中でも中等度から重度の術後疼痛を伴うことが報告されている[1]．術後の疼痛管理は，慢性疼痛の発症や，患者の術後転機，QOL への影響が大きいことから，術前後を含めた適切な鎮痛のための介入が必要である．

欧州区域麻酔学会（ESRA）が推奨する術式別の術後鎮痛管理 PROSPECT（Procedures Specific Post-operative Pain Management）では，2022 年に外反母趾手術に対する 55 の RCT および 1 件のシステマティックレビューが検討され改訂されている．

術前の足関節ブロックを用いた鎮痛に加え，デキサメタゾンの全身投与，術前後の COX-2 選択的阻害薬，NSAIDs の投与，術後のパラセタモール（アセトアミノフェン）やオピオイドレスキューの投与を推奨している[2]．創部への局所麻酔薬による浸潤麻酔も，ある程度の鎮痛効果が認められるため足関節ブロックが行えない場合に用いることができる 表1 ．

外反母趾手術で用いられるブロックについて概説する．

❶ 足関節ブロック

外反母趾手術は，前述のとおり術式によって皮切や侵襲の加わる部位が異なることから，神経解剖の把握が必要である．足部の感覚支配は脛骨神経，深腓骨神経，腓腹神経，浅腓骨神経，伏在神経の 5 つの神経により構成されている．足関節ブロックはこれらの神経を足関節周辺〜近位で行うブロックである．運動枝の神経障害が起きにくいというメリットがあるが，複数の神経をブロックするため，複数回の穿刺を必要とする．覚醒下の患者にとっては強い痛みを伴うブロックであり，穿刺針の選択（細い鋭針も考慮に入れる）や鎮静などの配慮が必要である．ブロックの具体的な方法，手技に関しては「Ch. 1-13 足関節ブロック」を参照されたい．PROSPECT では全身麻酔に足関節ブロックを加えた 2 つの研究が検討された．65 人の患者を対象とした研究で足関節ブロックを行った患者は対照群と比較し，術後 1 日目および術後 12 カ月までの疼痛スコアが減少した[3]．90 人の患者を無作為に 3 群に割り付け，局所麻酔薬の創部浸潤群や対照群と比較した研究では，術後 6 時間の疼痛スコアと術後 6 時間および 12 時間のオピオイド消費量が足関節ブロック群で減少した．また，創傷浸潤群も対照群と比較して，術後 24 時間のオピオイド消費量が少なかった[4]．

これらの研究の結果から足関節ブロックか創部浸潤麻酔を併用することが推奨される．

表 1 外反母趾手術における疼痛管理の推奨事項

術前，術中介入	・パラセタモール（アセトアミノフェン）（グレード D） ・COX-2 選択的阻害薬または NSAIDs（グレード A） ・ステロイド全身投与（グレード A） ・**足関節ブロックか創部への浸潤麻酔（グレード A）**
術後介入	・パラセタモール（アセトアミノフェン）（グレード A） ・COX-2 選択的阻害薬（グレード A） ・レスキュー用オピオイド（グレード D）

(Korwin-Kochanowska K, et al. Reg Anesth Pain Med. 2020; 45: 702-8[2])

❷ 坐骨神経ブロック

麻酔科医によっては足関節ブロックよりも中枢側で行う膝窩部坐骨神経ブロックのほうが熟練しているかもしれない．足関節より遠位の完全な鎮痛には伏在神経領域のブロックの併用が必要だが，坐骨神経ブロックであれば穿刺が単回で広い範囲をブロックできる．また，足関節ブロックよりも坐骨神経ブロックのほうが術後の疼痛スコアとモルヒネ使用量が少なく，麻酔作用時間が長かったとの報告もある[5]．しかし，術後運動神経遮断をきたしうるというデメリットがあり術後すぐに荷重をかける予定の患者では注意が必要である．現在のところ坐骨神経ブロック群と足関節ブロック群とを比較検討した研究は少なく，PROSPECT が推奨するための包括基準を十分に満たしていないため，現時点では外反母趾手術に対する坐骨神経ブロックは推奨されていない[2]．足関節ブロックとの比較のためには今後のさらなる研究が必要である．

❸ 術式によって麻酔方法は変更すべきか

外反母趾手術には「Ch. 2-7 外反母趾手術 整形外科」で述べられている通り複数の術式が存在するため術式や使用する機械の種類によって術後痛の強さが異なる可能性がある．しかし，過去の研究では，術式の違いによる術後疼痛に大きな差は認められなかった[2,6-8]ことから術式によらず PROSPECT の方針に従った鎮痛法を第一に考慮してよいと考えられる．

❹ リバウンドペインを予防するためには

整形外科領域の手術において，単回の局所麻酔注入での神経ブロックでは，しばしば帰室後のリバウンドペインが問題となる[9]．術後鎮痛のために，膝窩部坐骨神経ブロックでのカテーテル留置と局所麻酔薬の持続投与を習慣的に行っている施設もあるが，カテーテルの適切な留置や固定がやや困難であることから術中および術後に下腿を可動した際に留置位置がずれやすいという問題がある．また，カテーテル留置による感染のリスクや，病棟での管理体制上の問題もある．さらに持続する運動神経のブロックは早期のリハビリテーションを妨げうるが，リバウンドペイン発症のタイミングでの鎮痛を継続することができるためオプションの１つとして検討すべきである．PROSPECT では運動機能を考慮してこのような坐骨神経ブロックを推奨していないが，施設によっては術後早期の荷重をかけず安静期間が長い場合もある．PROSPECT の方針を把握した上で術式の侵襲度，リハビリテーションプラン，病棟の環境などをふまえ，術者との協議の上，各施設での最適な鎮痛管理を行うことが望ましい．

【文献】

1) Gerbershagen HJ, Aduckathil S, van Wijck AJM, et al. Pain intensity on the first day after surgery: a prospective cohort study comparing 179 surgical procedures. Anesthesiology. 2013; 118: 934-44.
2) Korwin-Kochanowska K, Potié A, El-Boghdadly K, et al; PROSPECT/ESRA Working Group Collaboration. PROSPECT guideline for hallux valgus repair surgery: a systematic review and procedure-specific postoperative pain management recommendations. Reg Anesth Pain Med. 2020; 45: 702-8.
3) Kir MC, Kir G. Ankle nerve block adjuvant to general anesthesia reduces postsurgical pain and improves functional outcomes in hallux valgus surgery. Med Princ Pract. 2018; 27: 236-40.
4) Su MP, Huang PJ, Tseng KY, et al. Pretreatment of ankle nerve block provides better postoperative analgesia than peri-incisional local anesthetic infiltration in hallux valgus correction surgery. Kaohsiung J Med Sci. 2019; 35: 168-74.
5) Schipper ON, Hunt KJ, Anderson RB, et al. Ankle block vs single-shot popliteal fossa block as primary anesthesia for forefoot operative procedures: prospective, randomized comparison. Foot Ankle Int. 2017; 38: 1188-91.

6) Plaass C, von Falck C, Ettinger S, et al. Bioabsorbable magnesium versus standard titanium compression screws for fixation of distal metatarsal osteotomies-3 year results of a randomized clinical trial. J Orthop Sci. 2018; 23: 321-7.
7) Windhagen H, Radtke K, Weizbauer A, et al. Biodegradable magnesium-based screw clinically equivalent to titanium screw in hallux valgus surgery: short term results of the first prospective, randomized, controlled clinical pilot study. Biomed Eng Online. 2013; 12: 62.
8) Klugarova J, Hood V, Bath-Hextall F, et al. Effectiveness of surgery for adults with hallux valgus deformity: a systematic review. JBI Database System Rev Implement Rep. 2017; 15: 1671-710.
9) Galos DK, Taormina DP, Crespo A, et al. Does brachial plexus blockade result in improved pain scores after distal radius fracture fixation? A Randomized Trial Clin Orthop Relat Res. 2016; 474: 1247-54.

〈羽二生 顕　笹川智貴〉

9 大腿切断術 整形外科

❶ 疾患情報 (概要)

壊死性筋膜炎，糖尿病性壊疽といった感染性疾患，急性動脈閉塞，閉塞性動脈硬化症といった虚血性疾患，また骨肉腫などの下肢悪性骨軟部腫瘍に対する広範切除術として行われる．

❷ 手術適応

上記いずれの疾患も代替治療では救肢・救命困難な場合が適応となる．たとえば急速に進行する壊死性筋膜炎や，血管内治療やバイパス術が行われても改善しない閉塞性動脈硬化症，通常の広範切除術では神経血管温存不能な場合の下肢悪性骨軟部腫瘍などである．また切断高位に関しては感染の波及範囲，血行残存範囲などにより下腿切断では治癒が見込めない場合，大腿切断となる．

❸ 手術法

▶ 概要

壊死性筋膜炎に対する手術の場合は緊急で行われるのに対し，その他の疾患では適応や切断高位を十分に検討されてから手術を行われることが多い．対象年齢は疾患により異なるが，悪性骨軟部腫瘍に対するもの以外は中高年者が多い．手術時間は緊急手術の場合は 1 時間以内，それ以外は 1.5 時間前後である．ターニケットは使用せず，虚血肢の場合は出血量は少ないが，感染性疾患の場合は血流が保たれているため場合により出血する．

▶ 皮切

対象となる病変の範囲によるが，一般には大腿中央レベルにフィッシュマウス様の皮切をおき，閉創時には横一直線となる．壊死性筋膜炎の場合，感染のコントロール状況によっては開放創にしておくこともある．なお切断高位が近位すぎると術後の義足装着が困難となるため，可能な範囲で遠位寄りの皮切が検討される．

▶ 展開アプローチ

筋は皮切より近位で，電気メスを用いて順次切離する．坐骨神経をメスで鋭的に切断し（後述する神経腫予防のため），大腿動静脈を結紮切離する．最後に大腿骨を骨鋸で切断する．

❹ 手術体位

仰臥位

❺ 手術による合併症

▶ 幻肢痛

四肢切断後に，失った手足の痛みを感じること．薬物療法や認知療法が行われる．

JCOPY 498-05620

▶ 断端神経腫

切断した坐骨神経の断端が腫大し有痛性の腫瘤となる．保存治療が奏効しない場合は神経腫切除が行われる．

❻ 術後リハビリ

創部や全身状態が安定し次第，リハビリテーションを開始する．歩行を目指す場合は，創部の腫脹が軽減したのち，義足を作製する．

❼ 麻酔科に要望すること

緊急手術の場合は迅速な導入が望まれる．また術後，幻肢痛に対する治療を依頼することもある．

〈岡田葉平〉

10 大腿切断術 麻酔科

[＊大腿切断術に直接関連する文献が限られているため，本稿では四肢・下肢・下腿切断を含む研究も引用しています]

❶ 術後痛の程度

四肢切断術の術後痛には複数の病態があることが知られている[1)].

- 幻肢痛
- 断端痛
- 残存肢の痛み

幻肢痛とは，四肢の切断後に欠損しているはずの手足が存在するように感じ（幻肢），その部位に痛みを感じるという臨床症状を表す[2)]．幻肢痛の発症頻度は四肢切断患者の60〜80%[3,4)]と非常に高く，また大部分の患者では切断後数年を経ても幻肢痛を伴っている[5)]．発症機序としては，末梢神経の損傷によってできた神経腫に由来する異常インパルスが誘発されることが指摘されている[5)]ほか，中枢神経系の関与も示唆されており脊髄後角でのNMDA受容体活性化が関与している可能性が高い[3,6)]．また，幻肢痛は上肢切断術後の32%，下肢切断術後の34%に発生し下肢切断を受ける患者は，糖尿病や血管不全などの合併症を有する可能性が高い[3)].

断端痛とは切断端局所に知覚する痛みで，局所の感覚異常（感覚低下・アロディニア・痛覚過敏）を伴うことが一般的な特徴としてあげられている．切断手技の際に神経を軽く引っ張り，できるだけ中枢で神経を切断すると神経は中枢の筋体内に引き込まれて断端痛の原因とならないことが報告されている．したがって幻肢痛と断端痛は神経侵害性疼痛と考えられる[1)].

残存肢の痛みは，義肢装着の圧迫により筋が骨切断端で刺激されて生じる痛みや，廃用性萎縮と線維化をきたした筋肉の異常な筋収縮に伴う痛み，筋虚血による痛みのように筋由来の侵害受容性疼痛と考えられる[1)].

だが多くの英語文献では，四肢切断に関連する痛みを2種類に分類している[3,7)]．1つは**phantom limb pain（PLP）**で幻肢痛のことであり，もう1つは**residual limb pain（RLP）**で直訳すれば残存肢痛となる．両者はいずれも神経障害性疼痛の概念を含んでいる[3)]ことから，RLPは前述の3分類でいう断端痛と残存肢の痛みを含んでいると考えられる．本稿を執筆する際に参考にしたエビデンスの多くは四肢切断術の周術期疼痛をPLPとRLPに分類して論じているため，以下でもそのように進めていく．

PLPやRLPの痛みの程度は個人差も大きいが，痛みを訴える人の30〜40%は激しい痛みを経験したと報告しており，痛みがある人の25%強が非常に煩わしいと報告している[8)] **表1**．PLPの重症度評価については他にも複数報告があり，56%が少なくとも中等度[9)]，また平均の痛みは10段階中5.3で患者の半数は長期にわたる痛みの増加を報告している[10)]．この報告のように，PLPは切断後すぐに始まることもあれば，何年も経ってから始まることもあって慢性化することも多く患者に重大な苦痛を引き起こす．そして多くの患者はPLPとRLPの両方を併せ持っている[3)].

表 1 四肢切断後患者の痛みの性質

	幻肢痛（%）	残存肢痛（%）
頻度		
なし	20.1	32.3
時々感じる	58.7	45.4
常に感じる	21.2	22.3
強さ（10 段階）		
軽度（1〜4）	34.7	41.8
中等度（5〜6）	26.4	28.3
重度（7〜10）	38.9	29.9
煩わしさ		
なし	19.1	13.8
中等度	53.9	59.7
重度	26.9	26.5

（Ephraim PL, et al. Arch Phys Med Rehabil. 2005; 86: 1910-9[8] を改変）

❷ 必要となる麻酔・神経ブロック

▶ 麻酔法の選択

全身麻酔，硬膜外麻酔，脊髄くも膜下麻酔，神経ブロック（＋術野での浸潤麻酔）のいずれでも術中管理は可能なので，麻酔法の選択に迷うこともあるのではないだろうか．

一般的に大腿切断術を受ける患者は全身状態不良であることが多く，バイタルサインだけでなく合併症・内服薬・抗血栓療法の有無・凝固異常・呼吸状態・区域麻酔や手術の体位を取れるか・穿刺予定部位の感染状況・手術予定時間・担当麻酔科医の技量など，非常に幅広い要素を総合的に把握して，患者ごと個別に麻酔法の適応を考える必要がある．

また，腫瘍性や外傷性切断など術式によってはターニケット時間が長くなる場合があり，神経ブロック単独ではターニケット関連痛を抑えきれないことがある点にも注意する．

下肢神経ブロックは術中の血行動態安定に寄与するため，脊髄幹麻酔が禁忌となる場合でも考慮する価値が十分にある．大腿切断術を受ける患者の中でも特に糖尿病，心血管障害，腎障害などの合併症を有する高リスク患者に対する麻酔法として好ましい選択であり，神経ブロックのみで手術を行うことも可能である[11]．

2023 年に報告された大規模メタ解析では下肢切断術を受ける患者の術後合併症に関する麻酔法の影響について評価している．

> 1990 年から 2022 年まで，全身麻酔（GA）と区域麻酔（RA）に分けて比較した 25 件の研究（うち 10 件は後方視観察研究）で下肢切断術（膝上・膝下・その両方）を受ける 81736 名の患者を対象としている．RA には脊髄幹麻酔と神経ブロックが含まれた．
>
> GA 群は 85.3%，RA 群は 14.7%で，GA 群では RA 群と比較して呼吸不全（定義: 予定外の術後挿管，24 時間以上の人工呼吸）（オッズ比 1.38; 95%信頼区間 1.06〜1.80; p=0.02）および敗血症（オッズ比 1.21; 95%信頼区間 1.11〜1.33; p<0.001）の発生率が高いことが明らかとなった．術後 30 日死亡率，手術部位感染，心合併症，尿路感染，静脈血栓症，肺炎，心筋梗塞発生率に有意差は認めなかった[12]．

GA 群で呼吸不全が増加したのは，鎮痛不十分でオピオイドなどの代替鎮痛が必要であったことや術前からの人工呼吸管理を必要としたことが理由として考えられる．また術前から人工呼吸管理を必要とした患者は敗血症を併発している可能性が高いため，患者の選択バイアスの影響も考慮する必要がある．また術式は膝上と膝下が混在しているので膝上に限れば結果が変わる可能性があり調整が必要となる．しかしこれらの影響を考慮した上でも，区域麻酔による効果的な術後鎮痛が術後人工呼吸管理の必要性や敗血症リスクの低減につながった可能性があると考えられる．

膝下切断術ではあるが，日本で行われた大規模後方視コホート研究を紹介する[13]．

> 2010 年から 2016 年までに膝下または足切断術を受けた患者 11796 名の術後 30 日死亡率およびその他合併症について，全身麻酔（GA）と末梢神経ブロック（PNB）に分けてからプロペンシティ・スコア・マッチングを行い，両群の影響を評価している．GA と PNB を併用した患者は除外し，脊髄幹麻酔を行った患者も除外している．
>
> マッチング後の患者背景は両群間でバランスが取れていた．術後 30 日死亡率と術後せん妄の合計発生率はそれぞれ 3.7%および 9.2%だった．術後 30 日死亡率に群間で有意差を認めなかったが，PNB 群では GA 群と比較して術後せん妄の発生率が有意に低かった（修正オッズ比 0.75，95%信頼区間 0.57〜0.98）．

全身麻酔や不十分な術後鎮痛はせん妄の原因となるため，大腿切断術においても積極的に下肢神経ブロックを行っていくべきである．

▶ 神経支配

皮膚・筋肉・骨の神経支配は Chapter 1 の臨床解剖を確認していただきたい．神経ブロックのみで麻酔管理するのであれば，大腿神経・外側大腿皮神経・閉鎖神経・傍仙骨坐骨神経ブロックが必要となる．

▶ 神経ブロックの選択

1. 脊髄幹麻酔

大腿切断術の麻酔法を検討するうえで，硬膜外麻酔と脊髄くも膜下麻酔もしくはその両方（CSEA）は必ず考慮するべきである．術中は L 領域から S 領域まで幅広くカバーできてカテーテル挿入すれば術後持続鎮痛も可能なので，周術期の確実な鎮痛効果が必要ならよい適応である．また一般的に脊髄幹麻酔が禁忌となるのは，患者の拒否・血液凝固異常・全身敗血症・穿刺部の感染・意識障害などがあげられる．繰り返しになるが，特に大腿切断術では高リスク患者が多く循環動態が不安定になる可能性が高いことに注意し，交感神経遮断作用のある脊髄幹麻酔は慎重に行う必要がある．

下肢切断術直後の硬膜外麻酔の鎮痛効果は十分に確立されている[14]ので，硬膜外麻酔と術中神経周囲カテーテル留置の鎮痛効果を比較検討した研究を紹介する[15]．

> 下肢切断術を予定している患者 30 名に対して全身麻酔に加えて硬膜外麻酔群（術前 24 時間〜術後 3 日間）と神経周囲カテーテル群（術中〜術後 3 日間）に無作為割り付けして施行し，術後のアウトカムについて調査した前向き比較試験である．硬膜外麻酔群では 0.17%ブピバカイン（2〜8 mL/h）およびジアモルフィン（0.2〜0.8 mg/h）を硬膜外投与し，神経周囲カテーテル群では 0.25%ブピバカイン（10 mL/h）を膝上切断であれば坐骨神経周囲に，膝下切断であれば脛骨神経周囲に投与した．
>
> 結果は，術後 6 時間・1 日・2 日・3 日のいずれの時点でも RLP は神経周囲カテーテル群で有意に高

> くなった〔平均 VAS 疼痛スコア（範囲）（硬膜外麻酔群 vs. 神経周囲カテーテル群）6 時間後（1（0～5）vs. 5（0～10）），1 日後（1（0～6）vs. 4（0～8）），2 日後（1（0～6）vs. 4（0～10）），3 日後（1（0～3）vs. 4（0～9））〕．3 日後の PLP 患者数は硬膜外麻酔群で 4 例（29%），神経周囲カテーテル群で 7 例（44%）となり統計学的有意差は認めなかった．6 カ月後，12 カ月後の RLP の程度と PLP の発生率は両群で同程度だった．膝上切断と膝下切断の術後 3 日間までの疼痛スコアを比較したサブグループ解析の結果，術後鎮痛の質に統計学的有意差は認めなかった．

この結果から，下肢切断術前からの硬膜外麻酔は神経周囲カテーテルと比較して局所麻酔薬を投与する術後 3 日間の疼痛スコアを減少させるが，急性期以降の RLP や PLP 発生率に関しては有益な効果がないことがわかった．盲検化ができていないこと，また術後の患者死亡によって長期経過のアウトカムの検出力が低下していることがこの研究の限界点である．

2. 大腿神経・外側大腿皮神経・近位閉鎖神経・傍仙骨坐骨神経ブロック

大腿部の神経支配領域から考えると，この 4 種の神経ブロックのみで麻酔管理を行うことも可能である．大腿切断術で脊髄幹麻酔が適応にならない症例を私が麻酔管理するなら，この 4 種のブロックを行った上で軽度鎮静し必要であれば術野での浸潤麻酔を足してもらうことが多い．脊髄幹麻酔とは違って交感神経遮断作用がないため，周術期低血圧を引き起こしづらいというメリットもある．

三次病院単施設で大腿切断術（膝上切断のみを対象）が行われた ASA-PS 4 の患者の PNB 使用と臨床転機について後方視的に調査した研究があるので紹介する[16]．

> 主要評価項目は手術の成功で，57 例のうち 52 例〔91%（95%信頼区間: 81～96%）〕が PNB による管理で手術を完遂している．95%は術中の鎮静薬または鎮痛薬を使用した．38 例（67%）が大腿神経・閉鎖神経・坐骨神経ブロック（FOS 群）を受け，そのうち 9 例はさらに外側大腿皮神経ブロックを追加していた（FOSL 群）．19 例（33%）は大腿神経・坐骨神経ブロック（FS 群）しか受けていなかった．FS 群は FOS 群および FOSL 群と比較して有意に深い鎮静・鎮痛が必要となった（$p=0.013$）．使用した局所麻酔薬の種類・濃度・量はさまざまであった．術中に血管収縮薬を使用した 10 例を除き，大部分の症例では術中の血行動態は安定しており局所麻酔薬中毒（LAST）を発症した患者はいなかった．75～80%の患者が FFP 輸血を必要とする凝固異常もしくは何らかの抗血栓療法を施行されていた．

この研究は，大腿切断術を施行するハイリスク患者に対して下肢神経ブロック（＋少量の鎮痛・鎮静）単独管理が高い成功率で可能であり，さらには FOS/FOSL ブロックによって術中の鎮静薬・鎮痛薬の必要量を減らすことを示している．後ろ向き研究であり神経ブロックの組み合わせはバラツキが大きく，また各神経ブロックの詳細は記載がなかったため，坐骨・閉鎖神経ブロックをどのアプローチで施行したのか，また局所麻酔薬をどのように使用したのかは不明で，術後痛については評価されていない．しかし，ハイリスク患者に対する侵襲度の高い術式であっても神経ブロックの組み合わせと軽度の鎮痛薬および鎮静薬で十分に麻酔管理できることをお伝えしたい．

そのうえで気をつけなければならないポイントもいくつかある．

1 つは，大腿切断術を受けるハイリスク患者は凝固異常や抗血栓療法を施行していることが多く，日本のガイドライン[17]では大腿神経・外側大腿皮神経ブロックは体表面の神経ブロックに分類されているが，閉鎖神経・（膝窩以外の）坐骨神経ブロックは深部ブロックに分類されていることである．深部の場合は圧迫止血が困難であり，特に閉鎖神経ブロックは近位でも遠位でも血管誤穿刺や血腫形成の可能性は排除できないため超音波ガイドで血管の有無を確認しておくべきである．

2つ目は，4カ所のブロックだと局所麻酔薬の使用量がどうしても多くなってしまうことである．ハイリスク患者は肝不全や腎不全などの臓器不全やアシドーシスを合併している可能性が高いため，通常よりも局所麻酔薬中毒の発症リスクが高くなる．そのため局所麻酔薬の投与量を抑えることが必要だが，描出・穿刺・薬液投与のすべてにおいて確実な神経ブロック技術と適応を考える適切な判断力が必要となる．しかし大腿切断術を受ける患者は組織の浮腫が強い，体型が一般的でない，体位を取れないなどの理由で状況は難しくなることがほとんどである．こういう状況でも真に使えるスキルとは普段から磨かれたものにほかならず，そうでなければ局所麻酔薬投与量を制限した手技を完遂するのは難しいだろう．4種すべてでなくても，自信のある神経ブロックだけでも行う価値はある．

確実な手技を行うために，デュアルガイダンス（超音波ガイド＋神経刺激併用）を用いるのは神経の可視化が難しい場合や深部ブロックの場合に良い方法である．また局所麻酔薬は神経の全周性に投与するとオンセットが早くなる．

最後に，区域麻酔単独で管理する場合は特に，局所麻酔薬投与から効果発現までしっかり「待つ」必要がある．短時間作用型の局所麻酔薬であっても投与後15分から20分ほどかかることもあることをまずは自分が理解し，患者や執刀医にも事前に十分に説明しておくと不要な心配や局所麻酔薬の追加投与も避けることができる．

3. 神経周囲カテーテル

周術期の抗血栓療法などの影響で脊髄幹麻酔や神経ブロックが適応とならない場合にも術中の神経周囲への局所麻酔薬投与は施行可能で特別な合併症もなく[18]，切断面で直視下に神経周囲投与すればよい．カテーテルを留置する場合には，カテーテルが5 cm以上神経と並行して留置されるように吸収糸で坐骨神経鞘とともに周囲の結合組織に縫合するという方法があり[19]，多くは術後4〜5日程度留置されるようだ[18]．

> 下肢切断術後の神経周囲カテーテル留置および術後局所麻酔薬投与の鎮痛効果を，カテーテルなしもしくはプラセボと比較した7件の研究（416例）を集積したシステマティックレビューを紹介する．メタ解析の結果，神経周囲カテーテル留置した患者は術後のオピオイド消費量が約50%減少し，オピオイド関連副作用の発生率を減少させた〔標準化平均差（SMD）：−0.59，95%信頼区間−1.10から−0.07，p＝0.03〕．しかし，術後疼痛スコア，死亡率，PLP，RLPには影響しなかった．

このレビューで集積された研究は厳密な無作為化比較研究が少なく，また対照群やアウトカムの設定は研究ごとに異なっていたためエビデンスの質は低くなっている．しかし，術中に大きな手間をかけることなく安全に施行可能なカテーテル留置で術後のオピオイド消費量は大きく減少できる可能性を示している[20]．

▶ 区域麻酔で「慢性痛」は予防できるのだろうか

下肢切断術は術後痛が長期にわたって続く手術として知られており[18]，慢性痛予防にはまず背景を理解することが必要である．第1に患者の多くは虚血肢痛の既往が長く，高用量のオピオイドを含む鎮痛薬が処方されていることが一般的である．術前の疼痛強度は慢性痛発症の重要な予測因子であり，予防や軽減のためには「術前」からの疼痛治療を積極的かつ早期に行うことが重要である[18]．第2に，術後急性痛だけでなく慢性的な虚血による痛み・幻肢・幻肢痛・残存肢の痛みなど複数の疼痛メカニズムが関与しており，対応するためにはマルチモーダル鎮痛が有用である[18]．長期的なアウトカムの向上を見越した周術期管理が現代の麻酔科医には求められており，区域麻酔はそのマルチモーダル鎮痛の柱となることが期待される．

2011 年の研究では，下肢切断術を受ける 65 名の患者を「術前 48 時間前から」「術中」「術後 48 時間後まで」の各段階で硬膜外麻酔またはフェンタニル静脈内投与（iv-PCA）を受ける 5 つの鎮痛法に割り付けて，術後 6 カ月後の PLP 発生率の違いについて検討している．その結果，術前 48 時間に開始し術後 48 時間後まで継続した硬膜外鎮痛またはフェンタニル iv-PCA は，対照群（メペリジン，アセトアミノフェン，コデインなどを用いた従来の鎮痛法）と比較して 6 カ月後の PLP を減少させるのに効果的であり，両者はともに周術期の虚血性疼痛または（および）神経障害性疼痛に対して有効であることが示された[21]．

このことから積極的な早期疼痛治療が下肢切断術患者の術後疼痛の重症度を軽減する可能性がある．侵害刺激に対する末梢と中枢の感作を減弱させる「予防鎮痛＝preventative analgesia」の重要性が強調されており，術前段階からのマルチモーダル鎮痛が提案されている[18]．

持続末梢神経ブロックの鎮痛効果を調査した研究を紹介する[22]．

上肢または下肢切断術後で PLP がすでに確立している（10 段階で 2 以上の痛み）患者 144 名に対して，超音波ガイドでまずはリドカインによる単回ブロックをしたのちにカテーテル挿入による 6 日間の持続末梢神経ブロック（上肢では鎖骨下腕神経叢ブロック，下肢では大腿神経ブロック＋臀下部 or 膝窩坐骨神経ブロック）を外来で行い，持続投与は 0.5%ロピバカイン群または生理食塩水群に無作為割り付けのうえ施行した．

両群とも PLP〔中央値（四分位範囲）〕は単回ボーラス前［5.0（3.0, 7.0）］から単回ボーラス後〔0（0, 2.0）〕まで低下し，RLP は〔0（0, 0）〕まで低下した．6 日間の持続投与を行い，治療開始から 4 週間後 PLP の NRS 疼痛スコアはロピバカイン群 3.0（2.9）vs. 生食群 4.5（2.6）〔平均（標準偏差）〕（p＝0.003）とロピバカイン群で有意に低下した．RLP の NRS 疼痛スコアはロピバカイン群 0（0, 2.5）vs. 生食群 3.0（0, 5.0）〔中央値（四分位範囲）〕（p＝0.006）とロピバカイン群でさらに大きく有意に低下した．カテーテルの感染徴候は全 382 本中 8 本（2.1%）に認めた．

外来での 6 日間の持続末梢神経ブロックが少なくとも 1 カ月の長期にわたって PLP および RLP に対する鎮痛効果を示した点で非常に有意義な研究である．持続末梢神経ブロックは硬膜外麻酔と違って効果部位が限局的で副作用もほとんどなく，上肢にも有効である．その利点を生かして有効性と安全性を示した研究で，臨床応用も期待できる．カテーテルの感染徴候については予防的抗菌薬投与がなかったためだと考えられる．

現時点で持続末梢神経ブロックによる PLP の予防効果を示した研究はないが，期待できるのではないか．

続いて 2023 年に発表された，神経周囲カテーテル留置についての大規模二重盲検 RCT を紹介する．術後 6 カ月後の PLP 発生率および重症度・RLP・（無痛性）幻肢について主に検討している[19]．

全身麻酔下で下肢切断術を受けた患者 90 名に対して，術中直視下で坐骨神経または後脛骨神経近傍にカテーテルを留置し，0.125%レボブピバカインまたは生理食塩水に無作為割り付けして投与した（10 mL ボーラス後，8 mL/h での持続投与を 96 時間）．脊髄幹麻酔を行った患者は除外している．全ての患者は術後 48～96 時間，モルヒネ（PCA）を静脈内投与された．

6 カ月後のフォローで登録患者数は予定された目標数には達しなかったが 62 名から追跡データを得ることができ，主要評価項目である 6 カ月後の安静時・運動時 PLP の発生率と重症度に両群で有意な群間差は認めなかった．また 6 カ月後の RLP 重症度にも両群で有意差を認めなかった．術後のモルヒネ投与量は両群で同程度だった．術後モルヒネ大量投与は術後 6 カ月後の PLP 発生率上昇と関連していた．

6カ月後のデータ回収率が低かったため主要評価項目の有意差を示すにはパワー不足だったが，厳密な鎮痛プロトコールのもと大規模な二重盲検比較試験である点が優れている．長期にわたる追跡期間中に被験者と連絡が取れなくなったり死亡してしまうことがあるようだ．神経周囲カテーテルによる局所麻酔薬注入は生理食塩水と比較してPLPおよびRLPの発生率減少を示すことはできなかったが，薬液が坐骨神経にしか投与されていなかったため鎮痛効果は限定的かと考えられる．また術後急性期のオピオイド必要量が多いことは幻肢痛の発症に関連があることも示された．

【文献】

1) 住谷瑞穂，大竹祐子，住谷昌彦，他．四肢切断後の痛み．In: 田中康仁，他編．四肢切断術のすべて．東京: メジカルビュー社; 2023．p.69-75.
2) Ogata S, Sumitani M. Management of phantom limb pain. Jpn J Rehabil Med. 2018; 55: 384-7.
3) Markewych AN, Suvar T, Swanson MA, et al. Approaches to neuropathic amputation-related pain: narrative review of surgical, interventional, and medical treatments. Reg Anesth Pain Med. Published online February 2, 2024.
4) Limakatso K, Bedwell GJ, Madden VJ, et al. The prevalence and risk factors for phantom limb pain in people with amputations: A systematic review and meta-analysis. PLoS One. 2020; 15: e0240431.
5) 住谷昌彦，宮内 哲，前田 倫，他．幻肢痛の脳内メカニズム．日本ペインクリニック学会誌．2010; 17: 1-10.
6) 日本ペインクリニック学会治療指針検討委員会．幻肢痛．In: ペインクリニック治療指針改訂第7版．東京: 文光堂; 2023．p.140-1.
7) Srivastava D. Chronic post-amputation pain: peri-operative management- Review. Br J Pain. 2017; 11: 192-202.
8) Ephraim PL, Wegener ST, MacKenzie EJ, et al. Phantom pain, residual limb pain, and back pain in amputees: results of a national survey. Arch Phys Med Rehabil. 2005; 86: 1910-9.
9) Kumar A, Soliman N, Gan Z, et al. A systematic review of the prevalence of postamputation and chronic neuropathic pain associated with combat injury in military personnel. Pain. 2024; 165: 727-40.
10) Urits I, Seifert D, Seats A, et al. Treatment strategies and effective management of phantom limb-associated pain. Curr Pain Headache Rep. 2019; 23: 64.
11) Chandran R, Beh ZY, Tsai FC, et al. Peripheral nerve blocks for above knee amputation in high-risk patients. J Anaesthesiol Clin Pharmacol. 2018; 34: 458-64.
12) Mufarrih SH, Qureshi NQ, Yunus RA, et al. A systematic review and meta-analysis of general versus regional anesthesia for lower extremity amputation. J Vasc Surg. 2023; 77: 1542-52.
13) Abe H, Sumitani M, Matsui H, et al. Comparing outcomes after peripheral nerve block versus general anesthesia for lower extremity amputation: a nationwide exploratory retrospective cohort study in Japan. Reg Anesth Pain Med. 2020; 45: 399-404.
14) Ahuja V, Thapa D, Ghai B. Strategies for prevention of lower limb post-amputation pain: a clinical narrative review. J Anaesthesiol Clin Pharmacol. 2018; 34: 439-49.
15) Lambert AW, Dashfield AK, Cosgrove C, et al. Randomized prospective study comparing preoperative epidural and intraoperative perineural analgesia for the prevention of postoperative stump and phantom limb pain following major amputation. Reg Anesth Pain Med. 2001; 26: 316-21.
16) Chandran R, Beh ZY, Tsai FC, et al. Peripheral nerve blocks for above knee amputation in high-risk patients. J Anaesthesiol Clin Pharmacol. 2018; 34: 458-64.
17) 日本ペインクリニック学会・日本麻酔科学会・日本区域麻酔学会合同抗血栓療法中の区域麻酔・神経ブロックガイドライン作成ワーキンググループ．ガイドラインにおける，抗血栓薬取り扱いの問題点と考え方．In: 抗血栓療法中の区域麻酔・神経ブロックガイドライン．2016．p.18-24.
18) De Jong R, Shysh AJ. Development of a multimodal analgesia protocol for perioperative acute pain management for lower limb amputation. Pain Res Manag. 2018; 2018: 5237040.
19) Hunt W, Nath M, Bowrey S, et al. Effect of a continuous perineural levobupivacaine infusion on pain after major lower limb amputation: a randomised double-blind placebo-controlled trial. BMJ Open. 2023; 13: e060349.
20) Bosanquet DC, Glasbey JC, Stimpson A, et al. Systematic review and meta-analysis of the efficacy of perineural local anaesthetic catheters after major lower limb amputation. Eur J Vasc Endovasc Surg. 2015; 50: 241-9.

21) Karanikolas M, Aretha D, Tsolakis I, et al. Optimized perioperative analgesia reduces chronic phantom limb pain intensity, prevalence, and frequency: a prospective, randomized, clinical trial. Anesthesiology. 2011; 114: 1144-54.
22) Ilfeld BM, Khatibi B, Maheshwari K, et al. Ambulatory continuous peripheral nerve blocks to treat postamputation phantom limb pain: a multicenter, randomized, quadruple-masked, placebo-controlled clinical trial. Pain. 2021; 162: 938-55.

〈汲田 翔〉

CHAPTER 3

Clinical Questions に応える

Chapter 3 のねらい

Chapter 3 では，臨床現場で生じる疑問に応えていきます．

合併症は神経ブロックを施行するうえで必須の知識です．そしてただ知っているだけでなく，正しく対応できるよう熟練していなければいけません．『こだわる！　神経ブロック 上肢』の内容が下肢手術でも重要なので，上肢編も併せて確認してみてください．

下肢の区域麻酔には，神経ブロックだけでなく脊髄幹麻酔も含まれます．それぞれどのように使い分けたらよいのでしょうか．またこれまでの歴史を振り返りながら，現在の状況とこれからの麻酔科医に求められる技術や知識についても解説していただきました．

1 合併症

CQ1-1 術後神経障害の現状や予防法を知りたい

Key Point

- 下肢の末梢神経ブロックに関わる神経合併症の頻度は低いが，歩行障害をはじめ社会的な生活に重大な影響を及ぼしかねない意味でも常に注意をはらうべきである．
- 術後神経障害は周術期のさまざまな要因が絡み合って起こりうるため，原因の断定は困難であることも少なくない
- 術後神経障害に対する決定的な予防法はまだないが，さまざまなモニタリング手段により総合的に判断することがその頻度を減らしうる方法と考える

▶ 術後神経障害の頻度

末梢神経ブロックを行った手術症例における神経障害の頻度は，10 日以内の一過性障害は周術期全体で 14.4%だが，その後のブロックによると思われる遷延性障害は 0.02%であった[1]．また，下肢の超音波ガイド末梢神経ブロックに限定した，6 カ月以上持続した術後神経障害の頻度は，単回/持続大腿神経ブロックが 1000 人あたり 0.2/1.0 人，単回坐骨神経（膝窩部）ブロックが 3.1 人であった[2]．こうしてみると頻度は決して高くないと思われるが，下肢の術後神経障害は，歩行障害をはじめ社会的な生活に重大な影響を及ぼしかねない意味でも常に注意をはらうべきである．

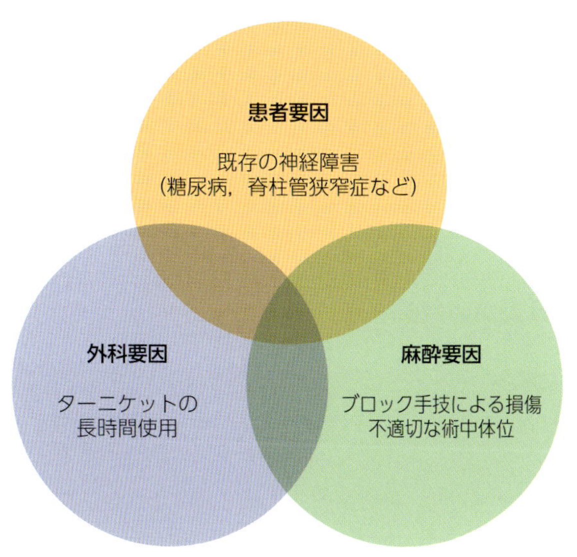

図1 神経障害の発生要因

周術期神経障害の原因は，患者・外科・麻酔の３つの要因に分けて考えるとわかりやすい．しかし実際は，複合的要因が組み合わされることで神経障害が発生することも少なくない．

▶術後神経障害が発生する背景・因子[3)]

患者・外科・麻酔の３つの発生要因があるが，それぞれの要因で筆者が特に意識するべきと考えた事項をピックアップした 図1 ．

①患者要因

既存の神経障害（脊柱管狭窄症，絞扼性末梢神経障害，糖尿病など）を有する患者では，軽微でもさらに神経損傷が加わると軸索輸送障害がより増悪し，神経障害の程度がより重くなる可能性があるため（double crush syndrome），ブロックの適応や施行にあたりより慎重な配慮を要する．

②外科要因

膝関節以遠での下肢手術では，出血量減少や手術時間の短縮を目的にターニケットが多用される．しかし，ターニケットによる持続的な駆血による無血野の形成は，末梢神経を含む組織に機械的損傷や虚血－再灌流障害などが起こる原因となりうる[4)]．神経障害発生に対する予防策としては，ターニケット使用時間を必要最低限にするとともに（一度の駆血時間を２時間までとすることが多い），駆血がさらに長時間になるのであれば一旦駆血を解除するインターバル時間を設けること，limb occlusion pressure（駆血部より遠位の血流を一定時間途絶させるための必要最低圧）に対し実際の駆血圧が過剰にならないよう配慮することなどが推奨されている[5)]．しかし，確実に安全と断言できる駆血時間や駆血圧はまだ不明である．したがって，ターニケットを使用する以上は，常にターニケットによる神経障害の可能性について意識する必要がある．

③麻酔要因

鋭針は鈍針と比べて神経束を貫通損傷させるリスクがある[6)]．また動物実験において，局所麻酔薬の神経束内への高圧注入により組織学的損傷および遷延性運動障害が認められたことから[7)]，神経束内注入による神経障害の危険性も念頭に置かなければならない．また，近位部坐骨神経ブロックや腰神経叢ブロックといった深部ブロックについては，止血アプローチ困難による血腫の増大・神経圧迫が懸念されることから，事前に抗血栓薬使用の有無や血液検査での止血・凝固機能を確認する必要がある．

さらに，ブロックと直接的な関係がなくとも，例えば側臥位での下側の腋窩の圧迫や上側の上腕の牽引による腕神経叢障害，肘頭の圧迫による尺骨神経障害，腓骨頭の圧迫による総腓骨神経障害など，不適切な体位によっても神経障害は発生しうることにご留意いただきたい.

神経障害の発生要因はこれ以外にも多岐にわたり複雑であり，原因をすぐに断定することは困難なことも少なくない.

▶神経障害の頻度を減らすための対策

現時点では，神経障害を予防する決定的な方法は存在しない．したがって，複数のモニタリング手段による総合的判断が求められる.

①超音波画像

超音波画像ガイドによるブロックでも，神経障害発生率は「有意に減少させない」のが現在のコンセンサスである[3]．理由として，神経束内/外注入を見分ける分解能の限界や，技術的要因，患者やブロック部位などによる難易度の違い，などがあげられる．それでも，手技の共有といった教育的側面の他，血管内投与の回避[8]，薬液量の節減[9]などにおいて超音波画像は重要な役割を果たしており，ブロック技術の発展やデバイスの改良に伴い超音波ガイドの重要性はさらに増すと思われる.

②神経刺激装置

0.3〜0.5 mA未満の低い電流による神経刺激でも誘発される位置での投与は，神経束内注入のリスクがある．ただし糖尿病など既存の神経障害を有するケースでは，刺激の電流や位置が適切であっても筋収縮が誘発されづらいこともある．その場合，闇雲に電流値を上げて探り続けるよりは，画像所見と併せて投与位置を確認するほうが望ましい.

③注入圧

15 psi（≒775 mmHg）以上の高圧注入は神経束内注入の可能性を示唆するが，筋膜との接触など他の要因でも注入圧が高くなる．現在日本では，圧モニタリングデバイスは販売されていない．しかしながら，圧モニターにより≧15 psiの圧上昇を確認するよりも，超音波画像により神経膨化所見を確認するほうが，より早く神経内注入を検知できたというカダバー研究がある[10]．超音波画像による針先端位置の確実な確認が最も重要であり，加えて常に大きさが同じシリンジを使用することで注入抵抗感を一定にすることは，現在国内でできうる対策としては不足ではない可能性はある.

④ブロックを行うタイミング

アメリカ区域麻酔学会（American Society of Regional Anesthesia: ASRA）では，成人患者に対する区域麻酔は，深鎮静下あるいは全身麻酔下での施行は「日常的に」行わないよう推奨しており[3]，当然これは下肢末梢神経ブロックにおいても同様である[11]．腰神経叢や大腿/坐骨神経といった末梢神経の近位部で行うブロックでは，患者本人からのparesthesiaなどの訴えも併せてモニターすることで，遷延性運動障害などの神経学的合併症を最大限回避するよう努めるべきだと考える.

JCOPY 498-05620

CQ1-2 実際に神経障害が発生した場合の診察や評価について知りたい

Key Point

- まずは，神経障害に対する対応の全体的な流れを把握する
- 神経障害の病態生理を理解した上で，神経機能・形態の具体的評価方法を知る
- 神経診察の専門家でない麻酔科医でも，デルマトームや運動障害領域などの診察により，神経障害の範囲をある程度推測できる

前回の CQ では予防法を中心にお話ししてきたが，ここでは実際に神経障害が発生した際の具体的な評価方法について考えてみる．図 2 に実際の対応フローチャートを示す[12]．神経内科などの専門家に頼るだけでなく，麻酔科医自身も起こった神経障害に対して診察・評価を行うための知識や姿勢を持つことが大切となる．

▶ 神経損傷の重症度について理解する

まず総論として，末梢神経損傷の重症度分類および病態生理について説明する．末梢神経の基本解剖を理解し 図 3 ，それに基づいて末梢神経損傷の程度を把握することは，治療方針を決定する上で重要であるからである．現在頻用されている重症度分類には Seddon 分類[13]と Sunderland 分類[14]の 2 種類がある 表 1 ．Sunderland Ⅱ度以上の神経損傷（axonotmesis，neurotmesis）では軸索損傷を伴う．軸索が損傷によりその連続性が絶たれると，損傷部より遠位の軸索で Waller 変性が始まる．変性を受けた神経線維は貪食されることで，損傷後 3 週間で一旦はほぼ消失する[15]．その後軸索はおよそ 1〜2 mm/日の速度で再生を始め，それを追うようにして髄鞘も再形成されるようになる[16]．しかし，Sunderland Ⅲ度以上では

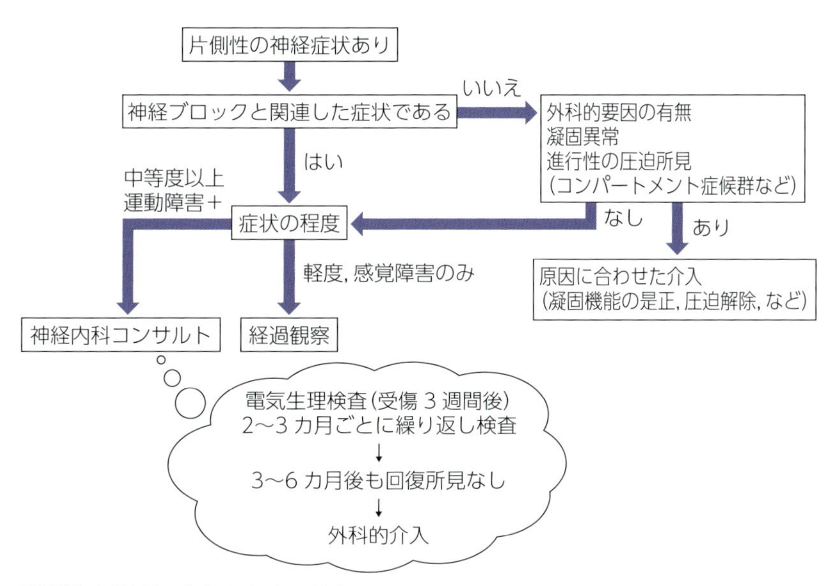

図 2 末梢神経障害発生時の対応フローチャート

脊髄幹麻酔（硬膜外麻酔や脊髄くも膜下麻酔）を行っていない場合のフローチャートであることにご留意いただきたい．

（Watson JC, et al. Reg Anesth Pain Med. 2015; 40: 491-501[12]を改変）

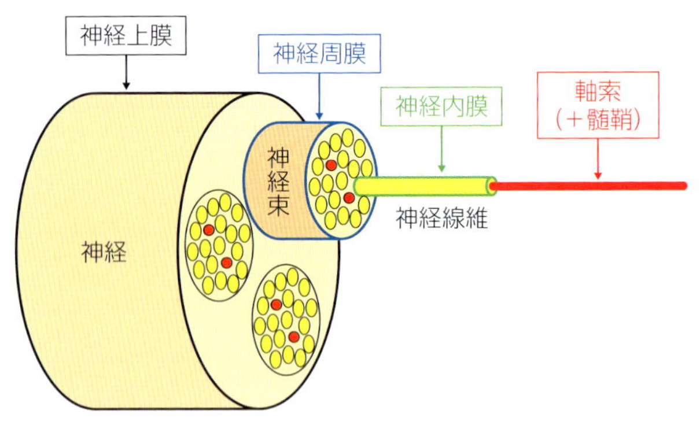

図3 末梢神経の解剖

特に神経束を包んでいる神経周膜は，有害物質から神経線維を保護するなどのバリアーの役割を果たしており，神経障害を考える上で重要な構造であるといえる.

表1 神経障害の重症度分類

Seddon 分類	Neurapraxia (一過性伝導障害)	Axonotmesis (軸索断裂)			Neurotmesis (神経断裂)
Sunderland 分類	I	II	III	IV	V
損傷部位	髄鞘のみ	軸索	軸索 神経内膜	軸索 神経内膜 神経周膜	軸索 神経内膜 神経周膜 神経上膜
Waller 変性	なし	あり	あり	あり	あり
予後	完全回復する	完全回復する	完全回復しない可能性 (過誤支配※)	回復しない	回復しない
手術適応	なし	なし	あり～なし	あり	あり

※過誤支配＝障害神経線維が本来と異なる線維に結合し再生する現象

神経内膜の損傷を伴い，神経再生の足場が消失しており正常な軸索再生が阻害されるため，外科的介入が必要となる[17]．鋭的損傷などで神経断裂が高い確率で疑われる，あるいは急激な圧迫や絞扼などをただちに解除すべき病態が認められるのであれば，早期の外科的介入を検討する[17]．

神経再生を予測する簡単な評価手段がある．Tinel 徴候の確認はその 1 つである[18]．先述したように，軸索再生が髄鞘再生に先行するため，再生軸索の先端部は髄鞘に覆われておらず剥き出しになっている．この部位は感覚過敏のような状態となっているため，ここを叩打し放散痛を発生させることで神経損傷部位や再生部位の確認を行うことができる 図4 ．痛みを伴う検査であるため，障害部をいきなり叩打せず，末梢側から中枢側に向かって診察するのがお作法である．神経再生に伴い Tinel 徴候が末梢に向かって徐々に進行する所見が見られたら，順調な再生が起こっている指標となる．順調な神経再生が進まないまま長期間が経過してしまうと，再生軸索の機能回復が不十分となるほか，本来支配していた筋肉や皮膚など効果器の退行性変化が強くなり，形態学的に神経終末が再びそれらに到達しても機能的な回復は期待できなくなる[16]．後述する神経評価に必要な検査も含め，回復徴候が見られない場合は，受傷後 6～9 カ月以内に外科的な神経修復を行うことが推奨される[12]．

JCOPY 498-05620

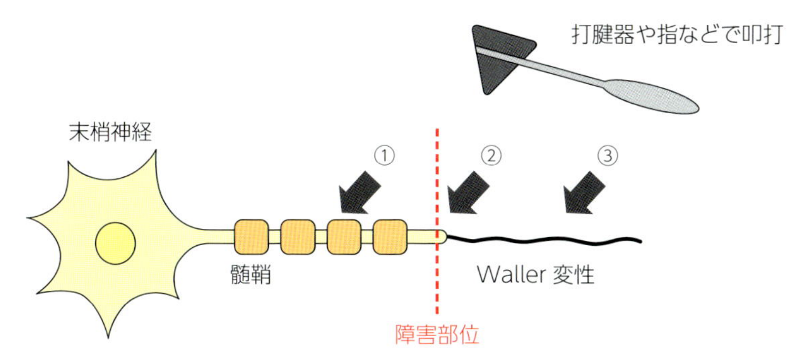

図 4 Tinel 徴候の模式図

① 障害部位より中枢: 感覚正常, ② 障害部位の直上: 放散痛, ③ 障害部位より末梢: 感覚障害あり

神経障害部位を叩打すると放散痛を認める. この放散痛が末梢に向かって移動していけば, 神経再生が進んでいる 1 つの指標となる.

表 2 末梢神経障害に対する電気生理学的および形態学的検査

	機能を調べる検査		形態を調べる検査	
検査の種類	神経伝導検査	筋電図検査	MRI（脂肪抑制像）	超音波検査
異常所見	脱髄: 伝導速度遅延 軸索障害: 振幅低下 波形消失	脱神経: MUP の数の減少 線維自発電位の出現 ↓ 再支配: 多相性 MUP の出現 ↓ 完成期: MUP の安定化 線維自発電位の減少	神経内部の高信号像 神経径の増大 周囲の筋萎縮	神経径の増大 神経内部のエコー輝度変化 神経の連続性断絶 周囲筋の萎縮
検査の特徴	・障害部位の特定 ・病態の鑑別 （脱髄 or 軸索障害）	・障害部位の特定 ・神経障害の回復過程を把握 ・評価は受傷後 3 週間以降	・一度に広範囲を撮像 ・深部の神経も評価可能 ・禁忌がある（体内金属など） ・アーチファクトの問題	・禁忌がない ・ベッドサイドで検査可能 ・検者側の熟練が必要

MUP（motor unit potential）＝運動単位活動

▶ 詳細な神経評価を行う検査について理解する 表 2

①電気生理検査

神経伝導検査[19]および筋電図検査[20]を組み合わせ臨床所見と照らし合わせることで, 障害部位を特定, および神経再生の予後を機能的に判定することができる. 神経伝導検査は他にも, 神経障害の種類（脱髄: 伝導速度遅延 or 軸索障害: 振幅低下）を鑑別することができる. 受傷直後はまだ遠位部の伝導性が残存している点や, 筋電図は障害神経による支配を受けていた筋線維が脱神経状態となる受傷後 2〜3 週間を経過しないと評価できない点などに留意する.

②画像検査

MRI（脂肪抑制画像）や超音波画像では, 障害神経内の高信号像やエコー輝度変化, 障害近位部の神経腫大像, 筋の脱神経所見などを確認することができる[21-23]. ただし, これらの形態学的評価は神経機能予後を必ずしも反映しない点に留意する.

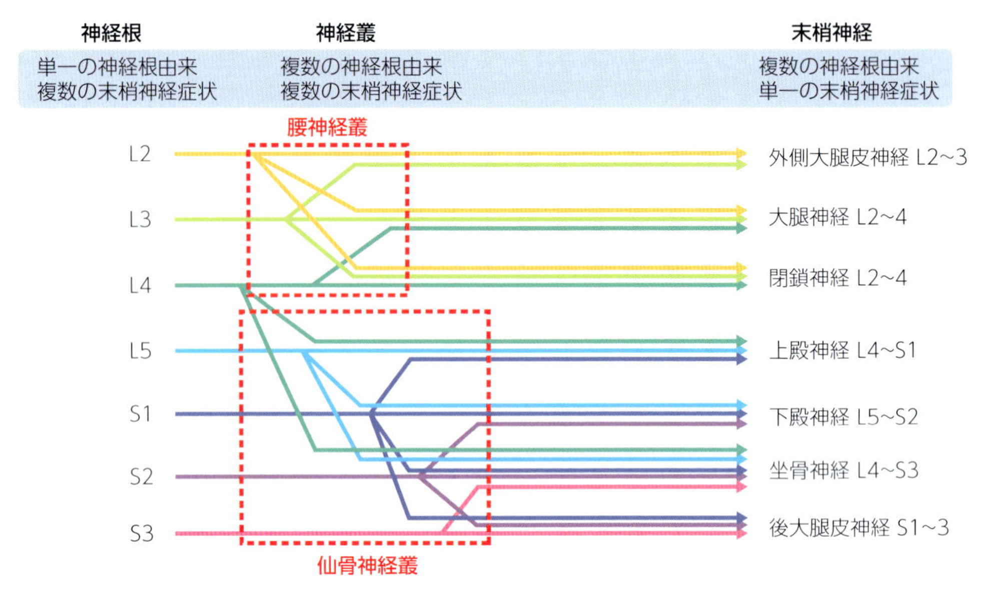

図5 下肢末梢神経の走行および末梢神経障害の高位診断に対する考え方

障害部位を神経根・神経叢・末梢神経の3カ所に大別して考える．神経根障害であれば単一の神経根症状および複数の末梢神経症状，末梢神経障害であれば複数の神経根症状および単一の末梢神経症状がそれぞれ出現する．末梢神経の分岐位置は，厳密ではない点についてはご容赦いただきたい．

▶ 神経障害範囲とそれに対応する所見から障害レベルを推定する

それでは各論として，下肢神経障害の具体的所見についてみていく．図5 のように，「神経根」「神経叢」もしくは「末梢神経」のいずれのレベルでの障害なのかを評価していく．その上で，神経ブロックなど周術期の何らかの要因が今回の神経障害に関与している可能性があるのかを評価する．神経根レベルと末梢神経レベルそれぞれの下肢皮膚知覚の分布を 図6 に示す．

以下に，各末梢神経障害の臨床所見および神経根障害などとの鑑別について説明を加える．神経根レベルでの障害は複数の末梢神経症状が出現するのが特徴である一方，末梢神経レベルでの障害は単一の末梢神経症状と一致した所見が出現する点が鑑別のポイントとなる 図7 ．ただ，画像所見と組み合わせることで初めて最終的な診断が可能となる点はご注意いただきたい．

①大腿神経

大腿神経障害では，大腿四頭筋の筋力低下による膝関節伸展の障害や，大腿前面〜膝〜下腿内側の知覚障害，膝蓋腱反射低下を認める．L4 神経根障害でも同じ症状を呈するが，同一髄節支配筋である内転筋群（主に閉鎖神経支配）の筋電図異常[24]や前脛骨筋（深腓骨神経支配）の障害による背屈障害[25]も同時に起こりうる点が異なる．伏在神経のみの障害では，膝〜下腿内側の感覚障害のみで運動は保たれる．また伏在神経は，大腿の下内側部では絞扼による影響を受けやすい箇所があり，Hunter 管症候群とよばれる．

②外側大腿皮神経

外側大腿皮神経は純感覚神経であり，大腿外側の皮膚知覚を司る．鼠径靱帯により絞扼されやすい神経であり，この神経の絞扼性神経障害は Meralgia Paresthetica という病名で知られている．運動障害を伴わない点と感覚神経伝導検査に異常をきたす点で，神経根症と鑑別することができる[24]．

③閉鎖神経

閉鎖神経障害では下肢内転障害および大腿内側の知覚障害が起こるが，感覚支配領域は個人差が大きいこ

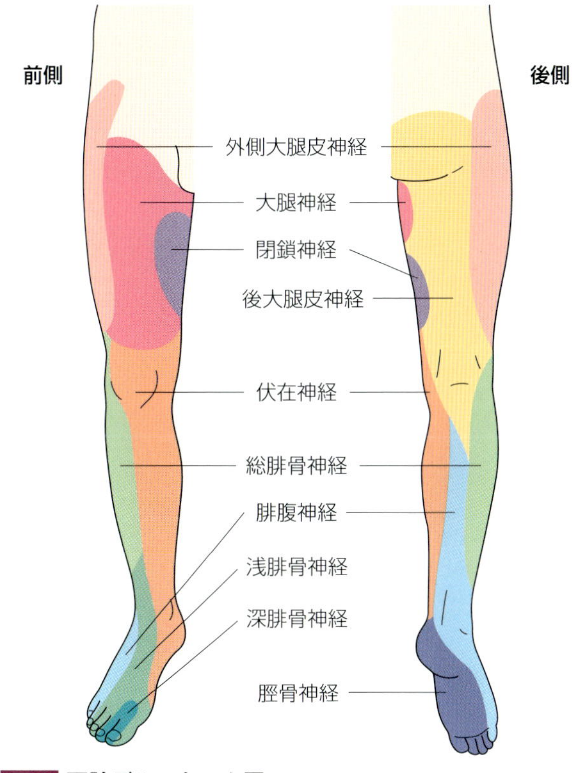

図 6 下肢デルマトーム図

(Tran DQ, et al. Reg Anesth Pain Med. 2019; 44: 143-80[11])

とが知られており，閉鎖神経による皮膚感覚支配を認めない例も少なくない[26]．したがって，運動障害の有無を評価するほうが信頼性は高い．

④後大腿皮神経

後大腿皮神経は，大腿〜膝窩後面の皮膚知覚を支配する純知覚神経である．坐骨神経と後大腿皮神経は大殿筋の腹側をしばらく伴走しているが，坐骨結節の高さで大腿二頭筋を挟んで腹側と背側にそれぞれ離れて走行するようになる．殿部レベルでの後大腿皮神経損傷は坐骨神経損傷も合併している場合も少なくない．その場合，大腿後面の感覚障害に加えて膝関節屈曲や足関節運動障害，下腿（内側を除く）〜足部の感覚障害も起こりうる[27]．

⑤坐骨神経 図 8

坐骨神経近位部（殿部〜大腿近位部）の損傷ではハムストリング筋群（半腱様筋，半膜様筋，大腿二頭筋）の障害が起こり，膝関節屈曲ができなくなる．一方，ハムストリング筋群への分枝を出した後の大腿遠位部での損傷では膝関節屈曲は可能である．S1 神経根症や梨状筋部での絞扼性神経障害である梨状筋症候群との鑑別を要するケースもあるが，これらは大殿筋（下殿神経支配）の筋電図異常も伴う点などが異なる[24]．

総腓骨神経は全末梢神経の中でも神経障害の頻度が特に高いことで知られている．総腓骨神経は腓骨頭を後方から前方へ回り込みながら体表面近くを走行するため，外力に対する脆弱性が高い性質がある．そのため，なんらかの原因で腓骨頭により神経が圧迫されることで，足関節の背屈障害による下垂足および下腿外側と足背の感覚障害を認めうる．周術期においても，仰臥位での不適切な下肢位置や砕石位をとるためのレビテータ，弾性ストッキングなどにより腓骨頭圧迫が持続すると発生しうるため，麻酔科医も比較的遭遇し

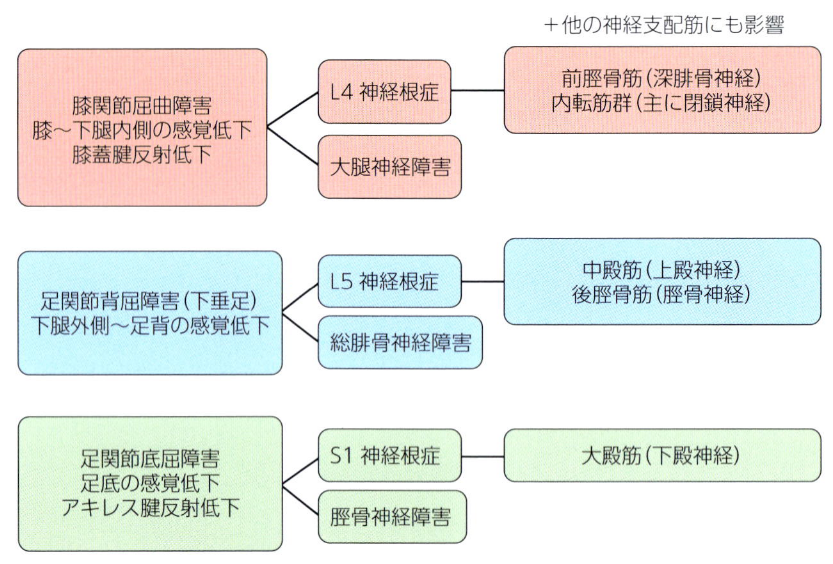

図 7 下肢末梢神経障害と神経根症との鑑別

神経根症では複数の末梢神経が障害されるため，単一の末梢神経障害に加えて別の神経支配筋の筋電図異常あるいは臨床的筋力低下が出現する．

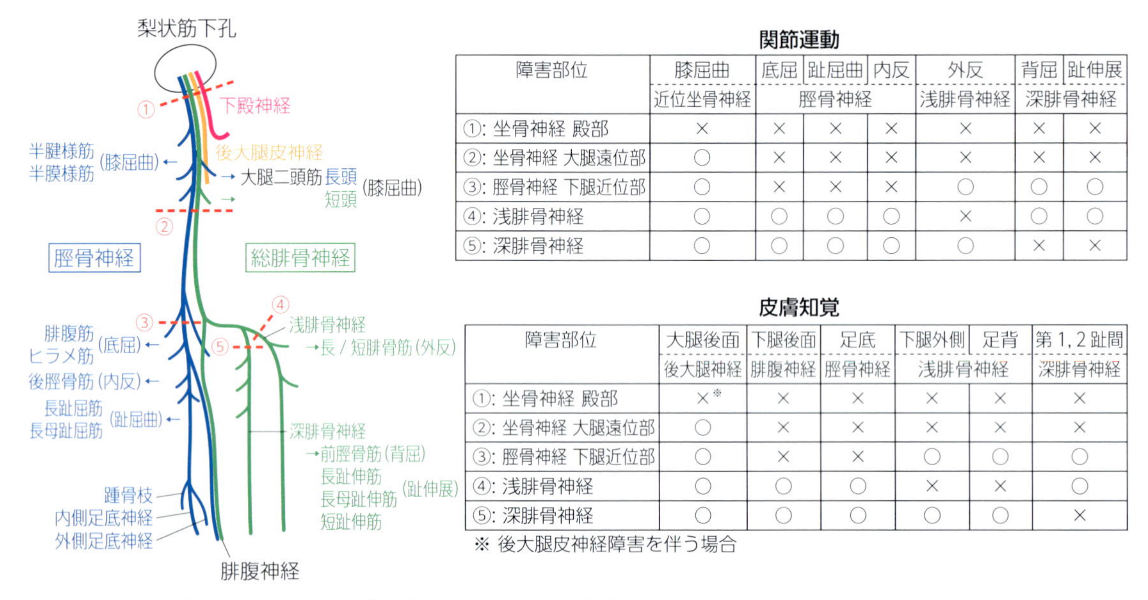

関節運動

障害部位	膝屈曲	底屈	趾屈曲	内反	外反	背屈	趾伸展
	近位坐骨神経	脛骨神経			浅腓骨神経	深腓骨神経	
①: 坐骨神経 殿部	×	×	×	×	×	×	×
②: 坐骨神経 大腿遠位部	○	×	×	×	×	×	×
③: 脛骨神経 下腿近位部	○	×	×	×	○	○	○
④: 浅腓骨神経	○	○	○	○	×	○	○
⑤: 深腓骨神経	○	○	○	○	○	×	×

皮膚知覚

障害部位	大腿後面	下腿後面	足底	下腿外側	足背	第 1，2 趾間
	後大腿神経	腓腹神経	脛骨神経	浅腓骨神経		深腓骨神経
①: 坐骨神経 殿部	×※	×	×	×	×	×
②: 坐骨神経 大腿遠位部	○	×	×	×	×	×
③: 脛骨神経 下腿近位部	○	×	×	○	○	○
④: 浅腓骨神経	○	○	○	×	×	○
⑤: 深腓骨神経	○	○	○	○	○	×

※ 後大腿皮神経障害を伴う場合

図 8 坐骨神経の走行および障害高位に応じた神経学的所見

人体最大の末梢神経である坐骨神経は，その障害部位によって多彩な神経症状パターンを呈する．
（幸原伸夫．下肢の神経．In: 幸原伸夫．ビジュアルガイド 末梢神経と筋のみかた．原著第 5 版 日本語版．東京: 診断と治療社; 2021．p.38-9[28] より作成）

やすい神経障害ではないだろうか．なお，L5 神経根症でも同じ神経症状が出るが，同一髄節支配筋である後脛骨筋（脛骨神経支配）による足関節内反，また中殿筋（上殿神経支配）による股関節外転も同時に障害されうることで鑑別できる[24,29]．神経が腓骨頭を回ると，後に浅腓骨神経と深腓骨神経に分岐する．単独の浅腓骨神経障害では，長/短腓骨筋による足関節外反の障害および下腿外側と足背部の感覚低下が起こるが，背屈や趾伸展運動は保たれる．反対に単独の深腓骨神経障害では前脛骨筋による背屈や長趾伸筋による趾伸展が障害される一方，外反は可能であり，また皮膚感覚障害は第 1/2 趾間のみに限局する．

脛骨神経は総腓骨神経よりも深部を走行するため，圧迫などの外的影響は比較的受けづらい．下腿近位部での脛骨神経損傷では下腿三頭筋による足関節底屈，後脛骨筋による内反や趾屈筋群による趾屈曲の障害，また下腿後面～足底の感覚障害，アキレス腱反射低下を認める．S1 神経根障害ではこれらの症状に加えて大殿筋（下殿神経支配）の筋電図異常が認められることがある[24,30]．足関節レベルで脛骨神経が絞扼される後足根管症候群では，下腿三頭筋筋力低下やアキレス腱反射低下は起こらない[31]．

CQ1-3 神経ブロック後の術後転倒事故を予防する対策について知りたい

Key Point

- 区域麻酔に伴う筋力低下（特に持続ブロック）などは，転倒リスクとなりうる
- 局所麻酔薬の濃度を下げる，運動遮断の少ない神経ブロック法の活用，などがブロック手技そのものによる転倒リスクを軽減しうる対策である
- 患者や病棟への説明・教育も重要であり，多面的な安全対策を講じなければならない

ここでは，区域麻酔に関連する転倒事故について考えていきたい．従来行われている四肢の神経周囲ブロックでは，sensory block により本来の目的である周術期鎮痛を得る一方，motor block の影響も少なからず受ける．Motor block 自体は，ブロックの効果の消失とともに回復する，つまり可逆性であるという観点では，これまでに説明してきた「合併症」とは区別する（気持ちとしてもこの言葉は使いたくないだろう）．しかし結果として転倒事故が発生した場合は，区域麻酔によるれっきとした「合併症」となる．

区域麻酔に関連する転倒事故は，持続的な大腿神経ブロック効果に起因した大腿四頭筋の筋力低下によるものが多く報告されている[32,33]．だが，それ以外でも転倒事故は起こりうる．日帰りの外反母趾手術に対して持続膝窩部坐骨神経ブロックが行われ，退院後も持続ブロックによる鎮痛を継続していたが，自宅でつまずき，同側の第 5 中足骨骨折が発生したという症例報告がある．同症例ではさらに，ブロックの効果により痛みがなかったため，4 日経過してから病院を受診し初めて骨折が判明したとも記述している[34]．また，下肢神経ブロックでなくとも，腕神経叢ブロック後に病棟でバランスを崩して転倒し，腰椎破裂骨折が発生した事例もある（この事例は，筆者がともに勤務していた整形外科医が実際に遭遇した経験である）．区域麻酔により四肢いずれかの筋力や位置覚が急激に損なわれることが，いかに体幹バランスの維持に影響するのかがおわかりになるだろう．転倒事故の中には，再手術を要する，あるいは入院期間の延長を余儀なくされるケースもあり，医療安全および医療経済的に重大な懸念事項だといえる．

では，転倒リスクを減らすためにどのようなことができるだろうか．大きく分けて 3 つあげてみる **図 9** ．

▶ 神経ブロックに使用する局所麻酔薬の濃度を減らす

Taha らは，人工膝関節置換術（total knee arthroplasty: TKA）に対する超音波ガイド大腿神経ブロック（femoral nerve block: FNB）において，0.167%ロピバカインにより 90%の患者が十分な鎮痛および complete motor block を得られたと報告している[35]．我々が思っている以上に低い局所麻酔薬濃度でも，かなりの筋力低下をきたすことを認識するべきである．また Zhang らは，膝関節鏡手術に対する超音波ガイド FNB において，0.1%ロピバカインは 0.2%と比べて術後 24 時間以内の鎮痛効果はほぼ同等だが，術後 6 時間での大腿四頭筋筋力の低下がより軽度であったことを示した[36]．さらに Tai らは，同じく膝関節鏡手術に対する超音波ガイド FNB において運動低下なく鎮痛を得られるロピバカイン最小濃度について年齢

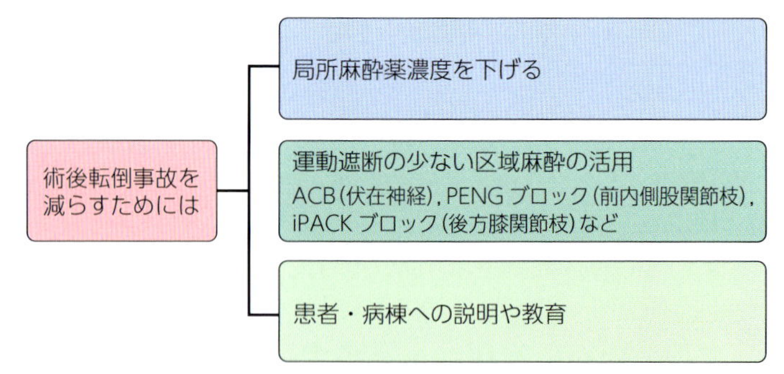

図9 区域麻酔を施行した患者の術後転倒事故を防ぐためにできること
術後転倒事故を防ぐためには，区域麻酔を行う麻酔科医の配慮や努力はもちろんのこと，麻酔を受ける患者への教育や術後管理を行う病棟側の協力も不可欠である．

層別に検討しており，60 歳未満（平均 37.9 歳）では 0.124%であった一方，60 歳以上（平均 65.46 歳）では 0.088%と有意に低かった．高齢者では，必要な局所麻酔薬濃度がさらに低いことを示している[37]．ただし，神経ブロックの効果時間は局所麻酔薬の濃度および量に比例する要素についても考慮する必要があるかもしれない[38]．

▶運動遮断の少ない種類の神経ブロックを考慮する

質の良い鎮痛を求めることが神経ブロックのゴールであれば，感覚神経のみをブロックし運動神経に影響を与えない方法が理想であろう．近年は，内転筋管ブロック（adductor canal block: ACB）[39]や iPACK ブロック（膝窩動脈関節包間ブロック）[40]，PENG ブロック（股関節包周囲神経群ブロック）[41]といった，下肢の感覚神経をターゲットとした区域麻酔法が登場してきている．周術期鎮痛の指針を策定している PROSPECT でも，TKA に対する区域麻酔は FNB に代わって新しく ACB を推奨している[42]．ただし，内転筋管と大腿三角は連続しており[43]，薬液の広がり方によっては ACB においても FNB と同様に大腿四頭筋全体の筋力低下をきたしうる点には注意が必要である[44]．他の新しい感覚神経ブロックにおいても，今後標準的な鎮痛方法として確立するかについてはさらなる検証が必要である．

▶患者への説明・教育を行う，術後管理を行う病棟への協力を得る

神経ブロックを行った患者への転倒防止対策は，我々麻酔科医の努力だけでなく，病院全体としての課題でもある．術前より転倒防止教育を行った患者群では，行わなかった群に比べて転倒事故をより減少させたという研究があり[45]，患者への意識づけは重要であるといえる．筆者自身も，ブロック効果が消失するまでは付き添いなしでの移動や歩行はバランスを崩しやすいため行わないよう，患者に都度必ず説明している．術後患者を管理する病棟でも，例えば低床ベッドやアラーム設置などによるベッド転落の防止や早期発見，患者自身の移動をサポートする補助具（固定具や手すり）の活用，高齢者や持続神経ブロック中など転倒リスクがある患者のタグ付けおよび情報共有などの環境整備は，事故を減少させる大事な取り組みの一例である．また意外なことに，持続 FNB の終了より半日以上経過した後も転倒事故は発生していたという報告がある．しかもその割合は転倒事故全体の 52%とおよそ半数であり，さらに持続ブロック終了から 48 時間後でも転倒事故が発生していた[46]．この結果に至った要因として，手術自体による一時的な筋力低下や患者背景など持続ブロック以外の要素も関連している可能性は考えられる．しかし，いずれの要因にせよ，術後は考えているよりも長い期間にわたる厳重な監視が必要である，という教訓であることに変わりはない．

JCOPY 498-05620

- 神経ブロックの効果がある時間帯は，神経障害の有無を評価するのは困難である．だが，術後経過が普段と違うと感じたなら，注意深いフォローアップやコンサルテーションなどの対応を検討してもよいだろう．日頃からの術後診察を通して「勘」を身につけることも，時には異常を察知する一助になるかもしれない．
- 超音波画像の活用は，区域麻酔の施行のみならず，神経障害の予防と発見の双方においてもこれから重要性が増していくと思われる．今後，機器の精度が向上することでさらに微細な評価が可能となり，区域麻酔の安全性がより高まることを期待したい．
- 国際医療施設評価機関 Joint Commission International が定める国際患者安全目標の 1 つに，「転倒・転落による患者の傷害リスクの低減」があり，安全な医療を提供するためには施設ごとの転倒事故予防対策の確立は必須である．我々麻酔科医も，より安全な区域麻酔を追求し続けることでも，患者の安全を支え続けなければならない．

【文献】

1) Lam KK, Soneji N, Katzberg H, et al. Incidence and etiology of postoperative neurological symptoms after peripheral nerve block: a retrospective cohort study. Reg Anesth Pain Med. 2020; 45: 495-504.
2) Sites BD, Taenzer AH, Herrick MD, et al. Incidence of local anesthetic systemic toxicity and postoperative neurologic symptoms associated with 12,668 ultrasound-guided blocks: an analysis from a prospective clinical registry. Reg Anesth Pain Med. 2012; 37: 478-82.
3) Neal JM, Barrington MJ, Brull R, et al. The second ASRA practice advisory on neurologic complications associated with regional anesthesia and pain medicine: executive summary 2015. Reg Anesth Pain Med. 2015; 40: 401-30.
4) Estebe JP, Davies JM, Richebe P. The pneumatic tourniquet: mechanical ischaemia-reperfusion and systemic effects. Eur J Anaesthesiol. 2011; 28: 404-11.
5) Noordin S, McEwen JA, Kragh JF Jr, et al. Surgical tourniquet in orthopaedics. J Bone Joint Surg Am. 2009; 91: 2958-67.
6) Sala-Blanch X, Ribalta T, Rivas E, et al. Structural injury to the human sciatic nerve after intraneural needle insertion. Reg Anesth Pain Med. 2009; 34: 201-5.
7) Hadzic A, Dilberovic F, Shah S, et al. Combination of intraneural injection and high injection pressure leads to fascicular injury and neurologic deficits in dogs. Reg Anesth Pain Med. 2004; 29: 417-23.
8) Abrahams MS, Aziz MF, Fu RF, et al. Ultrasound guidance compared with electrical neurostimulation for peripheral nerve block: a systematic review and meta-analysis pf randomized controlled trials. Br J Anaesth. 2009; 102: 408-17.
9) Casati A, Baciarello M, Di Cianni S, et al. Effects of ultrasound guidance on the minimum effective anesthetic volume required to block the femoral nerve. Br A Anaesth. 2007; 98: 823-7.
10) Goffin P, Mejia J, Prats-Galino A, et al, Ultrasound is better than injection pressure monitoring detecting the low-volume intraneural injection. Reg Anesth Pain Med. 2022; 47: 660-3.
11) Tran DQ, Salinas FV, Benzon HT, et al. Lower extremity regional anesthesia: essentials of our current understanding. Reg Anesth Pain Med. 2019; 44: 143-80.
12) Watson JC, Huntoon MA. Neurologic evaluation and management of perioperative nerve injury. Reg Anesth Pain Med. 2015; 40: 491-501.
13) Seddon HJ. A classification of nerve injuries. Br Med J. 1942; 2: 237-9.
14) Sunderland S. A classification of peripheral nerve injuries producing loss of function. Brain. 1951; 74: 491-516.
15) 内西兼一郎．末梢神経の変性．In: 内西兼一郎．末梢神経損傷診療マニュアル．東京: 金原出版; 2018．p.15-8.
16) 内西兼一郎．末梢神経の再生．In: 内西兼一郎．末梢神経損傷診療マニュアル．東京: 金原出版; 2018．p.19-23.
17) 平田　仁．治療総論　4．末梢神経の修復術，移植術，再建術．In: 神田　隆．末梢神経障害．東京: 医学書院; 2022. p.191-5.

18) Pietrzak K, Grzybowski A, Kaczmarczyk J. Jules Tinel（1879-1952）. J Neurol. 2016; 263: 1471-2.
19) 吉村道由．神経伝導検査．In: 有村公良．ここからはじめる！ 神経伝導検査・筋電図ナビ．東京: 南山堂; 2021. p.22-73.
20) 有村公良. 針筋電図. In: 有村公良. ここからはじめる！ 神経伝導検査・筋電図ナビ. 東京: 南山堂; 2021. p.74-123.
21) 太田義明，山田 恵．末梢神経障害の診断ステップ，8．CT，MRI．In: 神田 隆．末梢神経障害．東京: 医学書院; 2022．p.92-7.
22) 太田義明, 山田 恵. 末梢神経障害の診断ステップ, 7. エコー. In: 神田 隆. 末梢神経障害. 東京: 医学書院; 2022. p.90-2.
23) Visalli C, Cavallaro M, Concerto A, et al. Ultrasonography of traumatic injuries to limb peripheral nerves: technical aspects and spectrum of features. Jpn J Radiol. 2018; 36: 592-602.
24) 谷 俊一，池内昌彦．腰下肢痛に対する補助診断法，電気生理学的検査でみる．In: 中村耕三，山下敏彦．整形外科パサージュ 1: 腰痛クリニカルプラクティス．東京: 中山書店; 2010．p.55-9.
25) 佐々木秀直．神経学的診察法．In．飛騨一利，小柳 泉．脊椎・脊髄疾患の外科．第 2 版．東京: 三輪書店; 2023. p.20-30.
26) Bouaziz H, Vial F, Jochum D, et al. An evaluation of the cutaneous distribution after obturator nerve block. Anesth Analg. 2002; 94: 445-9.
27) 佐々木孝．下肢．In: 内西兼一郎．末梢神経損傷診療マニュアル．東京: 金原出版; 2018．p.117-37.
28) 幸原伸夫．下肢の神経．In: 幸原伸夫．ビジュアルガイド 末梢神経と筋のみかた．原著第 5 版 日本語版．東京: 診断と治療社; 2021．p.38-9.
29) Jeon CH, Chung NS, Lee YS, et al. Assessment of hip abductor power in patients with foot drop: a simple and useful test to differentiate lumbar radiculopathy and peroneal neuropathy. Spine. 2013; 38: 257-63.
30) Conrad B, Benecke R. Electromyographic examination of gluteal muscles in the differential diagnosis of lumbar herniated discs. Arch Psychiatr Nervenkr. 1979; 227: 333-9.
31) 谷 俊一，木田和伸，武政龍一，他．神経根症．臨床神経生理学．2013; 41: 151-6.
32) Kandasami M, Kinninmonth AW, Sarungi M, et al. Femoral nerve block for total knee replacement-a word of caution. Knee. 2009; 16: 98-100.
33) Ilfeld BM, Duke KB, Donohue MC. The association between lower extremity continuous peripheral nerve blocks and patient falls after knee and hip arthroplasty. Anesth Analg. 2010; 111: 1552-4.
34) Saporito A, Sturini E, Petri J, et al. Case report: unusual complication during outpatient continuous regional popliteal analgesia. Can J Anaesth. 2012; 59: 958-62.
35) Taha AM, Abd-Elmaksoud AM. Ropivacaine in ultrasound-guided femoral block: what is the minimal effective anaesthetic concentration（EC_{90}）? Anaesthesia. 2014; 69: 678-82.
36) Zhang T, Zhang T, Niu X, et al. Femoral nerve block using lower concentration ropivacaine preserves quadriceps strength while providing similar analgesic effects after knee arthroscopy. Knee Surg Sports Traumatol Arthrosc. 2023; 31: 4988-95.
37) Tai YL, Peng L, Wang Y, et al. Median effective concentration of ropivacaine for femoral nerve block maintaining motor function during knee arthroscopy in two age groups. J Pain Res. 2022; 15: 1647-57.
38) Fredrickson MJ, Abeysekera A, White R. Randomized study of the effect of local anesthetic volume and concentration on the duration of peripheral nerve blockade. Reg Anesth Pain Med. 2012; 37: 495-501.
39) Kwofie MK, Shastri UD, Gadsden JC, et al. The effects of ultrasound-guided adductor canal block versus femoral nerve block on quadriceps strength and fall risk: a blinded, randomized trial of volunteers. Reg Anesth Pain Med. 2013; 38: 321-5.
40) Thobhani S, Scalercio L, Elliott CE, et al. Novel regional techniques for total knee arthroplasty promote reduced hospital length of stay: an analysis of 106 patients. Ochsner J. 2017; 17: 233-8.
41) Girón-Arango L, Peng PWH, Chin KJ, et al. Pericapsular nerve group（PENG）block for hip fracture. Reg Anesth Pain Med. 2018; 43: 859-63.
42) Lavand' homme PM, Kehlet H, Rewal N, et al; PROSPECT working group of the European Society of Regional Anesthesia and Pain Therapy（ESRA）. Pain management after total knee arthroplasty: PROcedure SPEcific Postoperative Pain ManagemenT recommendations. Eur J Anaesthesiol. 2022; 39: 743-57.
43) Ishiguro S, Yokochi A, Yoshioka K, et al. Anatomy and clinical implications of ultrasound-guided selective femoral nerve block. Anesth Analg. 2012; 115: 1467-70.
44) Chen J, Lesser JB, Hadzic A, et al. Adductor canal block can result in motor block of the quadriceps muscle. Reg Anesth Pain Med. 2014; 39: 170-1.
45) Clarke HD, Timm VL, Goldberg BR, et al. Preoperative patient education reduces in-hospital falls after total knee arthroplasty. Clin Orthop Relat Res. 2012; 470: 244-9.
46) Turbitt LR, McHardy PG, Casanova M, et al. Analysis of inpatient falls after total knee arthroplasty in patients with continuous femoral nerve block. Anesth Analg. 2018; 127: 224-7.

〈新田麻子〉

2 | 下肢手術に対する脊髄幹麻酔・下肢ブロックの現在地

CQ2-1 下肢手術に対する，脊髄幹麻酔と神経ブロックの使い分けについて知りたい

Key Point

- 下肢手術に対する区域麻酔は術後の運動機能温存が重要視されており，より局所的な神経ブロックが推奨されている
- オピオイド鎮痛と比較して，脊髄幹麻酔と神経ブロックの両方が優れた鎮痛効果によってオピオイド関連副作用などの有害事象が少なくなることが示されている
- 下肢手術に対する区域麻酔は，患者に対する適応や施行者の実力を考慮したうえで国際的ガイドラインやPlan A ブロックを参考にするのがよい

歴史的には下肢手術の麻酔管理を脊髄幹麻酔単独で行う時期があったが，現在では多くの下肢神経ブロックが報告され有用性や合併症などさまざまなエビデンスが積み重なってきている．現代の麻酔科医としては「脊髄幹麻酔と神経ブロック，どちらもできる」のが理想であるのは間違いない．本稿では，それをどのように使い分けるかということを考えていきたい．

▶ 国際的ガイドラインの推奨事項

まずはさまざまな下肢手術に対する欧州区域麻酔学会（ESRA）の制定する鎮痛ガイドラインPROSPECT（**pro**cedure **spec**ific postoperative pain managemen**t**）について触れる．ホームページでは代表的な術式の周術期鎮痛法が記されており，随時更新されている．日本語変換も可能なため，確認するとよいだろう．下肢手術には股関節全置換術（THA）2019，大腿骨頸部骨折 2024，膝関節全置換術（TKA）2020，外反母趾修復術 2019 があるので，これらをまとめた簡略表 **表1** を提示する[1]．

現在のPROSPECT では，運動機能を温存する目的でより遠位の神経ブロックが選択される傾向にあり，術後の転倒やリハビリへの影響に重きを置いたものとなっている．同様の傾向は，近年の海外文献や学会講義でも窺える．例えばTKA では，大腿神経ブロックは大腿三角ブロックや内転筋管ブロックに，膝窩坐骨神経ブロックは選択的脛骨神経ブロックやiPACK block へ移行の傾向となっており，また術野での膝関節周囲注射も推奨されている．それを後押しする一因として，本邦と欧米では，保険制度や診療報酬，入院期間，処方薬剤など，さまざまな条件が異なることが考えられる．脊髄幹麻酔に関していえば，脊髄くも膜下麻酔による術中管理は現在でも多く行われて推奨もされているが，モルヒネの脊髄くも膜下投与に関しては嘔気を誘発することが指摘されている．また硬膜外麻酔は高い鎮痛効果を認めるものの，低血圧・尿閉など術後の離床を妨げる可能性のある合併症が指摘されており，あげられた全ての術式で非推奨となっている．

また，Griffiths らはTHA ガイドラインをManagement of hip fractures 2020 として提言している．こちらも神経ブロックによる高い鎮痛効果を認めたうえで，さらに運動機能温存に重きが置かれており，持続ではなく単回の腸骨筋膜下ブロック，次いで大腿神経ブロックが推奨されている[2]．

▶ 区域麻酔と全身麻酔の比較

欧州区域麻酔学会のエディトリアル文献[3]によると2000 年以前の研究により，区域麻酔が優れた鎮痛作

表 1 PROSPECT における下肢手術に対する推奨・非推奨事項

	術前	術中	術後（共通）	非推奨ブロック，薬剤，注意点
THA (2019)		・デキサメタゾン 8〜10 mg Ⅳ ・Spi or GA ・FICB or LIA ・Spi＋モルヒネ 0.1 mg	・オピオイド (レスキュー)	・Epi，FNB，LPB，など ・モルヒネ副作用に注意
Hip Fracture Repair Surgery (2024)	・FNB (3-in-1 block 含む) ・FICB	・Spi or GA		・Epi，LIA，PENG block など ・経皮ブプレノルフィン，デクスメデトミジンなど
TKA (2020)	・ACB	・デキサメタゾン≧10 mg Ⅳ ・LIA ・Spi モルヒネ 0.1 mg (ACB と LIA の両方が不可の場合)		・Epi，FNB，SNB ・モルヒネ副作用に注意 ・外来 TKA に Spi モルヒネは不適
外反母趾修復術 (2019)		・デキサメタゾンⅣ ・Ankle block or LIA		
共通	・アセトアミノフェン ・NSAIDs or COX-2 阻害薬			

※ ACB: 内転筋管ブロック，Epi: 硬膜外麻酔，FICB: 腸骨筋膜下ブロック，GA: 全身麻酔，LIA: 局所浸潤鎮痛法，LPB: 腰神経叢ブロック，PENG block: 股関節包周囲神経群ブロック，SNB: 坐骨神経ブロック，Spi: 脊髄くも膜下麻酔

用や周術期のストレス反応の減弱や交感神経系賦活の低減に関連していることがわかってきた．リスクの高い手術を受けた患者を対象とした RCT では，硬膜外麻酔と術後鎮痛を受けた患者は，術後合併症全体の発生率，心血管系障害の発生率，主要感染症の発生率が有意に減少しているなど，区域麻酔の有用性が指摘されている．2000 年以降の研究になると，従来型のアウトカム（罹患率/死亡率）から，より**患者中心のアウトカム（術後回復の質，患者満足度など）**を評価することへとシフトしてきている．またメタアナリシスやデータベース分析などを用いてより大規模な検討が行われるようになってきている[4]．この時期の大規模 RCT では術中の区域麻酔が必ずしも患者の転帰に有益でないことを示唆する研究もある．REGAIN 試験では，股関節骨折手術を受けた高齢患者 1,600 人が登録され，生存率やせん妄を含む主要転帰において，脊髄くも膜下麻酔と全身麻酔の間に差は認められなかった[5]．

それでも多くのメタアナリシスやデータベース解析では，患者の転帰を改善するために区域麻酔を使用することが支持されており，神経ブロックと脊髄幹麻酔の両方が，オピオイド鎮痛と比較して優れた術後鎮痛をもたらし，オピオイド関連の副作用が少ないことが明確に示されている．125 件の RCT（9044 例の手術患者）を対象としたメタアナリシスでは，周術期の硬膜外鎮痛は術後死亡率および重大な罹患率のリスクを有意に減少させることが明らかにされている[6]．Cochrane Database of Systematic Reviews の解析（計 9 件）では，全身麻酔と比較した場合，脊髄幹麻酔は手術患者の 30 日死亡リスクを有意に減少させることがわかった[7]．

▶ 脊髄幹麻酔と下肢神経ブロックの比較

患者の合併症や抗血栓療法の状況によっては脊髄幹麻酔の施行が制限されることもあるが，何らかの臨床転帰に結びつくのだろうか．

下肢手術において脊髄幹麻酔と下肢神経ブロックの鎮痛効果や死亡率などの長期予後まで比較検討した大規模研究は少なく，どちらかの優位性をクリアカットに語ることは難しい．多くの研究では区域麻酔の中に脊髄幹麻酔および神経ブロックの両方を含み全身麻酔管理と比較している，または脊髄幹麻酔と神経ブロッ

クを併用して麻酔管理を行っている，そしてもはや下肢手術に硬膜外麻酔は用いられない（推奨されていない）ことなどが理由としてあげられる．それでも両者の鎮痛効果を比較検討した研究もあるので，いくつか紹介していく．

> 65歳以上の大腿骨頸部骨折に対する片側人工股関節置換手術を受けた患者316例についてプロペンシティ・スコア・マッチングを用いて解析した後方視研究で，脊髄くも膜下麻酔群と下肢神経ブロック群（神経刺激電極を用いた第一腰椎での傍脊椎ブロック・腰神経叢ブロック・坐骨神経ブロックの3種＋鎮静）を比較すると，下肢神経ブロック群では30日および90日死亡率は有意に低かったが，1年後の死亡率と歩行能力，メジャーな合併症，入院期間に違いはなかった[8]．

本研究ではプロペンシティ・スコア・マッチングを行うことによって，他の後方視研究と比較し患者選択バイアスを抑えている．そのうえで**血行動態の安定化**などが脊髄くも膜下麻酔群に対する神経ブロック群の優位な点であることを指摘している．

さらには，17の研究（1631症例）の高齢者の股関節手術におけるシステマティックレビューおよびメタアナリシスで，末梢神経ブロック（腸骨筋膜下ブロック，大腿神経ブロック，大腰筋コンパートメントブロック，腰神経叢ブロック）群，脊髄くも膜下麻酔群，全身麻酔群で比較している．その結果，末梢神経ブロックによる鎮痛スコアの減少と，一部のブロックにおける**せん妄**の低下が有意にみられた[9]．（腸骨筋膜下ブロックと大腿神経ブロック群の術後3日目のせん妄が少なかったが，7日目では有意差はなかった．）

▶ せん妄について

区域麻酔はマルチモーダル鎮痛の1つとして術後せん妄の減少に関連する可能性がある．非心臓手術を受けた患者では，安静時の疼痛スコアが低いほど術後せん妄の発生率が低いというデータもあり，術後疼痛のコントロールが良好であれば術後せん妄が減少する可能性がある[3]．さらに，術後せん妄に対する潜在的影響を，麻酔法（区域麻酔と全身麻酔）と術後鎮痛（区域麻酔とシステミック鎮痛）でそれぞれ調査したRCTのメタアナリシスでは，術中管理としての区域麻酔は術後せん妄のリスクを減少させなかった．しかし，術後鎮痛としての区域麻酔は，術後せん妄リスクの有意な減少と関連していた[10]．

また，ICAROSを基にした82のRCTと40の観察研究で，100万人を超えるTHA/TKA症例のシステマティックレビュー，メタアナリシスでは，THAとTKAでは，末梢神経ブロックを併用することで，せん妄も含めた複数の合併症率が下がることが示されている．その結果，エビデンスレベル中等度で，末梢神経ブロックの併用を強く推奨している[11]．

▶ Plan A ブロック

区域麻酔の初心者から熟練者までが臨床でどのような神経ブロックを選択したらよいかということについて，「神経ブロックをより多くの患者に適用すること」に重きを置く**Plan A ブロック**という概念が近年に提唱されている．背景にあるのは，「区域麻酔には有用性があることがわかってきたが，その浸透度・施行率はまだ決して高くはない」という事実である．これは，**幅広い医師が施行しやすく，利用価値の高いベーシックなブロック**をPlan Aに選定し，熟練者向けのアドバンスなブロックをPlan B/C/Dと分類している．昨今，新規のブロックが次々と開発されることから麻酔科医は常に知識のアップデートと手技習得が求められているが，新規ブロックが現実的に普及するには時間を要する．そのため多くの医師が実践しやすいベーシックなブロックのほうが，より患者に提供しやすく実用性が高い．加えて基本的な神経ブロックの能力を習得できれば，必要に応じて追加の技術を修得することも容易である．今後の区域麻酔の研究とトレーニン

表 2 成人における Plan A ブロックと Plan B 以降のブロック

解剖学的部位		Plan A Basic blocks	Plan B/C/D Advanced blocks
上肢	肩	斜角筋間腕神経叢ブロック	上神経幹ブロック 腋窩神経＋肩甲上神経ブロック
	肩以下	腋窩腕神経叢ブロック	鎖骨上腕神経叢ブロック 鎖骨下腕神経叢ブロック
下肢	股	大腿神経ブロック	腸骨筋膜下ブロック 腰神経叢ブロック
	膝	内転筋管ブロック	大腿神経ブロック ±iPACK ブロック
	足首～足趾	膝窩坐骨神経ブロック	
体幹	胸壁	脊柱起立筋面ブロック	傍脊椎ブロック，前鋸筋面ブロック， PECS（Ⅰ，Ⅱ）ブロック
	腹部正中	腹直筋鞘ブロック	腰方形筋ブロック

（Turbitt LR, et al. Anaesthesia. 2020; 75: 293-7[12] を改変）

表 3 小児における Plan A ブロックと Plan B 以降のブロック

小児		Plan A Basic blocks	Plan B/C/D Advanced blocks
上肢	肩以下	腋窩腕神経叢ブロック	鎖骨上腕神経叢ブロック 鎖骨下腕神経叢ブロック
	肘以下		前腕ブロック
下肢	股	大腿神経ブロック	腸骨筋膜下ブロック
	膝		内転筋管ブロック
	足首～足趾	膝窩坐骨神経ブロック	足関節ブロック
体幹	胸壁		傍脊椎ブロック，前鋸筋面ブロック， 脊柱起立筋面ブロック
	腹部正中 鼠径部	腹直筋鞘ブロック 側方腰方形筋ブロック 仙骨硬膜外ブロック 陰茎ブロック	前方腰方形筋ブロック 陰部神経ブロック
頭頸部	耳		頸神経叢ブロック

（Pearson AM, et al. Anaesthesia. 2023; 78: 3-8[13] を改変）

グには汎用性の高いブロックの選定と普及が求められ，周術期疼痛管理に組み込まれていくべきである．Turbitt らは「“少数の熟練者ための多種のブロック”という概念から“**多者のための少数のブロック**”へと移行することで，区域麻酔はニッチなサブスペシャリティから，すべての人が利用できる鎮痛の中核的要素へとすることができる．」と締めくくっている[12]．成人に加え，Pearson[13]が提唱している小児の Plan A ブロックとともに示す **表 2, 3** ．

この概念は「脊髄幹麻酔と神経ブロックの使い分け」という本項の趣旨とは少しずれるが，どの施設においても「区域麻酔に熟練している人もいれば初心者もいる」というのが現状だろう．そのような中で患者に提供する医療水準を統一する，またはベーシックなブロックだけでなくアドバンスなブロック習得という目標を達成するための道筋をつけるうえでは知っておくべき概念である．

区域麻酔がオピオイドベースの鎮痛よりも優れた鎮痛を提供することが示されており，術前・術中からの区域麻酔の鎮痛効果によって術後せん妄や呼吸器合併症のリスクを低減し，リハビリや回復に寄与することが期待できる．言い換えれば，区域麻酔は単一的な鎮痛効果のみに留まらず，麻酔管理の柱の 1 つとして多様的な効果をもたらし，患者の転帰改善に関連する可能性がある．そして鎮痛効果を最大限に引き出したうえで，さらに術後の運動機能を温存できるような手技の選択とスキルが，今後麻酔科医には要求されるのではないだろうか．

区域麻酔が長期的な予後に寄与するかはまだ議論の余地があり，今後検討される必要がある．

【文献】

1) The European Society of Regional Anaesthesia & Pain Therapy. PROSPECT. https://esraeurope.org/prospect/
2) Griffiths R, Babu S, Dixon P, et al. Guideline for the management of hip fractures 2020: Guideline by the Association of Anaesthetists. Anaesthesia. 2021; 76: 225-37.
3) Wu CL. 2024 Gaston Labat Award Lecture-outcomes research in Regional Anesthesia and Acute Pain Medicine: past, present and future. Reg Anesth Pain Med. 2024; 49: 307-12.
4) Liu SS, Wu CL. Effect of postoperative analgesia on postoperative mortality and morbidity: an update of the evidence. Anesth Analg. 2007; 104: 689-702.
5) Neuman MD, Feng R, Carson JL, et al. REGAIN investigators. spinal anesthesia or general anesthesia for hip surgery in older adults. N Engl J Med. 2021; 385: 2025-35.
6) Pöpping DM, Elia N, Van Aken HK, et al. Impact of epidural analgesia on mortality and morbidity after surgery: systematic review and meta-analysis of randomized controlled trials. Ann Surg. 2014; 259: 1056−67.
7) Guay J, Choi P, Suresh S, et al. Neuraxial blockade for the prevention of postoperative mortality and major morbidity: an overview of Cochrane systematic reviews. Cochrane Database Syst Rev. 2014; 2014: CD010108.
8) Fu G, Li H, Wang H, et al. Comparison of peripheral nerve block and spinal anesthesia in terms of postoperative mortality and walking ability in elderly hip fracture patients-a retrospective, propensity-score matched study. Clin Interv Aging. 2021; 16: 833-41.
9) Kim SY, Jo HY, Na HS, et al. The effect of peripheral nerve block on postoperative delirium in older adults undergoing hip surgery: a systematic review and meta-analysis of randomized controlled trials. J Clin Med. 2023; 12: 2459.
10) Fanelli A, Balzani E, Memtsoudis S, et al. Regional anesthesia techniques and postoperative delirium: systematic review and meta- analysis. Minerva Anestesiol. 2022; 88: 499-507.
11) Memtsoudis SG, Cozowicz C, Bekeris J, et al. Peripheral nerve block anesthesia/analgesia for patients undergoing primary hip and knee arthroplasty: recommendations from the International Consensus on Anesthesia-Related Outcomes after Surgery（ICAROS）group based on a systematic review and meta-analysis of current literature. Reg Anesth Pain Med. 2021; 46: 971-85.
12) Turbitt LR, Mariano ER, El-Boghdadly K. Future directions in regional anaesthesia: not just for the cognoscenti. Anaesthesia. 2020; 75: 293-7.
13) Pearson AM, Roberts S, Turbitt LR. New blocks on the kids: core basic nerve blocks in paediatric anaesthesia. Anaesthesia. 2023; 78: 3-8.

〈津久井亮太〉

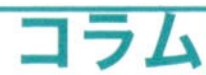

日帰り手術と motor sparing block

近年，下肢の神経ブロック領域では，運動機能を温存して感覚のみをブロックする方法，いわゆる motor sparing block が注目されている．たとえば，人工膝関節置換術に対する術中・術後鎮痛では，以前は大腿神経ブロックと坐骨神経ブロックを行うことが多かった．しかし，欧州区域麻酔学会が作成している術後鎮痛ガイドラインである PROSPECT の人工膝関節置換術の項を紐解くと，大腿神経ブロックや坐骨神経ブロックは“機能回復への悪影響”の懸念から，もはや非推奨の処置とされている[1)]．代わりに，大腿四頭筋筋力を保ちつつ膝関節前側〜内側の鎮痛が得られる内転筋管ブロックと膝関節周囲の局所浸潤鎮痛法（local infiltration analgesia: LIA）が推奨されている[1)]．膝関節周囲の LIA は外科医が術野から行うことが一般的であるが，麻酔科医が行う類似の処置としては，坐骨神経から膝関節後方に分布する関節枝の周囲に超音波ガイド下で局所麻酔薬を注入する iPACK（interspace between the popliteal artery and capsule of the posterior knee）ブロックがある[2)]．

われわれ日本の麻酔科医もそのトレンドに従うべきだろうか？

米国では，2026 年までに下肢の人工関節置換術の半数が日帰り手術になると予想されている[3)]．筆者は 2022 年の 1 年間，カナダのトロントにある Toronto Western Hospital（TWH）の麻酔科で，区域麻酔の臨床フェローを務めた．TWH の麻酔科は，超音波ガイド下神経ブロックの始祖の一人である Vincent Chan 教授が長年勤務していたところで，区域麻酔のメッカである．TWH でも人工股関節置換術や人工膝関節置換術の半数以上が日帰り手術として管理されていた．日帰り予定で手術を受けた患者は，術後に理学療法を受けて歩行器や杖などのサポートを用いて歩くことができ，自力で排尿可能で，痛みが許容範囲内であれば，鎮痛薬（定時内服のアセトアミノフェンとセレコキシブおよび頓服のヒドロモルフォン）を処方されて退院となる．しかし，運動ブロックが残存していると歩くことができず，手術当日に家に帰れない．最近の motor sparing block の隆盛には，このような背景があることに留意する必要がある[2)]．

運動機能温存末梢神経ブロックのみでは下肢手術の麻酔管理はできないので，全身麻酔か脊髄くも膜下麻酔を組み合わせる．全身麻酔と脊髄くも膜下麻酔のどちらが日帰り手術に適しているかは結論が出ていないが[2,3)]，TWH では可能な限り脊髄くも膜下麻酔で管理していた．日帰り手術の脊髄くも膜下麻酔は，ブピバカインよりも短時間で効果が消失するメピバカインを用いて行っていた．2%等比重メピバカイン 3 mL（60 mg）を使用した脊髄くも膜下麻酔では，2 時間以内の手術であれば問題なく管理でき，脊髄くも膜下麻酔施行の 3 時間後には，自力で歩くことができるようになる印象であった．ちなみに，入院を予定している下肢の人工関節置換術患者の麻酔管理では，0.5%等比重ブピバカイン 3 mL に 0.1 mg のモルヒネを添加して，脊髄くも膜下麻酔を行っていた **表 1** ．

さらに TWH では，脊髄くも膜下麻酔に用いる局所麻酔薬の総使用量（mg 数）を低減（＝効果が早く消失する）しつつ，必要な麻酔高を速やかに得るために，低比重液を調製・使用して脊髄くも膜下麻酔を行う試みを始めていた[4,5)]．例えば，2%等比重メピバカイン 3 mL と蒸留水 1 mL とを混ぜて計 4 mL として，そこから 3.4 mL（メピバカイン 51 mg）を使用して脊髄くも膜下麻酔を行う．同様に，0.5%等比重ブピバカイン 2 mL と蒸留水 1 mL を混ぜて，0.33%低比重ブピバカイン 3 mL（ブピバカイン 10 mg）を用いて脊髄くも膜下麻酔を行う場合もある．低比重のメピバカインやブピバカインを使った脊髄くも膜下麻酔の効果の詳しい時間推移について

JCOPY 498-05620

表1 Toronto Western Hospitalにおける下肢の人工関節置換術の標準的麻酔法（2022年当時）

		日帰り手術	入院手術
人工股関節置換術	脊髄くも膜下麻酔に用いる薬剤	2%等比重メピバカイン 3 mL	0.5%等比重ブピバカイン 3 mL＋塩酸モルヒネ 0.1 mg
	組み合わせる末梢神経ブロック	なしまたは PENG ブロック	なしまたは PENG ブロック
人工膝関節置換術	脊髄くも膜下麻酔に用いる薬剤	2%等比重メピバカイン 3 mL	0.5%等比重ブピバカイン 3 mL＋塩酸モルヒネ 0.1 mg
	組み合わせる末梢神経ブロック	内転筋管ブロック＋iPACK ブロックまたは LIA	内転筋管ブロック＋iPACK ブロックまたは LIA

は，TWH で行われた前向き観察研究の結果を参照するとよい[6]．

上述のように，TWH では，日帰り人工関節置換術を普及させるための工夫が随所に見られた．翻って日本では，人工股関節置換術の患者も人工膝関節置換術の患者も，術後 1 週間以上入院するのが一般的である．また，日本では，術後の急性痛に対してヒドロモルフォンやオキシコドンといった内服の強オピオイドを処方することができない．とはいえ，TWH で日帰り人工関節置換術を受けた患者に，術翌日にフォローアップの電話をすると，多くの患者が（特に膝関節置換術を受けた患者に関しては例外なく）とても痛がっていた．「1〜2 mg を 2 時間以上あけて頓服」の用法で処方されたヒドロモルフォンを，2 時間おきに服用していることも稀ではなかった．日本で人工膝関節置換術を受け，術後は持続大腿神経ブロックと NSAIDs の投与で痛みの管理をされている患者と比べると，明らかに痛がっていたように思う．

日本のように患者が術後数日間にわたって病院で医療者の監督下に置かれる環境では，区域麻酔による術後の運動遮断に伴うリスク（転倒など）より，神経を近位レベルで遮断することで得られる高い鎮痛効果の恩恵のほうが大きいと考える向きもあるだろう．区域麻酔の最新の技術と知識に通じることは重要であるが，本邦の下肢手術の麻酔・鎮痛管理においては，2024 年の今でも，“時代遅れ”な大腿神経ブロックや坐骨神経ブロックを行う余地があるかもしれない．

【文献】

1) prospect. Total Knee Arthroplasty 2020. Available at https://esraeurope.org/prospect/procedures/total-knee-arthroplasty-2020/summary-recommendations-26/ [Accessed January 1, 2024].
2) Amundson AW, Panchamia JK, Jacob AK. Anesthesia for same-day total joint replacement. Anesthesiol Clin. 2019; 37: 251-64.
3) Baratta JL, Deiling B, Hassan YR, et al. Total joint replacement in ambulatory surgery. Best Pract Res Clin Anaesthesiol. 2023; 37: 269-84.
4) Faust A, Fournier R, Van Gessel E, et al. Isobaric versus hypobaric spinal bupivacaine for total hip arthroplasty in the lateral position. Anesth Analg. 2003; 97: 589-94.
5) Vergari A, Frassanito L, Nestorini R, et al. Hypobaric versus isobaric spinal levobupivacaine for total hip arthroplasty. Minerva Anestesiol. 2017; 83: 361-8.
6) Tan JMH, Wang W, Yoshida T, et al. The anesthetic and recovery profiles of low-dose hypobaric mepivacaine and bupivacaine for spinal anesthesia in total hip and knee arthroplasty: a prospective observational study. Can J Anesth. 2024 [Accepted for publication on July 28, 2024]

〈吉田敬之〉

CHAPTER 4

整形外科手技を理解する

Chapter 4 のねらい

整形外科医が持っている学術書を目にしたことがあるでしょうか.

たとえば日本人工関節学会が編集している「人工膝関節置換術」[1)]では周術期疼痛対策で 1 項目執筆されています．そこでは硬膜外麻酔や大腿神経ブロックだけでなく「motor-sparing block」として iPACK や内転筋管ブロックについても文献を交えながら解説されており，整形外科の先生方が熱心に勉強されていることがわかります．しかし麻酔科の学術書は「膝関節周囲多剤注射」について詳しく書かれたものが少なく感じます．かく言う自分も「関節内？　関節周囲？」とか「あまり効かないんじゃ……」とか思ったところからの勉強スタートです．偉そうな書き出しをご容赦ください.

この Chapter では，いわゆる膝関節手術での「カクテル注射」とよばれる整形外科医の手技について徹底的に分析してみます．すると簡便な方法であるにもかかわらず鎮痛効果は強力で，術後の運動神経ブロックもないとわかります．ぜひご一読いただき，整形外科医とのコミュニケーションに役立てていただきたいです.

1 徹底解剖！　膝関節周囲多剤注射

❶ 概要

▶ 国内外のガイドラインに照らして

人工膝関節全置換術（TKA）は変形性膝関節症に対する効果的な手術だが，中等度から重度の術後痛が最大 7 日持続する可能性があり，機能回復不良・患者満足度や術後 QOL の低下・退院の遅れと関連している[2)]．TKA の鎮痛法は複数あるが，安全で効果的な鎮痛のためには複数の鎮痛薬や鎮痛法を併用するマルチモーダル鎮痛が推奨されている．**関節周囲多剤注射**（periarticular infiltration: **PAI**）は長時間作用型の局所麻酔薬，抗炎症薬，その他の添加物を組み合わせて手術中に膝関節周囲の複数カ所に投与する．短時間で手間をかけずに施行することができて，大腿四頭筋の筋力に影響を与えることなく術後早期の疼痛を軽減できるというメリットがある[3)].

日本整形外科学会が監修する「変形性膝関節症診療ガイドライン 2023」[4)]では，TKA の周術期疼痛管理で末梢神経ブロックと同様に局所浸潤鎮痛（local infiltration analgesia: LIA）を推奨している．また欧州区域麻酔学会の TKA 鎮痛ガイドライン（PROSPECT）では「効果的で簡便かつ比較的低侵襲である」ことから，マルチモーダル鎮痛の「基礎となる」1 つとして LIA を推奨している．具体的には**単回の内転筋管ブ**

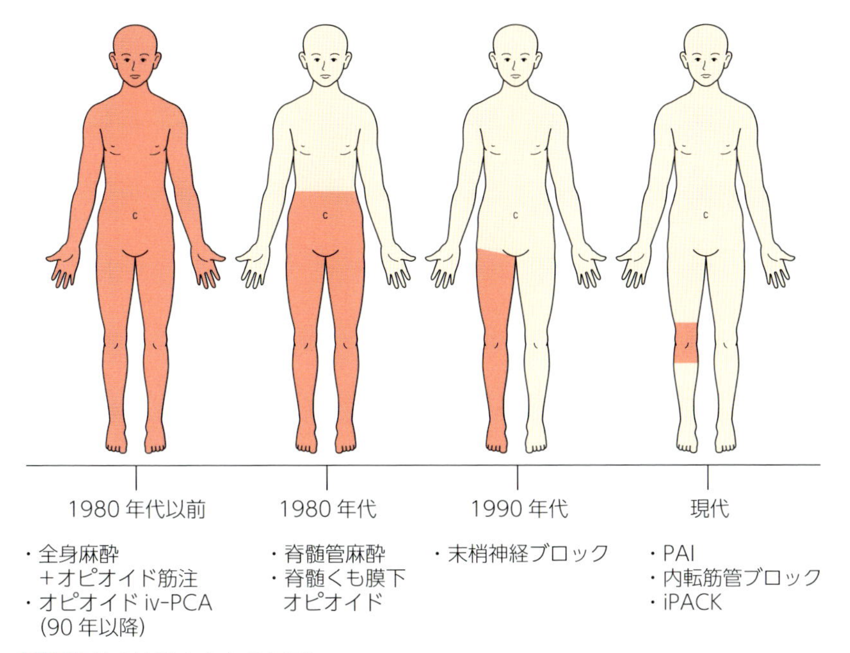

図1 鎮痛法は全身から局所へ

(Rawal N. Eur J Anaesthesiol. 2016; 33: 160-71[9] より作成)

ロックと PAI の併用が好ましいと記述している[5]．米国区域麻酔学会は，膝関節手術を含む一次的人工関節全置換術における PAI の使用について米国整形外科諸学会との共同ガイドラインを作成しており，TKA を受ける患者に対して PAI は術後痛とオピオイド消費量を減少させるものとして強く推奨している．使用される薬剤について，主に長時間作用型局所麻酔薬に加えて NSIADs や副腎皮質ステロイドを添加することの有効性を指摘し推奨している．リポソーム型ブピバカイン・モルヒネ・エピネフリン・アドレナリン α_2受容体作動薬の添加についても言及している[6,7]．

▶ TKA 鎮痛法の変遷

TKA 術後の疼痛コントロールは患者満足度向上だけでなく，早期の膝関節可動域確保と最適なリハビリテーションに寄与することがわかっている[8]．驚くことに日本以外の国では，健康患者は外来手術として TKA が行われることもあるようで，患者の早期退院を促進するために運動機能の温存が非常に重要視されている．

硬膜外麻酔は効果的な鎮痛をもたらし，TKA 後の疼痛管理の標準治療と考えられていたことは間違いないが，歩行開始の遅れ・低血圧・尿閉などの離床を妨げる副作用や増加する周術期抗血栓療法との兼ね合い，また失敗率の高さなどさまざまなデメリットも指摘されている[9]．また，硬膜外鎮痛と LIA を比較したメタ解析では，LIA 群で硬膜外群と同等の鎮痛効果が得られて早期のリハビリテーションに悪影響を与えない，また硬膜外麻酔は術後嘔気嘔吐の発生率増加および入院期間の延長と関連しており可動域に関しては効率が悪かった．以上より LIA の使用が支持される結果となった[5,10]．したがって，現在では硬膜外鎮痛は TKA 後の疼痛管理に推奨されていない[5]．

現在の鎮痛法は硬膜外麻酔から，同じように有効でより侵襲が少なく，また**早期から歩行可能となる方法**へシフトし続けてきている 図1 [9]．PAI や末梢神経ブロックなどの局所の鎮痛法を組み合わせて術後早期の歩行能力を促進し，患者の術後回復や生活の質を改善させることが望まれている．

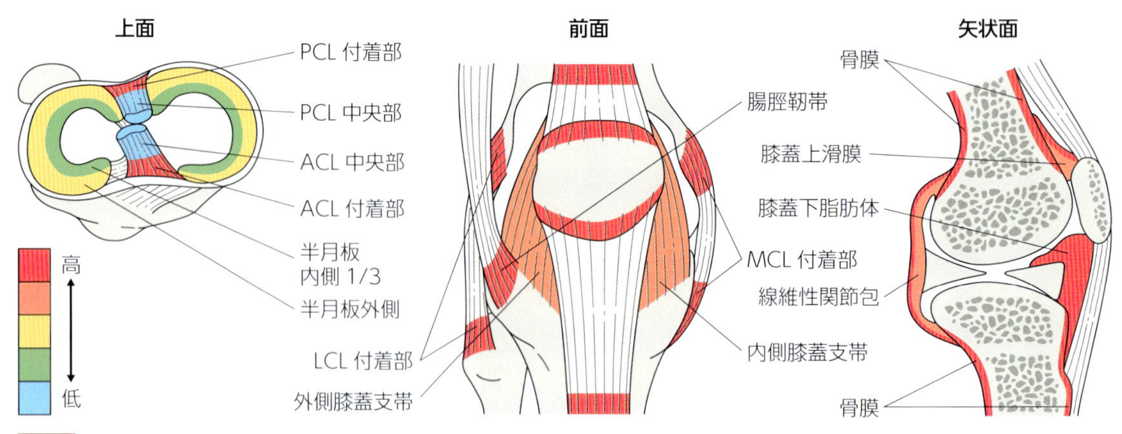

図 2 膝関節の侵害受容器分布密度

PCL（後十字靱帯），ACL（前十字靱帯），LCL（外側側副靱帯），MCL（内側側副靱帯）
（Ross JA, et al. J Arthroplasty. 2017; 32: S77-80[11] より作成）

❷ 膝関節周囲の解剖と投与部位

PAI の鎮痛効果を最大化するためには，解剖を理解して正確な位置に投与する必要がある．注射部位についてはほとんど標準化されていない[11]ようだが，膝関節周囲の侵害受容器の分布を把握しておくと注射部位を決めるのに役立ちそうだ．

膝関節周囲には侵害需要性疼痛を感知する自由神経終末が数多く分布していることがわかっており広範な文献検索研究によると，侵害受容器は膝蓋下脂肪体（infrapatellar fat pad），線維性関節包（fibrous capsule），靱帯の骨付着部（ligament insertions），骨膜（periosteum），軟骨下骨（subchondral bone），膝蓋支帯（patellar retinaculums）に集中している[11] 図 2 .

手術で膝蓋下脂肪体の一部と関節内構造を切除するが，関節外の支持組織は残存するので後方関節包（posterior capsule），前十字靱帯・後十字靱帯付着部（femoral attachments of anterior cruciate ligament and posterior cruciate ligament），内側・外側側副靱帯（medial and lateral collateral ligaments），大腿四頭筋腱（quadriceps tendon），膝蓋周囲組織（peripatellar tissue），皮下組織に投与する[12,13] 図 3 のがよい．ただし**総腓骨神経麻痺**のリスクを低減するため，後外側領域への注入は少量にとどめるのがよさそうだ[14]．

❸ 効果

PAI の臨床効果は数多く検討されており，システマティックレビューも多い．

▶ 関節内投与と関節周囲投与

2016 年のシステマティックレビューでは，PAI は関節内注射（IAI）と比較して 24 時間後および 48 時間後の安静時疼痛を軽減し，可動域を増加させた[15]．

この結果は，PAI と IAI を比較した初めての研究結果と同様の結果を示している．Perret らは TKA を受ける患者 101 名に対して術中に PAI を受ける群と術中創閉鎖後に IAI を受ける群に無作為割り付けし，どちらもロピバカイン 300 mg，ケトロラク 30 mg，エピネフリン，生理食塩水を組み合わせて投与した．

主要評価項目である術後のオピオイド消費量は両群間で統計的有意差を認めなかったが，PAI 群は IAI 群

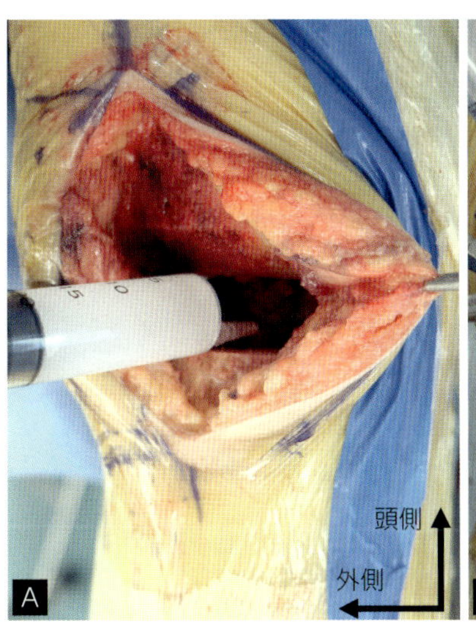

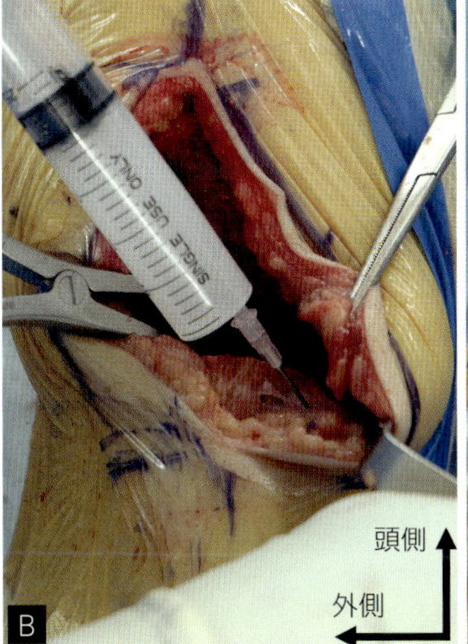

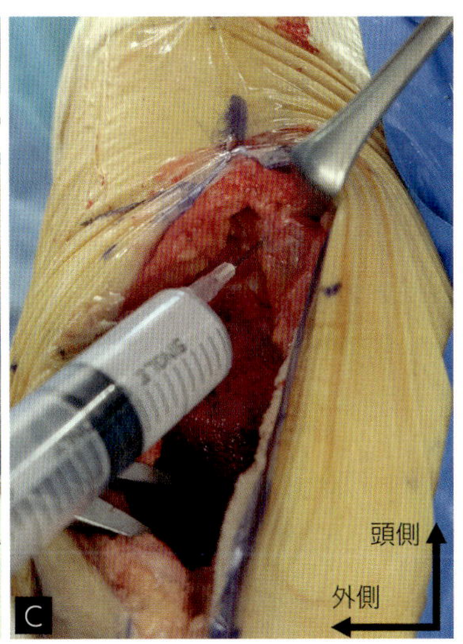

図3 PAI の投与位置（右膝）
A: 後十字靱帯内側の後方関節包への注射，B: 内側側副靱帯付着部への注射，C: 内側広筋内への注射

と比較して VAS 疼痛スコアが有意に減少した（PAI: 3.83 vs. IAI: 4.63; p=0.039, median）[16]．薬液を膝関節周囲組織に投与することで，関節内投与と比較してより効果的な鎮痛を行うことができる．

▶ 効果持続時間

TKA を受ける患者 111 名に対して，PAI と硬膜外麻酔の術後鎮痛効果を比較検討した RCT がある．主要評価項目は術後 72 時間までの安静時 VAS 疼痛スコアの AUC（曲線下面積）であり，両群の安静時疼痛スコアを術後 24 時間後までは 2 時間おきに，以降 72 時間後までは 8 時間おきに計測している．

PAI 群（50 名）の術後疼痛スコアの変移を観察すると，術後 24 時間後から 32 時間後までの間で疼痛スコアが増悪しており，PAI の効果が減弱するタイミングと考えられる[14]．

効果消失前からマルチモーダル鎮痛を行うことによって鎮痛のベースを作っておくことが大切で，効果消失のタイミングをスムーズに乗り切れる．

▶ 末梢神経ブロックとの比較

1. 大腿神経ブロック（FNB）

2018 年のシステマティックレビュー（RCT 10 件，患者数 950 名）では，TKA に対する PAI と FNB を比較しメタ解析を行っている．その結果，術後 24・48・72 時間後の VAS 疼痛スコア，オピオイド消費量，関節可動域，合併症，入院期間に有意な差はないことが示されている[3]．

同じく 2017 年のシステマティックレビュー（RCT6 件，膝数 284）では，PAI が FNB よりも鎮痛効果が優れている可能性を示した．術後 1 日目と 2 日目の疼痛スコア，総麻薬使用量，入院期間，有害事象については両群間に差は認められなかったが，手術当日の疼痛スコアは PAI 群のほうが低かった．術後 1 日目の麻薬消費量については PAI 群で高くなることが指摘されている[17]．

2. 持続 FNB＋単回膝窩坐骨神経ブロック（SNB）

PAI は神経障害や術直後の運動機能低下を最小限に抑えられるが，FNB および SNB の組み合わせと比較すると鎮痛効果については劣る可能性がある．

2017 年の 3 群非盲検試験では，TKA を受ける 165 名を，① 持続 FNB＋単回 SNB，② ロピバカインを含む PAI，③ リポソーム型ブピバカインを含む PAI のいずれかに無作為に割り付けて施行した．

各群の術後最大疼痛スコアの中央値は（当日: 1，4，5; 術後 1 日目: 3，4，4.5）となり，一方で平均疼痛スコアの中央値は（当日: 0.6，1.7，2.4; 術後 1 日目: 2.5，3.5，3.7）となった．3 つの鎮痛法はいずれも臨床的にある程度満足のいく鎮痛効果を示しているが，① 群では術後当日に ② 群 ③ 群と比較して，平均および最大疼痛スコアが統計学的有意に良好であった．入院中の転倒が 2 件発生し，いずれも ① 群で再手術を必要とした．退院後の転倒も 2 件発生しており ② 群で 1 件，③ 群で 1 件だった[18]．

3. 内転筋管ブロック（ACB）

2019 年のシステマティックレビュー（RCT6 件，患者 396 名）では，PAI と ACB の鎮痛効果を比較検討し，PAI は ACB よりも術後疼痛とオピオイド消費量を有意に改善する可能性があることを示した[19]．

同じく 2019 年のシステマティックレビュー（RCT5 件，患者 413 名）では，PAI は ACB と比較して術後モルヒネ消費量が少なくなるが，安静時・体動時の VAS 疼痛スコア，大腿四頭筋筋力，合併症，入院期間について有意差を認めないことを示した[20]．

4. ACB と PAI の組み合わせ

2016 年の研究では ACB と PAI を組み合わせた鎮痛効果についてはじめて調査しており，TKA を受ける 151 名の患者に対して無作為割り付けを行い，PAI＋ACB の鎮痛効果を PAI 単独および ACB 単独の 3 群で比較検討した．ただし ACB を 0.5%ロピバカイン 30 mL で行っており現在の標準的な投与量よりもかなり多くなっている．

結果は，PAI＋ACB 群では PAI 単独群，ACB 単独群と比較して術後 1 日目・2 日目の歩行時痛強度が有意に低くなった．術後 1 日目・2 日目の歩行距離には 3 群間で差はなかった．以上より，PAI＋ACB は PAI 単独および ACB 単独と比較してより良好な鎮痛効果が得られてかつ歩行能力も損なわれないことが示唆されている[21]．

欧州区域麻酔学会の公開する PROSPECT では TKA のシステマティックレビューを検索・分析し，基準を満たす RCT（合計 12 件）のみを組み入れてナラティブレビューを行っている．その結果，PAI＋ACB は ACB 単独と比較して鎮痛効果・オピオイド消費量の点で優れていた（5 件中 2 件）もしくは同等だった（5 件中 3 件）．続いて PAI＋ACB は PAI 単独と比較して最初の 24 時間のみ疼痛コントロールが優れており，オピオイド消費量については優れていなかった（5 件中 5 件）[5]．

これまでに数多くの研究が集積しており，使用する薬剤の種類や量，また投与位置は異なっていても，PAI と ACB を組み合わせる鎮痛効果はそれぞれ単独よりも優れ，かつ術後の運動機能も同じように保たれると考えられる．PAI は少ない時間と手間で施行でき，TKA 手術のルーティンとなっている施設も多いのではないか．このような場合には麻酔科側から ACB を行えば術後の運動効果を損なうことなくより効果的な鎮痛を提供することができる．

ACB は膝関節前内側に作用するが，ACB と PAI も行っている場合に膝後面の鎮痛を追加すべきだろうか．これに関してはシステマティックレビューがあるので紹介する．

RCT 14 件（患者 1044 名）をメタ解析し，TKA を受ける患者に対して ACB に iPACK を追加することの鎮痛効果を，ACB 単独と比較している．

「PAI を行っていない場合」に，iPACK を追加することで術後 12 時間後および 24 時間後の疼痛スコアが統計的有意に改善し，機能回復が促進されたが，術後 24 時間のオピオイド消費量は両群で同等であった．

「PAI を行っている場合」に，ACB に iPACK を追加しても術後すべての時点における疼痛スコア・オピオイド消費量・機能回復は改善しなかった[22]．

PAI の薬液や手技は統一されていないが，通常 PAI では後方の膝関節包にも薬液投与するため，iPACK

と効果が重複するのだと考えられる．鎮痛効果だけを考えるならPAIもしくは膝後面鎮痛のどちらかのみでよいだろう．

▶ カテーテル挿入について

TKA に対する関節内カテーテル挿入による術後持続投与については明らかな有効性は示されていない[15,23]うえに，膝感染リスクがある．2016 年のシステマティックレビューでは TKA に対する PAI を受けた 735 例中 4 例に膝関節深部の感染があり，うち 3 例は関節内カテーテル留置があった[15]．

❹ 使用する薬剤

「カクテル」の言葉どおり投与薬剤や組み合わせは複数あり，施設によっても術者によってもさまざまだろう．多種多様な研究があるにはあるが，長期的効果や機能的効果まで検討した研究は少ない．使用されることの多い薬剤効果について現在のガイドラインやエビデンスを提示する．

▶ ロピバカイン

長時間作用型で PAI ではもっとも使用されることの多い局所麻酔薬である．数多くのエビデンスがあり国際的なガイドラインで投与することが推奨されている．PAI での投与量の違いによる鎮痛効果を調査した研究では，300 mg 投与群では 150 mg 投与群と比較して疼痛スコアを減少させることを示している[24]．副作用のリスクは低いが，一般的な極量以上を投与することが多くなるため**局所麻酔薬中毒**について注意を要する．

▶ ケトロラク (Ketorolac)

NSAIDs の一種でプロスタグランジンなどの炎症物質を抑制することによって術後痛を軽減することができる．米国区域麻酔学会共同ガイドラインでは術後痛を軽減するのに有効であり，有害事象を増加させることなくオピオイド消費量を減少させるとして，ロピバカインと同様に PAI での投与が推奨（推奨度: 中等度）されている[6]．

全身性投与と比較した際の鎮痛効果については議論の余地があり，結論が出ていない[5]．

▶ 副腎皮質ステロイド

炎症は術後痛の主な原因の 1 つとなるが，副腎皮質ステロイドは炎症反応を抑えることで浮腫や出血を減少させ，膝関節可動域を改善させると考えられて[25]おり，米国区域麻酔学会の共同ガイドラインでは投与が推奨（推奨度: 中等度）されている．

2022 年のシステマティックレビュー（RCT8 件）では，多くの研究で PAI に副腎皮質ステロイドを追加することで術後痛は軽減するが，術後オピオイド消費量は軽減しない可能性があることを示している．また追加したことによる有害事象の増加を報告した研究はなく[7]安全と考えられてはいるが，創傷治癒不良・術後感染・靭帯断裂などの合併症を恐れて投与しなかった研究が一部あることも指摘されている[25]．

▶ オピオイド

膝関節において「末梢（滑膜・骨膜）のオピオイド受容体」が見つかっており，末梢投与が術後痛に有効な可能性が示唆されているが，中枢神経系に比べて受容体密度は著しく低く[11]，臨床効果については懐疑的である．

米国区域麻酔学会共同ガイドラインでは，モルヒネをPAIに添加した際の追加鎮痛効果はなく，術後の悪心嘔吐を引き起こすことが明記されている[6]．さまざまな研究でも同様の結論に達しており，PAI鎮痛薬にモルヒネを追加しても，早期の疼痛緩和や機能回復の促進などTKA患者への臨床的利益は得られないことが示唆されている[26]．

▶ エピネフリン

αおよびβアドレナリン作動薬で，血管収縮作用を介して薬物の吸収速度を低下させPAIの鎮痛強度と持続時間を増強する，また術後出血量を減少させる可能性がある[11]．エピネフリン投与について明確な推奨は現在のところなく，疼痛スコア・オピオイド消費量・術後出血量などのアウトカムにどの程度影響を及ぼすかはまだ結論が出ておらず，米国区域麻酔学会共同ガイドラインでも術後痛・オピオイド消費量・有害事象に影響するかは十分なエビデンスがないと述べている[6]．

文献レビューで報告されているエピネフリン総投与量は25〜60μgであった[25]．

▶ クロニジン

$\alpha_1\alpha_2$アドレナリン作動薬で，末梢投与することでさまざまな補助効果を発揮する．弱い血管収縮作用があり，局所麻酔薬の効果増強・延長作用を増強させる可能性がある．副作用には低血圧と徐脈がある[11]．

米国区域麻酔学会共同ガイドラインでは，クロニジンが術後痛・オピオイド消費量・有害事象に影響するかは十分なエビデンスがないと述べている[6]．

▶ リポソーム型ブピバカイン

ブピバカインが脂質二重膜のリポソームに封入される形で構成されており，内部のブピバカインを72〜96時間かけて放出する[7]．

疼痛スコアやオピオイド消費量に有効性を示した研究もあるが，リポソーム型ブピバカインとブピバカイン・ロピバカインの間に差を示さない研究も多く，薬剤の費用が高いことを考えるとPAI添加については疑問が呈されている[25]．

2021年のシステマティックレビューにおいても，PAIでのリポソーム型ブピバカインの効果はTKA施行3日後の術後痛の重症度，鎮痛薬消費量において，ブピバカインと差がなかった．さらに，リポソーム型ブピバカインは，オピオイド関連の副作用の軽減，入院期間の短縮，安全性の向上，機能的転帰の改善もできなかった[22]ことを示している．

▶ トラネキサム酸

日本で開発された止血薬で鎮痛ガイドラインによる言及はない．経静脈投与が一般的だが，止血目的で関節周囲投与している施設も多いのではないだろうか．トラネキサム酸はフィブリンと拮抗してフィブリンの分解による出血を抑制することがわかっている．

PAIでの有効性と安全性を調査したメタ解析（RCT2件，非RCT3件）ではトラネキサム酸投与が出血量・輸血率を減少させ，さらに深部静脈血栓症などの合併症リスクを増加させないことを示しているが十分なデータを用いて検討しているとはいえない[27]．

❺ 局所麻酔薬中毒

局所麻酔薬の血中濃度が上昇し閾値を超えることによって，末梢神経だけでなく全身組織のNaチャネルに作用して引き起こされる病態を**局所麻酔薬中毒**（local anesthetic systemic toxicity: **LAST**）という．まずは発症の予防に努めるべきであることが日本麻酔科学会のプラクティカルガイド[28]で明記されており，高濃度や最大耐用量（3 mg/kg）を超える局所麻酔薬の使用は避けるべきである．

ところが実際のところは PAI で主に使用されるロピバカインは，その基準をはるかに超える用量を投与することが多い．高用量投与でも安全であることを支持する研究が多いためである．

2016 年のシステマティックレビューでは，5 つの研究で 300〜400 mg のロピバカインを関節周囲に投与し LAST 発症の報告がなく，3 つの研究で遊離型ロピバカインの血漿濃度が毒性閾値以下であったことを示している[15]．

術後ドレーンや関節内カテーテルを使用しない TKA を受ける患者 20 名に対して PAI を行い，ターニケット解除 24 時間後まで計時的に局所麻酔薬の血中濃度を測定した前向きコホート研究があるので紹介する．

> 脊髄くも膜下麻酔下で TKA を受ける，50〜80 歳で，ASA-PS 分類Ⅰ〜Ⅱの患者を対象とし，肝不全や腎不全がある患者は除外している．PAI の薬剤は 0.2%ロピバカイン 200 mL（400 mg）とエピネフリン（0.75 mg）を使用した．採血はターニケット解除後 2 時間までは 20〜30 分おき，また 4 時間後，6 時間後，24 時間後に行い，遠心分離したのち液体クロマトグラフィー・タンデム質量分析（LCMS-MS）法を用いて総ロピバカイン濃度（C_{max}）およびその時点での遊離型ロピバカイン濃度（$C_{u\ max}$）・最大濃度に達するまでの時間（T_{max}・$T_{u\ max}$）を測定した．
>
> 患者 20 名の平均体重は 89 kg，平均 BMI は 30 で，患者全員に LAST の症状は認めなかった．C_{max} の中央値は 1.06 μg/mL，$C_{u\ max}$の中央値は 0.09 μg/mL となり，これまで報告されているロピバカインの毒性閾値（C_{max}: 4.3 μg/mL，$C_{u\ max}$: 0.56 μg/mL）[29]を大きく下回った．T_{max}の中央値は 240 分（SD: 120），$T_{u\ max}$の中央値は 300 分（SD: 110）とターニケット解放後 4〜6 時間に認めたが，患者一人ひとりのデータを観察すると T_{max}が 60 分後だったり 24 時間後だったりと濃度が最大に達するまでの時間には個人差が大きかった．ターニケット解放 60 分後にピークを迎えた患者でも C_{max}は他の患者と同程度だった．

局所麻酔薬のピーク濃度に達するまでの時間は注射部位と使用する局所麻酔薬の種類によって異なるが，PAI では一般的な末梢神経ブロックよりも非常に長く，この吸収の遅さが高用量ロピバカインを投与しても安全な理由と考えられる．ただし，6 時間後から 24 時間後までは採血が行われておらず，実際の C_{max}は測定値よりも大きい可能性がある[30]．

さいごに

「カクテル注射をやるので，全身麻酔だけでお願いします」

PAI のメリットはとても多い．少ない手間と時間でできる，合併症がほとんどない，術後運動機能を温存できる，術後24時間以上持続して各種区域麻酔に劣らない鎮痛効果．そのうえ止血効果もあって術後ドレーンを入れるかどうかの判断も左右するため，PAI は TKA マルチモーダル鎮痛の中心に据えてよい方法であるし，国際的なガイドラインでそのように推奨されている．

それでも，すべてを執刀医に委ねてしまってはよくない．周術期の全身管理を預かる麻酔科医として，内転筋管ブロックを追加するか，PAI 投与の位置はどこか，薬剤の種類や量は患者に合わせて変えるかなど詳しく確認し，足りないところがあれば補うような工夫が必要となる．

冒頭は TKA 手術の前に実際に私が言われた言葉で，執刀医との信頼関係を築けていなかったと思っている．言外には，麻酔科による手技の精度や時間にムラがあったり，合併症の懸念があったり，早期に歩かせたいなどの事情があったのかもしれない．患者により良い鎮痛を提供したいという気持ちは執刀医と同じはずで，麻酔科医も勉強して主体的に患者管理に関わっていく姿勢が必要だと思っている．

【文献】

1) 塚田幸行．周術期疼痛対策．In: 日本人工関節学会，編．人工膝関節置換術．東京: 南江堂; 2023．p.432-6.
2) Hussain N, Brull R, Sheehy B, et al. Does the addition of iPACK to adductor canal block in the presence or absence of periarticular local anesthetic infiltration improve analgesic and functional outcomes following total knee arthroplasty? A systematic review and meta-analysis. Reg Anesth Pain Med. 2021; 46: 713-21.
3) Zhang LK, Ma JX, Kuang MJ, et al. Comparison of periarticular local infiltration analgesia with femoral nerve block for total knee arthroplasty: a meta-analysis of randomized controlled trials. J Arthroplasty. 2018; 33: 1972-8.
4) 人工膝関節全置換術の周術期疼痛管理は有用か．In: 日本整形外科学会，監修．変形性膝関節症診療ガイドライン 2023．東京: 南江堂; 2023．p.113-4.
5) Lavand'homme PM, Kehlet H, Rawal N, et al; PROSPECT Working Group of the European Society of Regional Anaesthesia and Pain Therapy（ESRA）. Pain management after total knee arthroplasty: PROcedure SPEcific Postoperative Pain ManagemenT recommendations. Eur J Anaesthesiol. 2022; 39: 743-57.
6) Hannon CP, Fillingham YA, Spangehl MJ, et al. Periarticular injection in total joint arthroplasty: the clinical practice guidelines of the American Association of Hip and Knee Surgeons, American Society of Regional Anesthesia and Pain Medicine, American Academy of Orthopaedic Surgeons, Hip Society, and Knee Society. J Arthroplasty. 2022; 37: 1701-7.
7) Hannon CP, Fillingham YA, Spangehl MJ, et al. The efficacy and safety of periarticular injection in total joint arthroplasty: a direct meta-analysis. J Arthroplasty. 2022; 37: 1928-38.
8) Kulkarni M, Mallesh M, Wakankar H, et al. Effect of methylprednisolone in periarticular infiltration for primary total knee arthroplasty on pain and rehabilitation. J Arthroplasty. 2019; 34: 1646-9.
9) Rawal N. Current issues in postoperative pain management. Eur J Anaesthesiol. 2016; 33: 160-71.
10) Li C, Qu J, Pan S, et al. Local infiltration anesthesia versus epidural analgesia for postoperative pain control in total knee arthroplasty: a systematic review and meta-analysis. J Orthop Surg Res. 2018; 13: 112.
11) Ross JA, Greenwood AC, Sasser P 3rd, et al. Periarticular injections in knee and hip arthroplasty: where and what to inject. J Arthroplasty. 2017; 32: S77-80.
12) Teng Y, Jiang J, Chen S, et al. Periarticular multimodal drug injection in total knee arthroplasty. Knee Surg Sports Traumatol Arthrosc. 2014; 22: 1949-57.
13) Cheng KY, Feng B, Peng HM, et al. The analgesic efficacy and safety of peri-articular injection versus intra-articular injection in one-stage bilateral total knee arthroplasty: a randomized controlled trial. BMC Anesthesiol. 2020; 20: 2.
14) Tsukada S, Wakui M, Hoshino A. Postoperative epidural analgesia compared with intraoperative periarticular injection for pain control following total knee arthroplasty under spinal anesthesia: a randomized controlled trial. J Bone Joint Surg Am. 2014; 96: 1433-8.
15) Seangleulur A, Vanasbodeekul P, Prapaitrakool S, et al. The efficacy of local infiltration analgesia in the early postoperative period after total knee arthroplasty: a systematic review and meta-analysis. Eur J Anaesthesiol. 2016; 33: 816-31.
16) Perret M, Fletcher P, Firth L, et al. Comparison of patient outcomes in periarticular and intraarticular local anaesthetic infiltration techniques in total knee arthroplasty. J Orthop Surg Res. 2015; 10: 119.
17) Fu H, Wang J, Zhang W, et al. Potential superiority of periarticular injection in analgesic effect and early mobilization ability over femoral nerve block following total knee arthroplasty. Knee Surg Sports Traumatol Arthrosc. 2017; 25: 291-8.
18) Amundson AW, Johnson RL, Abdel MP, et al. A three-arm randomized clinical trial comparing continuous femoral plus single-injection sciatic peripheral nerve blocks versus periarticular injection with ropivacaine or liposomal bupivacaine for patients undergoing total knee arthroplasty. Anesthesiology. 2017; 126: 1139-50.
19) Sardana V, Burzynski JM, Scuderi GR. Adductor canal block or local infiltrate analgesia for pain control after total knee arthroplasty? A systematic review and meta-analysis of randomized controlled trials. J

JCOPY 498-05620

Arthroplasty. 2019; 34: 183-9.
20) Ren Y, Liao J, Qin X, et al. Adductor canal block with periarticular infiltration versus periarticular infiltration alone after total knee arthroplasty: a randomized controlled trial protocol. Medicine (Baltimore). 2020; 99: e20213.
21) Sawhney M, Mehdian H, Kashin B, et al. Pain after unilateral total knee arthroplasty: a prospective randomized controlled trial examining the analgesic effectiveness of a combined adductor canal peripheral nerve block with periarticular infiltration versus adductor canal nerve block alone versus periarticular infiltration alone. Anesth Analg. 2016; 122: 2040-6.
22) Hussain N, Brull R, Sheehy B, et al. Does the addition of iPACK to adductor canal block in the presence or absence of periarticular local anesthetic infiltration improve analgesic and functional outcomes following total knee arthroplasty? A systematic review and meta-analysis. Reg Anesth Pain Med. 2021; 46: 713-21.
23) Andersen LØ, Kehlet H. Analgesic efficacy of local infiltration analgesia in hip and knee arthroplasty: a systematic review. Br J Anaesth. 2014; 113: 360-74.
24) van Haagen MHM, Verburg H, Hesseling B, et al. Optimizing the dose of local infiltration analgesia and gabapentin for total knee arthroplasty, a randomized single blind trial in 128 patients. Knee. 2018; 25: 153-60.
25) King GA, Le A, Nickol M, et al. Periarticular infiltration used in total joint replacements: an update and review article. J Orthop Surg Res. 2023; 18: 859.
26) Domagalska M, Wieczorowska-Tobis K, Reysner T, et al. Periarticular injection, iPACK block, and peripheral nerve block in pain management after total knee arthroplasty: a structured narrative review. Perioper Med (Lond). 2023; 12: 59.
27) Liu Y, Shan D, Tian P, et al. Peri-articular injection of tranexamic acid reduce blood loss and transfusion requirement during total knee arthroplasty: a meta-analysis. Geriatr Orthop Surg Rehabil. 2022; 13: 21514593221101264.
28) 日本麻酔科学会．局所麻酔薬中毒への対応プラクティカルガイド．2017．https://anesth.or.jp/files/pdf/practical_localanesthesia.pdf
29) Knudsen K, Beckman Suurküla M, Blomberg S, et al. Central nervous and cardiovascular effects of i.v. infusions of ropivacaine, bupivacaine and placebo in volunteers. Br J Anaesth. 1997; 78: 507-14.
30) Fenten MG, Bakker SM, Touw DJ, et al. Pharmacokinetics of 400 mg ropivacaine after periarticular local infiltration analgesia for total knee arthroplasty. Acta Anaesthesiol Scand. 2017; 61: 338-45.

〈汲田 翔〉

索　引

あ　行

か　行

さ　行

た　行

S

T

U

W

こだわる！　神経（しんけい）ブロック　下肢（かし）　©

発　行　2024年11月25日　　1版1刷

監修者　山蔭（やまかげ）道明（みちあき）

編集者　汲田（くみた）翔（しょう）
澤田（さわだ）敦史（あつし）

発行者　株式会社　中外医学社
代表取締役　青木　滋

〒162-0805　東京都新宿区矢来町62
電　話　03-3268-2701(代)
振替口座　00190-1-98814番

印刷・製本/三報社印刷（株）　〈SK・YS〉
ISBN978-4-498-05620-6　Printed in Japan